国家卫生健康委员会"十三五"规划教材

全国中医住院医师规范化培训教材

中医内科学·风湿分册

U0208135

主　编　刘　维　茅建春

副主编　刘　健　彭江云　唐先平　陶庆文

编　委　（按姓氏笔画为序）

王　骁（上海中医药大学）　　　　　　茅建春（上海中医药大学）

王炎焱（中国人民解放军总医院）　　　林昌松（广州中医药大学）

王新昌（浙江中医药大学）　　　　　　周学平（南京中医药大学）

刘　英（山东中医药大学）　　　　　　高明利（辽宁中医药大学）

刘　健（安徽中医药大学）　　　　　　唐先平（中国中医科学院望京医院）

刘　维（天津中医药大学）　　　　　　陶庆文（中日友好医院）

吴沅皞（天津中医药大学）　　　　　　彭江云（云南中医药大学）

何东仪（上海市光华中西医结合医院）　焦　娟（中国中医科学院广安门医院）

人民卫生出版社

·北　京·

图书在版编目（CIP）数据

中医内科学．风湿分册/刘维，茅建春主编．—北京：人民卫生出版社，2023.7
ISBN 978-7-117-34130-1

Ⅰ.①中… Ⅱ.①刘…②茅… Ⅲ.①中医内科学②风湿性疾病-中医治疗学 Ⅳ.①R25②R259.932.1

中国版本图书馆 CIP 数据核字（2022）第 229378 号

| 人卫智网 | www.ipmph.com | 医学教育、学术、考试、健康，购书智慧智能综合服务平台 |
| 人卫官网 | www.pmph.com | 人卫官方资讯发布平台 |

中医内科学·风湿分册

Zhongyi Neikexue · Fengshi Fence

主　　编：刘　维　茅建春
出版发行：人民卫生出版社（中继线 010-59780011）
地　　址：北京市朝阳区潘家园南里 19 号
邮　　编：100021
E - mail：pmph @ pmph.com
购书热线：010-59787592　010-59787584　010-65264830
印　　刷：廊坊一二〇六印刷厂
经　　销：新华书店
开　　本：787×1092　1/16　印张：20　插页：8
字　　数：449 千字
版　　次：2023 年 7 月第 1 版
印　　次：2023 年 7 月第 1 次印刷
标准书号：ISBN 978-7-117-34130-1
定　　价：69.00 元

打击盗版举报电话：010-59787491　E-mail：WQ @ pmph.com
质量问题联系电话：010-59787234　E-mail：zhiliang @ pmph.com
数字融合服务电话：4001118166　E-mail：zengzhi @ pmph.com

数字增值服务编委会

3

修 订 说 明

为适应中医住院医师规范化培训快速发展和教材建设的需要,进一步贯彻落实《国务院关于建立全科医生制度的指导意见》《医药卫生中长期人才发展规划(2011—2020 年)》和《国家卫生计生委等 7 部门关于建立住院医师规范化培训制度的指导意见》,按照《国务院关于扶持和促进中医药事业发展的若干意见》要求,规范中医住院医师规范化培训工作,培养合格的中医临床医师队伍,经过对首版教材使用情况的深入调研和充分论证,人民卫生出版社全面启动全国中医住院医师规范化培训第二轮规划教材(国家卫生健康委员会"十三五"规划教材)的修订编写工作。

为做好本套教材的出版工作,人民卫生出版社根据新时代国家对医疗卫生人才培养的要求,成立国家卫生健康委员会第二届全国中医住院医师规范化培训教材评审委员会,以指导和组织教材的修订编写和评审工作,确保教材质量;教材主编、副主编和编委的遴选按照公开、公平、公正的原则,在全国 60 余家医疗机构近 1 000 位专家和学者申报的基础上,经教材评审委员会审定批准,有 500 余位专家被聘任为主审、主编、副主编、编委。

本套教材始终贯彻"早临床、多临床、反复临床",处理好"与院校教育、专科医生培训、执业医师资格考试"的对接,实现了"基本理论转变为临床思维、基本知识转变为临床路径、基本技能转变为解决问题的能力"的转变,注重培养医学生解决问题、科研、传承和创新能力,造就医学生"职业素质、道德素质、人文素质",帮助医学生树立"医病、医身、医心"的理念,以适应"医学生"向"临床医生"的顺利转变。

根据该指导思想,本套教材在上版教材的基础上,汲取成果,改进不足,针对目前中医住院医师规范化培训教学工作实际需要,进一步更新知识,创新编写模式,将近几年中医住院医师规范化培训工作的成果充分融入,同时注重中医药特色优势,体现中医思维能力和临床技能的培养,体现医考结合,体现中医药新进展、新方法、新趋势等,并进一步精简教材内容,增加数字资源内容,使教材具有更好的思想性、实用性、新颖性。

本套教材具有以下特色:

1. **定位准确,科学规划** 本套教材共 25 种。在充分调研全国近 200 家医疗机构及规范化培训基地的基础上,先后召开多次会议深入调研首版教材的使用情况,并广泛听取了长期从事规培工作人员的意见和建议,围绕中医住院医师规范化培训的目标,分为临床学科(16 种)、公共课程(9 种)两类。本套教材结合中医临床实际情况,充分考虑各学科内亚专科的培训特点,能够满足不同地区、不同层次的培训要求。

2. **突出技能,注重实用** 本套教材紧扣《中医住院医师规范化培训标准(试行)》要求,将培训标准规定掌握的以及编者认为在临床实践中应该掌握的技能与操作采用"传统"模式编写,重在实用,可操作性强,强调临床技术能力的训练和提高,重点体现中医住院医师规范化培训教育特色。

3. **问题导向,贴近临床** 本套教材的编写模式不同于本科院校教材的传统模式,采用问题导向和案例分析模式,以案例提示各种临床情境,通过问题与思路逐层、逐步分解临床诊疗流程和临证辨治思维,并适时引入、扩展相关的知识点。教材编写注重情境教学方法,根据诊治流程和实际工作中的需要,将相关的医学知识运用到临床,转化为"胜任力",重在培养学员中医临床思维能力和独立的临证思辨能力,为下一阶段专科医师培训打下坚实的基础。

4. **诊疗导图,强化思维** 本套教材设置各病种"诊疗流程图"以归纳总结临床诊疗流程及临证辨治思维,设置"临证要点"以提示学员临床实际工作中的关键点、注意事项等,强化中医临床思维,提高实践能力,体现中医住院医师规范化培训教育特色。

5. **纸数融合,创新形式** 本套教材以纸质教材为载体,设置随文二维码,通过书内二维码融入数字内容,增加视频/微课资源、拓展资料及习题等,使读者阅读纸书时即可学习数字资源,充分发挥富媒体优势和数字化便捷优势,为读者提供优质适用的融合教材。教材编写与教学要求匹配、与岗位需求对接,与中医住院医师规范化培训考核及执业考试接轨,实现了纸数内容融合、服务融合。

6. **规范标准,打造精品** 本套教材以《中医住院医师规范化培训实施办法(试行)》《中医住院医师规范化培训标准(试行)》为编写依据,强调"规范化"和"普适性",力争实现培训过程与内容的统一标准与规范化。其临床流程、思维与诊治均按照各学科临床诊疗指南、临床路径、专家共识及编写专家组一致认可的诊疗规范进行编写。在编写过程中,病种与案例的选择,紧扣标准,体现中医住院医师规范化培训期间分层螺旋、递进上升的培训模式。教材修订出版始终坚持质量控制体系,争取打造一流的、核心的、标准的中医住院医师规范化培训教材。

人民卫生出版社医药卫生规划教材经过长时间的实践和积累,其优良传统在本轮教材修订中得到了很好的传承。在国家卫生健康委员会第二届全国中医住院医师规范化培训教材评审委员会指导下,经过调研会议、论证会议、主编人会议、各专业教材编写会议和审定稿会议,编写人员认真履行编写职责,确保了教材的科学性、先进性和实用性。参编本套教材的各位专家从事中医临床教育工作多年,业务精纯,见解独到。谨此,向有关单位和个人表示衷心的感谢!希望各院校及培训基地在教材使用过程中,及时提出宝贵意见或建议,以便不断修订和完善,为下一轮教材的修订工作奠定坚实的基础。

人民卫生出版社有限公司
2020 年 3 月

国家卫生健康委员会"十三五"规划教材
全国中医住院医师规范化培训
第二轮规划教材书目

序号	教材名称	主编		
1	卫生法规(第2版)	周 嘉	信 彬	
2	全科医学(第2版)	顾 勤	梁永华	
3	医患沟通技巧(第2版)	张 捷	高祥福	
4	中医临床经典概要(第2版)	赵进喜		
5	中医临床思维(第2版)	顾军花		
6	中医内科学·呼吸分册	王玉光	史锁芳	
7	中医内科学·心血管分册	方祝元	吴 伟	
8	中医内科学·消化分册	高月求	黄穗平	
9	中医内科学·肾病与内分泌分册	倪 青	邓跃毅	
10	中医内科学·神经内科分册	高 颖	杨文明	
11	中医内科学·肿瘤分册	李和根	吴万垠	
12	中医内科学·风湿分册	刘 维	茅建春	
13	中医内科学·急诊分册	方邦江	张忠德	
14	中医外科学(第2版)	刘 胜		
15	中医皮肤科学	陈达灿	曲剑华	
16	中医妇科学(第2版)	梁雪芳	徐莲薇	刘雁峰
17	中医儿科学(第2版)	许 华	肖 臻	李新民
18	中医五官科学(第2版)	彭清华	忻耀杰	
19	中医骨伤科学(第2版)	詹红生	冷向阳	谭明生
20	针灸学	赵吉平	符文彬	
21	推拿学	房 敏		
22	传染病防治(第2版)	周 华	徐春军	
23	临床综合诊断技术(第2版)	王肖龙	赵 萍	
24	临床综合基本技能(第2版)	李 雁	潘 涛	
25	临床常用方剂与中成药	翟华强	王燕平	

国家卫生健康委员会
第二届全国中医住院医师规范化培训教材
评审委员会名单

前　言

中医住院医师规范化培训是为各级医疗机构输送高素质、高水平、应用型中医临床人才的必由之路,是促进医疗卫生事业发展、提高人民群众健康水平的重要举措。在深化医教协同的大环境下,要求接受规范化培训的学员全面而深入地学习,在此过程中需要回顾和联系相关的中医基础知识、经典论著,进一步结合临床实际进行转化提升,从而掌握疾病的发生发展规律、鉴别诊断思路、治疗随访规范,以便在医患沟通、诊查病情、书写病历、拟诊讨论、记录病程、实施治疗等过程中做到自信、规范、完备、高效。对于初入临床的医学生、住院医师而言,规范化培训是从课堂学习转为临床实践的关键过渡阶段。同时,对于临床带教医师而言,这一阶段的教学培训工作既是责任,又是挑战,需要将无形的技能积淀与具体的临床案例联结一贯,进而提高学员的理解水平和执行能力。因此,一套重点突出、特色鲜明的中医住院医师规范化培训教材对于住院医师的成长尤为重要。为此,我们在不断推进医学教育改革与发展的时代要求与背景下,编写了《中医内科学·风湿分册》。

本教材设上篇、下篇共 30 章。上篇共 12 章,主要阐述风湿病的基础理论、基本知识、基本概念,涉及风湿病的发病机制、病理表现、常见症状和体征、病因病机、常用辅助检查,以及治则治法、常用药物、中医其他常用疗法、日常调护等内容,并总结了风湿病的临床诊疗思维模式,结合临床需求,简明扼要,作为学习各论的引导。下篇共 18 章,分述临床常见风湿病,突出培养基本方法、基本技能、基本思维等临床核心技能,以真实病例为引导,在模拟临床接诊患者的实操流程中导入问题、厘清思路、规范诊疗,在逐层剖析、逐步解答的过程中,提炼临证要点、诊疗流程,力求在临床情境之下增强学员的代入感,引导学员养成纵向和横向的临床思维模式,从根本上提高临床实践技能水平。

风湿病临床诊疗中常会用到希尔默试验、针刺试验等专科查体,以及彩超、X 线、CT、磁共振等辅助检查,针刺、艾灸、功能锻炼等中医特色疗法更是备受青睐。为了更加直观、准确地教授诊疗操作方法,本教材收录了照片、视频,并倾力打造了内容更加丰富、形式更加多样的多媒体融合教材,以激发学员的学习兴趣、提供更深刻的感官印象、展现更准确的操作方法,具有较强的实践指导价值。

在教材编写过程中,我们以社会主义核心价值观为引领,将立德树人贯穿始终,以培养"精于术、诚于道"的医学人才。并要求学员传承精华、守正创新,以高度文化自信推动中医药振兴发展,推进健康中国建设,助力中华民族伟大复兴的实现。

　　本教材的编写坚持中西医并重,推进中医药和西医药相互补充、协同发展,特邀国内临床一线中医、西医专家担任编委,精心选取典型病例、查阅文献、总结凝练,历经多次论证修改,终得成稿。在此,感谢北京大学第一医院黎巍威教授、喻小娟教授、谭颖教授,中日友好医院王国春教授,天津医科大学总医院江昌新教授,天津中医药大学第一附属医院李翀教授、刘继华教授、张桂池教授、郭庆伟教授、刘梦堃教授、黎红梅教授对于病理及影像资料的指导与支持,感谢人民卫生出版社对于本教材的编写指导与支持。同时恳请阅读本教材的各位专家、学员对于教材中的疏漏之处不吝赐教。

《中医内科学·风湿分册》编委会

2023 年 6 月

目　　录

上 篇

风湿病临床基础

第一章

风湿病的发病机制

 培训目标

1. 熟悉风湿病的发病因素。
2. 熟悉 T 细胞、B 细胞在风湿病中的作用。
3. 了解自身耐受的机制。

风湿病是主要侵犯骨、关节及软组织(肌肉、肌腱、滑囊、筋膜等),并可累及内脏器官的一类疾病。已定义的风湿病有 100 多种,此类疾病的发生、发展与免疫系统密切相关,其发病机制涉及感染、遗传、免疫紊乱等多个方面。

一、感染因素

多项研究表明感染与风湿病相关。多种感染因素可以直接或间接激发免疫反应。

类风湿关节炎的发病可能与某些细菌和病毒感染有关。如某些黏膜部位(口腔和肠道黏膜)的牙龈卟啉单胞菌、伴放线聚集杆菌或放线菌可表达肽酰基精氨酸脱亚胺酶(peptidylarginine deiminase,PADI),导致人体产生抗瓜氨酸蛋白抗体(anti-citrullinated protein/peptide antibody,ACPA)等特异性自身抗体,从而诱发类风湿关节炎。类风湿关节炎患者肠道的产气荚膜梭菌所产生的酶可能会改变肠壁对其他不相关抗原的敏感性,引发类风湿关节炎。类风湿关节炎患者淋巴组织感染 EB 病毒,会导致大量浆细胞产生抗环瓜氨酸肽抗体(抗 CCP 抗体),从而引发类风湿关节炎病情活动。

强直性脊柱炎可能与胃肠道或尿路细菌感染有关。分子模拟学说认为细菌(如克雷伯菌、耶尔森菌、志贺菌)的片段结构与人类白细胞抗原-B27(*HLA-B27*)有抗原交叉反应,从而导致疾病。致关节炎抗原学说认为:外来的细菌侵入人体后,在关节等处产生的某些特定抗原与 *HLA-B27* 结合形成的复合物引起的免疫反应导致疾病。

系统性红斑狼疮可能与 EB 病毒感染有关。EB 病毒核抗原(Epstein-Barr virus

2

nuclear antigen,EBNA)-1 抗体和 EBNA-2 抗体与抗 Sm 抗体及抗 SSA 抗体有交叉反应,这种交叉反应导致人体产生的免疫反应引发系统性红斑狼疮。

二、遗传因素

风湿病与遗传基因的表达密切相关。*HLA-B27* 是与强直性脊柱炎密切相关的基因,85%~95%的强直性脊柱炎患者 *HLA-B27* 阳性。同卵双胞胎的系统性红斑狼疮、类风湿关节炎的同病率均明显升高。全基因组筛查已提示超过 100 个基因参与类风湿关节炎的发病。

三、免疫紊乱

免疫系统保护人体不受具有潜在危险的微生物的感染。这种保护反应主要依赖于 T 淋巴细胞和 B 淋巴细胞对外来抗原的免疫识别。T 细胞拥有针对抗原的受体,可以识别抗原提呈细胞上主要组织相容性复合体分子提呈的抗原。免疫球蛋白在 B 细胞行使功能的过程中发挥重要作用,因为其既是抗原的识别受体,又是 B 细胞的主要分泌产物。膜表面免疫球蛋白是 B 细胞受体复合物的主要组成成分,可以调控 B 细胞的选择、存活和活化。淋巴细胞在正常情况下不会对人体自身的组织发生反应,这种选择性地对自身抗原的无反应性称为自身耐受。自身耐受一直被认为是正常免疫系统的基本特征之一。当自身耐受出现问题时,随之而来的自身免疫反应则导致风湿病的发生。

知识点 1

T 细胞、B 细胞在风湿病中的作用

T 细胞是淋巴细胞的主要组分,具有多种生物学功能,如直接杀伤靶细胞、辅助或抑制 B 细胞产生抗体。T 细胞产生的免疫应答是细胞免疫,细胞免疫的效应形式主要有 2 种:一种是与靶细胞特异性结合,破坏靶细胞膜,从而杀伤靶细胞;另一种是释放淋巴因子,最终使免疫效应扩大和增强。

B 细胞来源于骨髓的多能干细胞。从骨髓来的干细胞或前 B 细胞,在迁入法氏囊或类囊器官后,逐步分化为有免疫潜能的 B 细胞。成熟的 B 细胞经外周血迁出,进入脾脏、淋巴结,受抗原刺激后,分化增殖为浆细胞,合成抗体,发挥体液免疫的功能。

大多数抗原物质在刺激 B 细胞形成抗体的过程中需 T 细胞的协助。在某些情况下,T 细胞具有抑制 B 细胞的作用,如果抑制性 T 细胞受感染、辐射、胸腺功能紊乱等因素的影响而功能降低时,B 细胞因失去 T 细胞的控制而功能亢进,就可能产生大量自身抗体,并引起各种自身免疫病,如系统性红斑狼疮、类风湿关节炎等。

知识点 2

细胞因子对风湿病的影响

细胞因子是由免疫细胞(如单核巨噬细胞、T 细胞、B 细胞、自然杀伤细胞等)和某些非免疫细胞(内皮细胞、表皮细胞、成纤维细胞等)经刺激而合成、分泌的一类具有广泛生物学活性的小分子蛋白质。

细胞因子是一把"双刃剑",一方面具有调节固有免疫和适应性免疫、促进血细胞生成、促进细胞生长及修复损伤组织等多种功能;另一方面,在一定条件下,也可参与多种疾病的发生。细胞因子包括白细胞介素、干扰素、肿瘤坏死因子超家族、集落刺激因子、趋化因子、生长因子等。

类风湿关节炎的炎症反应主要由复杂的细胞因子网络驱动。目前,在人类类风湿关节炎和小鼠关节炎模型中,白细胞介素(interleukin,IL)家族的 IL-1β、IL-6、IL-8、IL-15、IL-17A、IL-17F、IL-22、IL-23、IL-33 等,以及肿瘤坏死因子 α(tumor necrosis factor-α,TNF-α)、γ 干扰素(interferon-γ,IFN-γ)、粒细胞-巨噬细胞集落刺激因子(granulocyte-macrophage colony-stimulating factor,GM-CSF)等细胞因子已被鉴定。辅助性 T 细胞 17(helper T cell 17,Th17)通过分泌 IL-17A 和 IL-17F 募集中性粒细胞,介导上皮细胞和其他基质细胞分泌趋化因子,导致关节局部免疫细胞及细胞因子浸润,从而引发滑膜炎。

(王炎焱)

扫一扫
测一测

? 复习思考题

简述 T 细胞和 B 细胞的生理功能。

第二章

风湿病的病理表现

 培训目标

1. 熟悉常见风湿病的病理表现。
2. 熟悉狼疮肾炎的病理分型。

　　风湿病的病理改变具有广泛性和多样性,无论是致密结缔组织(如软骨和肌腱),还是疏松结缔组织(如皮下组织和血液),均可受累。特定的病理学检查结果常被作为风湿免疫性疾病的重要诊断标准之一,也是用于评估疾病发展变化情况的重要依据。肾活检有助于系统性红斑狼疮及系统性血管炎的诊断、治疗和预后评估,并可协助诊断继发于其他风湿免疫病的肾脏受累,帮助明确其病理分型。唇腺活检有助于诊断干燥综合征。肌活检可诊断及鉴别皮肌炎、多肌炎和其他肌源性疾病。皮肤活检可鉴别皮肤血管炎、脂膜炎、系统性硬化病等。以下对类风湿关节炎、系统性红斑狼疮、干燥综合征、炎性肌病的病理表现加以概述。

一、类风湿关节炎

　　类风湿关节炎的主要病理改变为关节滑膜炎及血管翳形成。在关节炎的初期,滑膜衬里层细胞增生,滑膜衬里层细胞会增至 6~10 层,有时甚至超过 20 层(正常一般为 1~3 层)。在滑膜衬里层中有 2 种主要细胞:一种是巨噬细胞样的 A 型滑膜细胞,另一种是成纤维细胞样的 B 型滑膜细胞。A 型和 B 型滑膜细胞的数量在正常人的滑膜中保持平衡,而类风湿关节炎患者两种类型的滑膜细胞数量都会增加,尤其是 A 型滑膜细胞,且 A 型滑膜细胞倾向于聚集在衬里层中较表浅的区域。类风湿关节炎患者的滑膜中也可能发现其他细胞,如 T 淋巴细胞、滑膜 B 细胞、树突状细胞、多形核白细胞、自然杀伤细胞和肥大细胞等。新生血管生成为过度增生的滑膜提供营养,导致滑膜组织中炎症细胞浸润加重。新生血管、增生肥大的滑膜细胞、炎症细胞共同作用导致血管翳的产生(一种机化的纤维素结构)(图 2-1,见书末彩图),血管翳黏附在关节软骨的表面,血管翳中的细胞产生蛋白酶,这些酶可降解和破坏软骨组织的细胞外基质,导致软骨破坏。最后,软骨表面的肉芽组织纤维化(图 2-2,见书末彩图),使上、下关节面互相融合,形成纤维性关节强直,关节附近的骨骼出现脱钙和骨质疏松。

二、系统性红斑狼疮

皮肤受累是系统性红斑狼疮的常见表现。根据组织病理学评估结果及界面皮炎的存在与否,狼疮相关性皮肤病变的 Gilliam 分类将其分为特异性皮肤病变和非特异性皮肤病变。特异性皮肤病变主要包括急性皮肤红斑狼疮(图 2-3,见书末彩图)、亚急性皮肤红斑狼疮(图 2-4,见书末彩图)、慢性皮肤红斑狼疮,如盘状红斑狼疮(图 2-5,见书末彩图)、狼疮性脂膜炎(图 2-6,见书末彩图);非特异性皮肤病变主要包括皮肤血管病变(图 2-7、图 2-8,见书末彩图)、非瘢痕性脱发、指/趾端硬化等。正确地区分两者,对于系统性红斑狼疮患者皮肤病变的诊断和治疗有重要意义。

系统性红斑狼疮最常见的受累内脏为肾脏。狼疮肾炎病理共分为 6 型。

Ⅰ型为轻微病变性狼疮肾炎(图 2-9,见书末彩图):光镜下肾小球正常,但免疫荧光和/或电镜可见免疫复合物沉积。

Ⅱ型为系膜增生性狼疮肾炎(图 2-10,见书末彩图):单纯系膜细胞轻度增生或伴有系膜基质增生,光镜下可见系膜区增宽,系膜区免疫复合物沉积,电镜可见少量上皮下或内皮下免疫复合物同时沉积。

Ⅲ型为局灶性狼疮肾炎(图 2-11,见书末彩图):活动性或非活动性病变,呈局灶性、节段性或球性肾小球内增生病变,或新月体形成,但受累肾小球少于全部肾小球的 50%,可见局灶性内皮下免疫复合物沉积,伴或不伴系膜增生。Ⅲ型可有以下几种病理表现:

Ⅲ(A):活动性病变,局灶增生性狼疮肾炎。

Ⅲ(A/C):活动性和慢性病变,局灶增生和硬化性狼疮肾炎。

Ⅲ(C):慢性非活动性病变伴有肾小球硬化,局灶硬化性狼疮肾炎。

Ⅳ型为弥漫性狼疮肾炎(图 2-12,见书末彩图):活动性或非活动性病变,呈弥漫性节段性或球性肾小球内增生病变,或新月体形成,受累肾小球超过全部肾小球的 50%,可见弥漫性内皮下免疫复合物沉积,伴或不伴系膜增生。又分出 2 个亚型:Ⅳ-S 型,即超过 50% 的肾小球节段性病变;Ⅳ-G 型,即超过 50% 的肾小球球性病变。

轻度或无细胞增生的狼疮肾炎,出现弥漫性"白金耳样"病变时,也归入Ⅳ型,具体可分为以下亚型:

Ⅳ-S(A):活动性病变,弥漫性节段性增生性狼疮肾炎。

Ⅳ-G(A):活动性病变,弥漫性球性增生性狼疮肾炎。

Ⅳ-S(A/C):活动性和慢性病变,弥漫性节段性增生和硬化性狼疮肾炎。

Ⅳ-G(A/C):活动性和慢性病变,弥漫性球性增生和硬化性狼疮肾炎。

Ⅳ-S(C):慢性非活动性病变伴硬化,弥漫性节段性硬化性狼疮肾炎。

Ⅳ-G(C):慢性非活动性病变伴硬化,弥漫性球性硬化性狼疮肾炎。

Ⅴ型为膜性狼疮肾炎(图 2-13,见书末彩图):肾小球基底膜弥漫增厚,可见球性或节段性上皮下免疫复合物沉积,伴或不伴系膜增生。Ⅴ型狼疮肾炎可合并Ⅲ型或Ⅳ型病变,并可进展为Ⅵ型硬化性狼疮肾炎。

Ⅵ型为严重硬化性狼疮肾炎:超过 90% 的肾小球呈现球性硬化,不再有活动性病变。

三、干燥综合征

干燥综合征主要表现为外分泌腺受累,唇腺活检是其重要的诊断方法。其典型的病理表现为灶性淋巴细胞浸润(图 2-14、图 2-15,见书末彩图),还可见腺泡萎缩、导管扩张及间质纤维化。

四、特发性炎性肌病

特发性炎性肌病是一组以四肢近端肌肉受累为突出表现的异质性疾病,以多发性肌炎和皮肌炎最为常见(图 2-16、图 2-17,见书末彩图)。多发性肌炎、皮肌炎的病理表现以骨骼肌纤维变性和间质性炎症改变为特征。

（一）多发性肌炎的病理学特征

肌活检病理是多发性肌炎诊断和鉴别诊断的重要依据。多发性肌炎肌活检标本用普通 HE 染色表现为肌纤维大小不一、变性、坏死(图 2-18,见书末彩图)、再生及炎症细胞浸润,这种表现不具特异性,不能用于与其他肌病相鉴别。免疫组织化学检测可见肌细胞主要组织相容性复合体(major histocompatibility complex,MHC) Ⅰ 类分子表达上调,浸润的炎症细胞主要为 CD8⁺ T 细胞,呈多灶状分布在肌纤维周围及肌纤维内,这是多发性肌炎的特征性表现,也是诊断本病最重要的病理标准。肌纤维萎缩多表现为散在性萎缩,炎症细胞浸润以肌内膜为主。

（二）皮肌炎的病理学特征

炎症细胞分布于血管周围或束间隔及其周围,而不在肌束内;浸润的炎症细胞以 B 细胞及 CD4⁺ T 细胞为主,与多发性肌炎明显不同,且肌纤维 MHC Ⅰ 类分子表达。肌内毛细血管密度减低,但剩余的毛细血管管腔明显扩张。肌纤维损伤和坏死通常涉及部分肌束或导致束周萎缩(图 2-19,见书末彩图),束周萎缩是皮肌炎的特征性表现,不同于多发性肌炎的肌纤维萎缩多表现为散在性。

扫一扫
测一测

（王炎焱）

复习思考题

1. 简述类风湿关节炎滑膜炎的病理表现。
2. 简述狼疮肾炎的病理分型。
3. 简述多发性肌炎和皮肌炎的病理表现区别。

第三章

风湿病常见症状和体征

 培训目标

1. 掌握风湿病常见的临床表现。
2. 掌握风湿病中医问诊的要点。
3. 熟悉风湿病的诊断思路。

风湿病的临床表现纷繁复杂,可累及多器官、多系统。本章将西医、中医临床表现分述如下:

一、常见西医临床表现

风湿病可累及多器官、多系统,临床表现复杂(表3-1),除关节疼痛、肿胀和肌肉疼痛等症状外,还可见乏力、发热、食欲减退和体重下降等全身症状。因此医生在问诊和查体时务必耐心、全面、细致,以免遗漏重要体征。

表3-1　风湿病常见的西医临床表现

系统和器官	临床表现
肌肉骨骼系统	关节疼痛、关节肿胀、肌肉疼痛、活动受限、晨僵、关节畸形(天鹅颈畸形、纽扣花畸形、脊柱强直、痛风石等)
皮肤黏膜	蝶形红斑、盘状红斑、口腔溃疡、光敏感、外阴溃疡、肛门溃疡、指端溃疡、丘疹、紫癜、银屑病、脓疱病、皮下结节、网状青斑、脱发、皮肤增厚、皮肤硬化、皮肤干燥
血液系统	贫血貌、出血
神经系统	肢体麻木、头痛、癫痫、认知障碍、情绪异常、精神错乱
呼吸系统	咳嗽、咳痰、胸闷、胸痛、呼吸困难、咯血、胸腔积液
心血管系统	心前区疼痛、胸闷、憋气、雷诺现象、甲周毛细血管扩张或消失

续表

系统和器官	临床表现
淋巴系统	淋巴结肿大、脾大
泌尿系统	泡沫尿、血尿
消化系统	口干、腮腺肿痛、腹痛、腹胀、腹泻、黄疸
内分泌系统	甲状腺肿大、结节
眼	眼干、结膜炎、葡萄膜炎、角膜溃疡、视力减退、失明、突眼
耳鼻喉	流涕、鼻息肉、鼻梁红肿、鼻梁塌陷、耳廓红肿疼痛、听力下降
生殖系统	月经紊乱、习惯性流产

不同的风湿病具有其特征性的临床表现,这些临床表现对诊断具有重要意义。如类风湿关节炎的典型损害以对称性、小关节炎症为特征,早期表现为掌指关节、近指间关节疼痛、肿胀、晨僵,后期可演变为尺侧偏斜、纽扣花畸形、天鹅颈畸形;痛风多以下肢单关节突发疼痛肿胀为主,尤以单侧第一跖趾关节、踝关节、膝关节为常见,反复发作者可在耳廓、关节等处出现痛风石;脊柱关节炎常以慢性腰背部僵硬疼痛为主要表现,亦可累及髋关节、膝关节、踝关节等;当关节疼痛主要累及膝关节、髋关节等负重关节,每于爬坡或上下楼梯时加剧,且发病年龄在中年以上,往往提示骨关节炎;反复口腔溃疡、外阴溃疡且针刺反应阳性者,应考虑白塞综合征;颊部红斑、盘状红斑合并蛋白尿者,应考虑系统性红斑狼疮。

症状的变化可提示病情的变化或治疗后的反应。如系统性红斑狼疮患者突然出现性格改变,由健谈变沉默,由外向变内向,或由平静变烦躁时,应及时排查神经精神性狼疮;如类风湿关节炎患者需要长期服用非甾体抗炎药(nonsteroidal anti-inflammatory drug,NSAID)或激素才能控制关节疼痛、晨僵时间,往往提示当前方案不足以控制关节炎症,应及时复查血清学及影像学指标,全面评估病情活动情况,并积极调整抗风湿方案,尽最大可能降低致残风险;如脊柱关节病患者或白塞综合征患者反复出现眼部充血、疼痛发作,应及时评估病情,必要时与眼科医师密切配合,尽最大可能维持患者视力,降低致盲风险;如出现肺动脉高压并持续时,应密切关注心肺功能状况,及时做好患者教育及家属沟通,嘱咐避免情绪激动、过劳,保持大便通畅,尽量避免猝死发生。

二、常见中医临床表现

中医在对患者进行辨证论治时,除须掌握西医临床表现外还需对患者的中医证候学信息进行收集。医生应围绕"十问歌"展开诊查,通过"四诊"收集必要临床信息是得出正确辨证诊断的前提(表3-2)。

表 3-2　风湿病常见的中医临床表现

		临床表现
关节症状	关节疼痛	胀痛、刺痛、冷痛、痛处固定、游走性疼痛
	其他关节症状	关节肿胀、关节僵硬、关节畸形
皮肤症状		红斑、结节、斑疹、瘀斑、紫癜、白斑、黄疸、干燥、干枯、皲裂、浮肿、痤疮
汗出		自汗、盗汗、但头汗出、无汗、多汗、汗出不彻
寒热		畏风、畏寒、恶寒、发热、身热不扬、壮热、潮热、微热、寒热往来、上热下寒
口渴		口渴、口不渴、渴喜热饮、渴喜冷饮、渴不欲饮
情志		心烦、急躁易怒、忧郁、焦虑
头身		头晕、头痛、头胀、口干、口苦、耳鸣、胸闷、胁肋胀痛、心悸、脘痞、神疲乏力、肢体麻木、肢体困重、蚁行感
腰部		腰膝酸软、腰部沉重、腰痛
纳食		纳呆、多食易饥、嗜食肥甘、恶心、呕吐、呃逆
夜寐		失眠、多梦、夜寐不安、嗜睡
大便		大便干结、大便稀溏、大便黏滞不爽、大便溏结不调
小便		小便清长、小便不利、小便黄、夜尿频数、小便混浊、小便灼热、尿频、尿急、尿痛
舌象	舌质	舌质淡、舌质红、舌质暗、舌有瘀斑
	舌苔	薄白苔、白腻苔、黄腻苔、水滑苔、剥落苔、霉腐苔
脉象		滑脉、弦脉、数脉、缓脉、沉脉、细脉、浮脉、濡脉、涩脉、结脉、代脉

三、风湿病临床症状的诊断分析思路

　　风湿病的西医诊断多采用"分类标准",这就意味着风湿病的鉴别诊断相当重要,在确诊某一疾病之前,需排除类似疾病。

　　一般而言,促使患者主动到风湿科就诊的重要原因是疼痛。随着风湿病诊疗知识的普及,也有越来越多的患者因为长期口眼干燥、复发性口腔溃疡,以及体检发现血尿酸、血沉、抗链球菌溶血素 O 升高等问题前来就诊。但许多以皮损、眼部损害、消化系统损害等为首发症状的患者,往往会先到相应科室就诊,这就要求所有的临床医生都应熟悉和了解风湿病的相关症状和体征,以便在接诊时考虑到风湿病的可能,避免漏诊和误诊(图 3-1)。

　　关节疼痛是风湿病常见的症状,某些风湿病虽有关节、肌肉疼痛,但并无关节肿胀,如风湿性多肌痛、纤维肌痛综合征、骨质疏松、关节退行性变等。而类风湿关节炎、痛风、反应性关节炎等疾病关节疼痛和关节肿胀同时存在,符合关节炎的诊断,此时需要针对关节肿痛进行鉴别诊断,常规诊断分析思路可参照图 3-2。

　　在风湿病的中医诊断方面,应根据"十问歌"详问病史,结合望诊及舌诊、脉诊,通过八纲辨证及脏腑辨证拟定恰当的方药,见图 3-3。

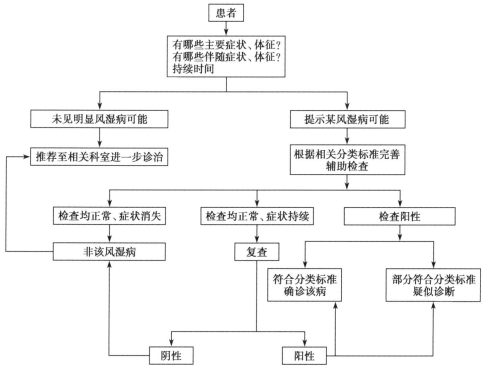

图 3-1 风湿病常见症状、体征的诊断思路导图

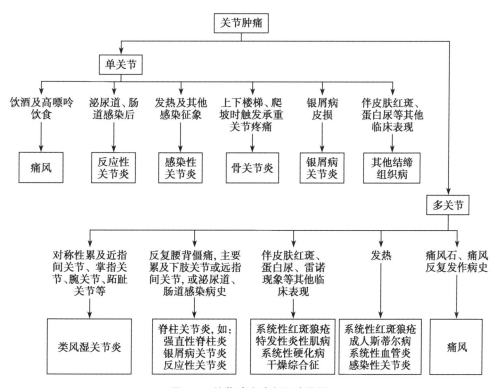

图 3-2 关节肿痛诊断思路导图

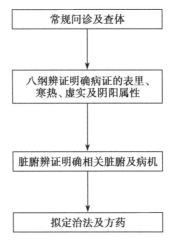

图 3-3 风湿病中医诊断思路导图

（王　骁）

复习思考题

1. 患者因复发性口腔溃疡就诊,主要诊断思路是什么?
2. 简述行痹、着痹、痛痹、热痹关节疼痛的特点。

第四章

风湿病的实验室检查

在风湿病诊治过程中,实验室检查对疾病的诊断及病情的评估至关重要,应依据患者的临床症状和体征,准确选择实验室检查项目。如以关节炎为主要表现者,重点排查类风湿关节炎、强直性脊柱炎/脊柱关节炎、痛风等;以多系统受累为主要表现者,重点排查系统性红斑狼疮、干燥综合征、特发性炎性肌病、系统性硬化病等。下面分述实验室检查的选择方法。

一、以关节炎为主要表现的实验室检查选择

关节炎是风湿病最为常见的临床表现。常用的炎症指标如红细胞沉降率(erythrocyte sedimentation rate,ESR,简称血沉)和 C 反应蛋白(C-reactive protein,CRP)是判断炎症是否存在和严重程度的非特异性指标。关节炎的好发部位和受累关节数量对临床判断病变的性质有重要意义(图 4-1)。

（一）根据受累关节部位选择实验室检查

累及脊柱的风湿病主要是脊柱关节炎,尤其是强直性脊柱炎,常引起骶髂关节及髋关节病变,需检测人类白细胞抗原-B27(HLA-B27),其阳性率在强直性脊柱炎患者中高达 90%。手部多关节肿痛常提示类风湿关节炎,需检测类风湿因子(rheumatoid factor,RF)、抗环瓜氨酸肽抗体(anticyclic citrullinated peptide antibody,anti-CCP antibody)、抗核周因子抗体(antiperinuclear factor autoantibody,APF)、抗角蛋白抗体(antikeratin antibody,AKA)等。远指间关节肿痛可见于骨关节炎,炎症活动期仅有 ESR 和 CRP 轻度升高。第一跖趾关节肿胀疼痛应考虑痛风,需检测血尿酸水平。

（二）根据受累关节数量选择实验室检查

多关节炎常考虑类风湿关节炎,需检测 RF、抗 CCP 抗体、APF、AKA;单/寡关节炎

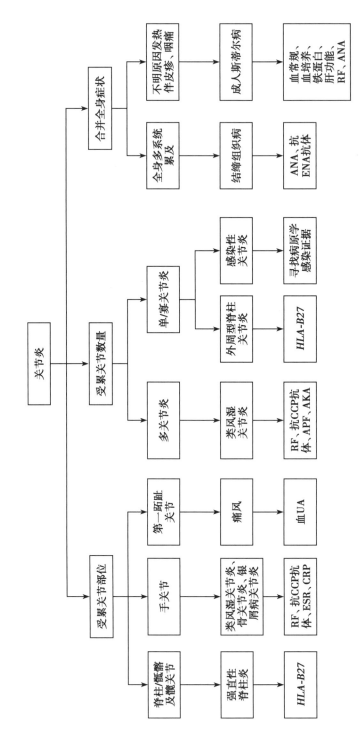

图 4-1　以关节炎为主要表现的实验室检查选择思路导图

需注意外周型脊柱关节炎、感染性关节炎,应检测 *HLA-B27* 和寻找感染的病原学证据。

（三）根据合并全身症状选择实验室检查

关节炎合并全身多系统受累,需进一步完善自身抗体检测,包括抗核抗体（antinuclear antibody，ANA）、抗 ENA 抗体（anti-extractable nuclear antigen antibody）;合并不明原因的发热,伴皮疹、咽痛,则应考虑成人斯蒂尔病,进一步完善血常规、血培养、血清铁蛋白、肝功能、RF 和 ANA 检测。

二、以多系统受累为主要表现的实验室检查选择

ANA 检测是自身免疫病的重要筛选方法,ANA 阳性可见于多种疾病,如系统性红斑狼疮、系统性硬化病、干燥综合征、特发性炎性肌病等。除反映免疫异常的指标外,还需查 ESR、CRP 等反映炎症水平的指标,靶器官损伤的指标也应一并考虑在内（图4-2）。

（一）以面部红斑、关节肿痛、蛋白尿为表现的实验室检查

应首先排查系统性红斑狼疮,需进一步检查自身抗体,如系统性红斑狼疮特征性抗体:抗 dsDNA 抗体和抗 Sm 抗体。抗 dsDNA 抗体与疾病活动度相关,随疾病治疗而滴度下降或转阴。免疫球蛋白和补体检测有助于系统性红斑狼疮的诊断与活动度评价。血尿常规、肝肾功能可反映常见靶器官损伤情况。

（二）以口眼干燥、腮腺肿大、龋齿为表现的实验室检查

口眼干燥、腮腺肿大、龋齿,提示干燥综合征,首先应完善自身抗体（ANA、抗 SSA 抗体、抗 SSB 抗体）、RF、免疫球蛋白的检测。干燥综合征会引起肾小管酸中毒,可监测肾功能、血钾水平及尿 pH 值;累及血液系统可见血小板减少、白细胞降低,需监测血常规。

（三）以弥漫或局部皮肤增厚、雷诺现象为表现的实验室检查

弥漫或局部皮肤增厚、雷诺现象常提示系统性硬化病,自身抗体检测对于诊断系统性硬化病不可或缺,其中 ANA 阳性率可达 90% 以上。抗硬皮病 70 抗体（anti-Scl-70 antibody）被视为系统性硬化病的血清特异性抗体,在其他结缔组织病中极少呈阳性。抗着丝点抗体（anti-centromere antibody，ACA）与雷诺现象关系密切,是 CREST 综合征［系统性硬化病的变异型,患者体内产生针对染色体着丝点内区和外区抗原的抗体,临床表现为软组织钙化（calcinosis，C）、雷诺现象（Raynaud，R）、食管功能障碍（esophagus dismotality，E）、指端硬化（sclerodactyly，S）、毛细血管扩张（telangiectasis，T）］的特异性抗体。

（四）以对称性四肢近端肌无力、全身多部位皮疹为表现的实验室检查

对称性四肢近端肌无力、全身多部位皮疹提示特发性炎性肌病,除肌酶谱检查外,需检测特发性炎性肌病自身抗体,包括肌炎特异性自身抗体和肌炎相关性自身抗体两大类。抗组胺酰 tRNA 合成酶（Jo-1）抗体最常见并最具临床意义,且多数阳性患者有特征性表现,包括发热、肺间质病变、关节炎、雷诺现象和"技工手"等。

（五）以发热、乏力、消瘦等全身症状为表现的实验室检查

出现发热、乏力、消瘦等全身症状时应考虑血管炎的可能,当伴有头痛、视力下降、

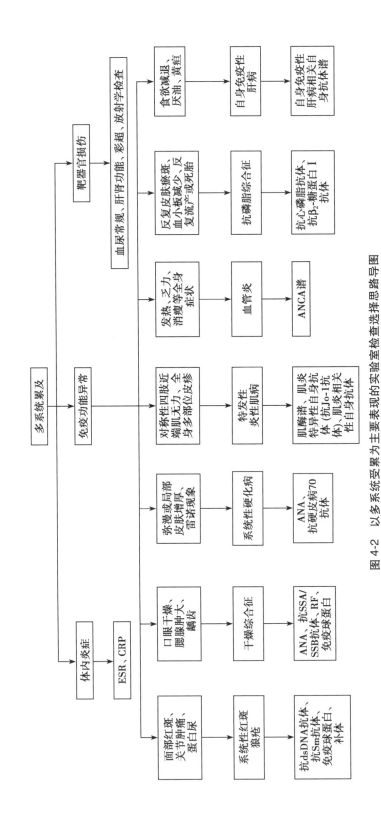

图 4-2 以多系统受累为主要表现的实验室检查选择思路导图

间歇性跛行、脉搏减弱或消失、颈动脉血管杂音等症状及体征时,应考虑大动脉炎,ESR、CRP 多升高,但明确诊断需依据血管超声或血管造影。

当伴有肾脏损害、咳血、紫癜、皮肤溃疡、网状青斑等症状时,应考虑抗中性粒细胞胞浆抗体相关性血管炎,需进行抗中性粒细胞胞浆抗体(anti-neutrophil cytoplasmic antibodies,ANCA)谱筛查。其中抗蛋白酶 3(protease 3,PR3)抗体与肉芽肿性多血管炎密切相关,抗中性粒细胞核周抗体(anti-antineutrophilic perinuclear antibody,pANCA)与显微镜下多血管炎、嗜酸性肉芽肿性多血管炎相关。考虑嗜酸性肉芽肿性多血管炎还应关注外周血嗜酸性粒细胞。

当出现肾脏损害、神经系统损害、皮下结节沿血管走行分布、睾丸痛等症状和体征时,应考虑结节性多动脉炎,需进行乙型肝炎筛查,并进行血管超声、CT、MRI、血管造影等检查,必要时进行组织活检。

(六)以反复皮肤瘀斑、血小板减少、反复流产或死胎为表现的实验室检查

反复皮肤瘀斑、血小板减少、反复流产或死胎与抗磷脂综合征相关,抗心磷脂抗体(anticardiolipin antibody,ACA)及抗 β_2-糖蛋白 I 抗体多呈高滴度阳性。

(七)以食欲减退、厌油、黄疸为表现的实验室检查

食欲减退、厌油、黄疸需考虑自身免疫性肝病,完善自身免疫性肝病相关自身抗体谱检测对其诊断、分型及鉴别诊断有重要意义。自身免疫性肝炎(autoimmune hepatitis,AIH)以转氨酶升高为主,常有 ANA、抗平滑肌抗体(anti-smooth muscle antibody,anti-SMA)、抗肝肾微粒体抗体-1(anti-liver-kidney microsomal antibody type 1,anti-LKM antibody-1)和抗可溶性肝抗原抗体(anti-soluble liver antigen antibody,anti-SLA)阳性;原发性胆汁性胆管炎(primary biliary cholangitis,PBC)以胆管慢性炎症为特征,抗线粒体抗体(anti-mitochondrial antibody,AMA)、ANA 常为阳性;原发性硬化性胆管炎(primary sclerosing cholangitis,PSC)为慢性弥漫性进行性胆管炎症,自身抗体多为阴性。

(茅建春)

扫一扫
测一测

 复习思考题

1. 如何根据受累关节部位与数量选择实验室检查?

2. 患者出现口干、眼干、龋齿症状,需要做哪些相关检查来明确诊断?

第五章

风湿病的影像学检查

 培训目标

1. 掌握风湿病影像学检查的选择方法。
2. 掌握各种影像学检查方法的优势与局限性。

风湿病是主要侵犯骨、关节及软组织,并可累及内脏器官的疾病。影像学检查对风湿病的诊断、鉴别诊断、监测疾病进展、疗效随访和介入治疗等具有重要应用价值,确立合理的影像学检查技术路线和诊断方法至关重要。

一、X线检查

X线检查常作为评估关节疾病的首选检查方法,用于诊断及监测关节炎的进展和治疗效果。然而,常规X线检查在关节炎显像中也有不足,只能观察到不可恢复的骨质侵蚀和关节间隙变窄(图5-1),不能分辨炎性滑膜组织、关节软骨、骨髓水肿、半月

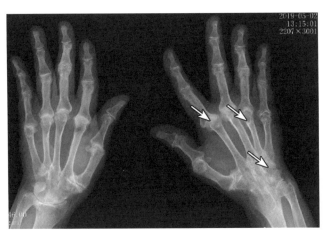

图5-1　双手X线检查示双腕关节间隙消失,骨质融合,骨密度减低,部分指间关节间隙狭窄,关节面不规整,见囊状影

板、韧带及关节周围肌腱,在评价疾病活动程度,尤其是发现早期病变方面敏感性欠佳。而上消化道钡餐造影可用于发现系统性硬化病的食管病变。

二、CT 检查

相对于常规 X 线检查,CT 有较高的分辨率,还可以显示横断面及多平面重建。CT 可以清晰显示解剖结构复杂、组织结构重叠、X 线难以清晰显示的关节(图 5-2)。虽然常规 CT 对骨和相邻软组织的对比分辨率很高,且评估骨结构和钙化效果较好,但在软组织之间对比敏感性较差,不能分辨关节内结构。

对于非关节部位,常规 CT 适用于风湿病继发脑卒中、危重病例和急腹症的检查。高分辨率 CT(high resolution CT,HRCT)适用于风湿病肺部病变,具有敏感性高、受干扰因素少的特点(图 5-3),对发现肺部病变及评估病情、疗效很有价值。CT 胃肠道造影是一种发现和评估风湿病消化道器质性病变安全、有效的方法。CT 血管成像(computed tomography angiography,CTA)对于血管腔显像的效果基本与磁共振血管成像(magnetic resonance angiography,MRA)、数字减影血管造影(digital subtraction angiography,DSA)相同,但对血管小分支的显像尚有欠缺,并缺少动态影像资料。

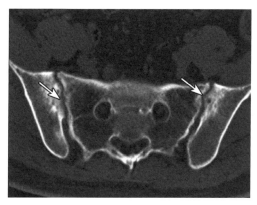

图 5-2 骶髂 CT 示双侧骶髂关节间隙狭窄,关节面硬化、毛糙、小囊变影

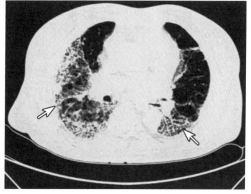

图 5-3 胸部 HRCT 示两肺弥漫斑片网格影,部分呈蜂窝样改变

PET/CT 有助于血管炎的诊断,同时可根据[18]F-氟代脱氧葡萄糖(FDG)浓聚程度判断血管壁炎症的活动程度。

三、磁共振成像

磁共振成像(magnetic resonance imaging,MRI)通过显示人体各层面组织内氢原子核分布情况而形成高质量的断层图像。MRI 拥有很高的组织分辨率,尤其是分辨软组织病灶的敏感度明显高于 CT。在风湿病的关节改变中,MRI 在显示早期软骨和骨的破坏性病变、滑膜炎及血管翳、骶髂关节炎等方面有很大的优势(图 5-4),但仍应联合 X 线或 CT 检查,以满足对不同组织结构显像的需求。了解风湿病神经系统病变(图 5-5)和肌肉组织病变(图 5-6)通常首选 MRI 检查。

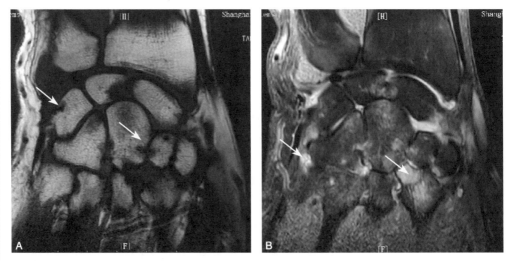

图 5-4　腕关节 MRI 示右腕关节间隙模糊,关节面毛糙,诸腕骨多发小囊样骨质破坏区,
T1WI 低信号(A),T2WI 高信号(B),部分滑膜增厚,周围软组织肿胀

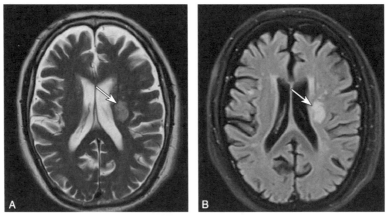

图 5-5　脑 MRI 示左侧侧脑室旁区大片 T1WI 低信号(A)、T2WI 高信号(B)

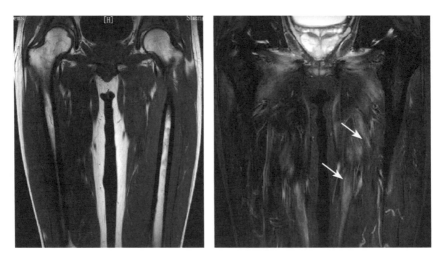

图 5-6　双下肢 MRI 示双侧股骨结构信号可,周边肌组织弥漫性模糊斑片影

风湿病检查中某些特定序列的 MRI 成像是必需的,如自旋回波序列(spin echo, SE)属风湿病 MRI 检查最为基本、不可缺少的序列。颅脑 MRI 检查必须追加液体抑制反转恢复序列(FLAIR sequence),以提高病灶检出的敏感性。体部 MRI 断面成像通常需要追加脂肪抑制序列(图 5-7)。梯度回波序列并追加脂肪抑制序列经常用于骨结构、软骨和肌腱的显像。重点观察脑膜和滑膜病变时应追加增强 MRI。

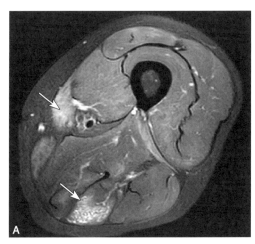 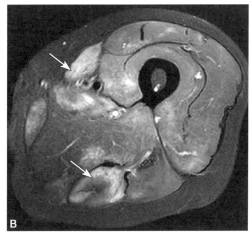

图 5-7 肌炎 MRI 脂肪抑制像示周边肌组织弥漫性模糊斑片影(A),T2 脂肪抑制像高信号(B),肌间隙尚清晰

目前,MRI 的不足主要是费用相对较高和扫描时间相对较长。此外,MRI 检查有禁忌证,包括体内植入心脏起搏器、特定类型的动脉瘤支架、金属义齿、眼内金属物及人工耳蜗等。

四、超声检查

超声检查在风湿病的诊治中越来越受到重视,其优点在于无辐射、价格低廉、可重复进行、可实时动态观察,并可协助引导穿刺活检、抽吸及药物注射治疗等。超声主要用于对滑膜、肌腱、血管等软组织病变(图 5-8)及囊性液体积聚、软组织钙化、结石等的判断。

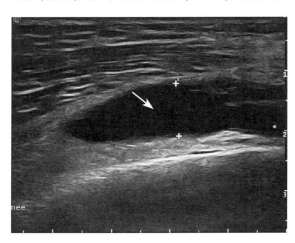

图 5-8 关节彩超可显示肌肉、肌腱等软组织,并可见无回声的液性聚集

但是超声检查也有其局限性,在一些超声束不能到达的特殊部位,其应用会受到限制。

五、数字减影血管造影

数字减影血管造影是诊断血管病变的"金标准",能够实时、动态、清晰地显示全身各部位血管及其分支的情况,显著增加图像对比分辨力。使用 DSA 能够完成各部位的介入治疗,可以做到检查与治疗一次性完成。

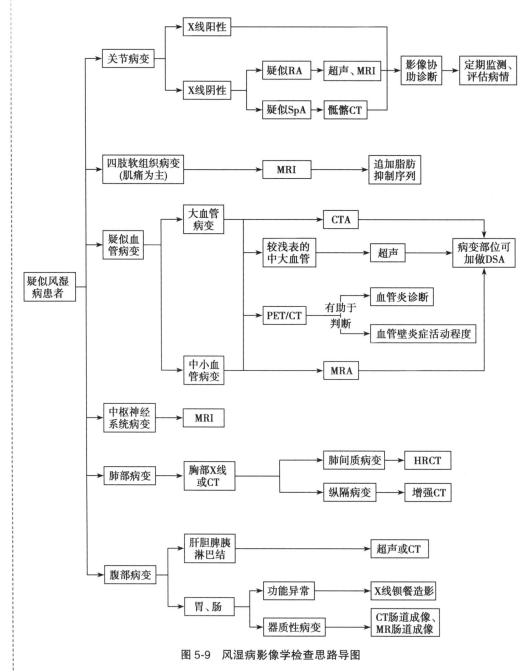

图 5-9　风湿病影像学检查思路导图

笔记

（茅建春）

复习思考题

1. 风湿病疑似血管病变时,应如何选择影像学检查?
2. 在风湿病的影像学检查中,X 线、CT、MRI 各自的优势是什么?

第六章

风湿病关节检查

 培训目标

1. 掌握各项关节体格检查的临床意义。
2. 掌握关节穿刺术的意义及禁忌证。
3. 熟悉关节穿刺术的操作方法。

一、关节体格检查

关节症状是风湿病最为常见的临床表现之一,受累关节的部位、数量、是否对称等在风湿病的诊断中具有重要意义。检查顺序为从上到下、由四肢到躯干,检查过程中应避免动作粗暴。关节部位包括颞颌关节、胸锁关节、肩关节、肘关节、腕关节、指间关节、髋关节、膝关节、踝关节、脊柱关节、骶髂关节等。在查体过程中,要求严格遵守医学道德基本原则,动作轻柔、态度和蔼、尊重患者,秉承全心全意为人民健康服务的自觉性与责任感。

(一)关节检查方法

观察关节及周围皮肤颜色变化;触摸关节局部皮肤温度变化;根据关节的骨性标志来判断关节肿胀程度。检查关节局部压痛情况;观察关节外形,判断有无关节畸形,是否存在脱位;观察关节主动运动及被动运动情况,根据关节活动度判断有无运动功能受限、关节强直,并感受关节摩擦感(图 6-1)。通过关节主动运动来进行关节活动度判断的常见关节有:颞颌关节(活动评估包括开颌、闭颌、前伸、后退、侧方运动)、肩关节(活动评估包括前屈、后伸、内收、外展、内旋、外旋)、髋关节(活动评估包括屈、伸、内收、外展、内旋、外旋)、踝关节(活动评估包括背屈、跖屈)、脊柱关节(活动评估包括前屈、后伸、左右旋转)、膝关节(活动评估包括屈、伸,以及屈膝状态下的外旋、内旋,当膝关节肿胀明显时,可通过浮髌试验评估膝关节积液的程度)。

1. 浮髌试验 患者仰卧伸膝,检查者一手压迫髌上囊,将液体挤入关节腔内,另一手反复按压髌骨,若在髌上囊有波动感,或下压时髌骨触到股骨,不压时即浮起,即

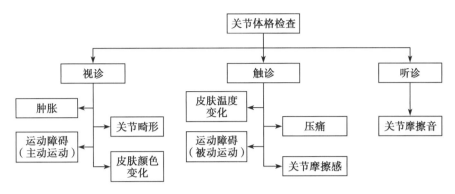

图 6-1　关节体格检查思路导图

为阳性,提示膝关节有 50ml 以上积液。

2. "4"字试验　患者仰卧,一侧膝屈曲并将足跟放置于对侧伸直的膝上(即两腿构成"4"字),检查者一手下压屈曲的膝(此时髋关节在屈曲、外展和外旋位),另一手压对侧髂前上棘,若引起对侧骶髂关节疼痛,则为阳性,提示骶髂关节病变(引起同侧疼痛提示同侧髋关节病变)。

3. 骨盆分离试验　患者仰卧,检查者两手分别置于两侧髂前上棘,两手同时向外推按髂骨翼,使之向两侧分开。如局部疼痛,即为阳性,提示骶髂关节病变或骨盆骨折。

（二）脊柱检查方法

1. Schober 试验　患者直立,在髂后上棘水平正中线上做零标记,在其下 5cm 和其上 10cm 分别各做一标记。让患者向前弯腰(双膝保持直立),测量上下两个标记间的距离,若增加少于 4cm 即为阳性,提示脊柱关节活动受限。

2. 指地距　患者直立,弯腰,伸臂,测量指尖与地面的距离,有助于评估脊柱关节活动受限程度。

3. 枕墙距　患者背靠墙直立,双足跟贴墙,双腿伸直,双眼平视,测量枕骨与墙壁之间的距离,正常距离为 0,主要评定颈椎、胸椎后凸程度。

4. 胸廓活动度　患者直立,用刻度软皮尺放于第四肋间隙水平(男性大概在正对乳头下,女性在乳房下缘),测量深呼气和深吸气间的胸围差。正常应大于 5cm,活动度下降可见于脊柱关节活动受限、胸锁关节、肋胸关节、肋椎关节炎症等。

二、关节穿刺术

关节穿刺术对于关节疾病具有诊断和治疗双重价值,其中膝关节穿刺术最为常用(图 6-2)。通过抽取关节腔积液,了解关节液的性质,进行理化检查、病原学培养等,以协助临床诊断,也可以通过关节腔冲洗或注入药物等进行相关治疗。

膝关节穿刺术操作过程具体如下:患者仰卧膝关节微屈,从髌骨下缘的髌韧带内侧或外侧关节间隙穿刺,还可以取膝关节伸直位,从髌骨上缘与髌骨外缘或内缘两线的交点,斜向髌股关节中心进针。禁忌证包括穿刺部位皮肤破溃或感染、凝血功能障碍。

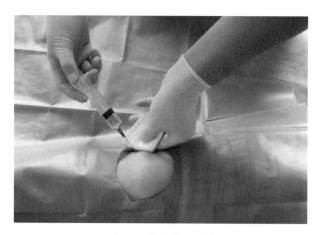

图 6-2 膝关节穿刺术

（茅建春）

扫一扫
测一测

? 复习思考题

1. 简述 Schober 试验操作方法及临床意义。
2. 简述膝关节穿刺术的操作方法及禁忌证。

第七章

风湿病病因病机

培训目标

1. 掌握风湿病的病因病机。
2. 熟悉风湿病常见的传变过程。

一、病因

中医对风湿病病因的认识,早在《黄帝内经》中就有记载。《素问·痹论》云:"风寒湿三气杂至,合而为痹也。"《灵枢·百病始生》云:"风雨寒热不得虚,邪不能独伤人。"前者表明风寒湿邪是风湿病发生的外在条件,后者揭示了正气不足是其发病的内在因素。

(一)感受外邪

风、寒、暑、湿、燥、火是风湿病发生的外因。季节气候异常、居住环境欠佳、起居调摄失常等,可致外邪反复侵袭人体,痹阻肢体、经络、关节,内舍脏腑,从而发病,即《素问·痹论》所言"五脏皆有合,病久而不去者,内舍于其合也……所谓痹者,各以其时重感于风寒湿之气也"。

(二)禀赋不足

素体禀赋不足是风湿病发生的内因。常因素体肾之精气亏虚,外邪乘虚而入,导致经脉痹阻而发病。如《灵枢·五变》说:"粗理而肉不坚者,善病痹",《医门法律》言鹤膝风"非必为风寒湿所痹,多因先天所禀,肾气衰薄,随寒凝聚于腰膝而不解……"

(三)饮食不节

《素问·痹论》曰:"饮食自倍,肠胃乃伤。"故饮食不节,肠胃受损,脾胃运化失常,水湿内停,痰浊内生,阻滞经络、关节,气血运行不畅,发为痹证。正如董西园《医级·杂病》所言:"痹非三气,患在痰瘀。"

(四)情志不舒

怫郁愤恨,所欲不遂,使肝失条达,气机不畅。气为血之帅,气行则血行,气滞则血瘀,气血郁滞不通,瘀血阻滞经脉关节,发为痹证。

（五）病后劳倦

病后、产后或劳倦均易致痹。大病、久病损及营卫、气血、阴阳;妇女产后血亏气弱;或劳力过度、房事不节耗伤正气,皆可成为痹证发病的重要原因。《太平圣惠方·治风劳诸方》曰:"夫劳伤之人,表里多虚,血气衰弱,肤腠疏泄,风邪易侵……随其所感,而众病生焉。"《傅青主女科》曰:"产后百节开张,血脉流散,气弱则经络间血多阻滞,累日不散,则筋牵脉引,骨节不利,故腰背不能转侧,手足不能动履。"

（六）跌仆外伤

跌仆外伤是风湿病形成的独立病因,《杂病源流犀烛·跌仆闪挫流源》中有相关论述:"忽然闪挫,必气为之震,震则激,激则壅,壅则气之周流一身者,忽因所壅而凝聚一处,是气失其所以为气矣。气运乎血,血本随气以周流,气凝则血亦凝矣。"跌仆外伤,可直接损伤筋骨,使局部气血凝聚,阻滞不通,而发痹证。

二、病机

风湿病的病机是正气不足,外邪乘虚侵袭肢体、关节、肌肉,使经脉痹阻不通而发病。《济生方·五痹论治》明确指出:"皆因体虚,腠理空疏,受风寒湿气而成痹也。"

（一）营卫气血失调

营卫和调,则卫外御邪;营卫不和,腠理疏松,藩篱不固,则卫气失其护卫肌表和御邪之力,外邪入侵而发病。正如《伤寒论·平脉法》所云:"寸口脉微而涩,微者卫气不行,涩者荣气不逮。荣卫不能相将,三焦无所仰,身体痹不仁。"《类证治裁·痹症论治》亦云:"诸痹……良由营卫先虚,腠理不密,风寒湿乘虚内袭,正气为邪气所阻,不能宣行,因而留滞,气血凝涩,久而成痹。"

气主煦之,血主濡之,若气血亏虚,机体失于濡养,则抗邪、防御、适应能力低下,外邪乘虚侵袭,而发痹病。如《景岳全书·风痹》云:"风痹之证,大抵因虚者多,因寒者多。惟血气不充,故风寒得以入之……此痛痹之大端也。"

（二）脏腑阴阳虚损

脏腑之虚主要责之肝、脾、肾三脏功能衰弱。肝藏血,主筋;脾为气血生化之源,主四肢、肌肉;肾藏精,主骨。若肝、脾、肾虚损,则肌肉筋骨失荣,风寒湿之邪乘虚入侵,痹阻经络气血,痹病则生。如《医学入门·痹风》云:"周身掣痛麻木者,谓之周痹,乃肝气不行也。"《华氏中藏经·论肉痹》言:"脾者,肉之本,脾气已失则肉不荣,肉不荣则肌肤不滑泽,肌肤不滑泽则腠理疏,则风寒暑湿之邪易为入,故久不治则为肉痹也。"《诸病源候论·风湿腰痛候》亦道:"劳伤肾气,经络既虚,或因卧湿当风,而风湿乘虚搏于肾经,与血气相击而腰痛,故云风湿腰痛。"根据"至虚之处,便为受邪之所"的理论,病邪往往直接深入筋骨肌肉,或直中脏腑,发为五体痹(脉痹、筋痹、肉痹、皮痹、骨痹)或五脏痹(心痹、肝痹、脾痹、肺痹、肾痹)。

阴阳失调多由久病或禀赋不足等因素所致。阳盛则易感热邪,或感寒后更易入里化热,而成热痹。如《金匮翼·热痹》曰:"热痹者,闭热于内也……脏腑经络先有蓄热,而复遇风寒湿气客之,热为寒郁,气不得通,久之寒亦化热。"阴盛则阴寒内盛,多与外界寒湿之邪同气相召,而发寒痹。阳虚则机体失于温养,表现为寒盛而成寒痹。

阴虚则津液不足,机体失于濡养,易发燥痹;或因阴虚而阳亢,感邪易化热伤津而成热痹。

（三）邪气外受内生

1. 外邪杂合为患　六淫外邪致病,可因感邪次序的先后、感邪程度的轻重不同,导致发病后的症状不尽相同。根据感邪性质不同而分为行痹、痛痹、着痹、热痹、燥痹等。如《素问·痹论》云:"其风气胜者为行痹,寒气胜者为痛痹,湿气胜者为着痹。"

行痹以感受风邪为主,风性善行而数变,临床以疼痛游走不定为特点。痛痹以感受寒邪为主,寒主收引,其性凝滞,故症见冷痛较剧。着痹以感受湿邪为主,因脾主湿,而湿性重着黏滞,易阻碍气机,兼有脾湿不运或湿困脾土,症见关节肿胀、肢体沉重麻木、胸闷纳呆、腹胀身倦、苔腻、脉濡缓等。热痹因感受火热、湿热之邪,或风寒湿邪入里化热所致,火热为阳邪,易伤津耗液,故以肌肉关节红肿疼痛、触之灼热为主症。燥痹以感受燥邪为主,或因阳热之邪化燥伤阴,肌肉、筋骨、关节失于濡养所致,"燥胜则干",阴血津液不足,则见肌肉瘦削、关节不利、口鼻干燥、目干而涩等症。

从临床实际来看,风、寒、湿、热、燥、火诸邪常兼夹杂合为患,叶天士《临证指南医案》言:"可知痹病之症,非偏受一气足以致之也。"常见的有风湿痹、寒湿痹、风寒湿痹、湿热痹、燥热痹等。

2. 脏腑失调,邪气内生　风、寒、湿、热、燥、火诸邪,既可外受,又可内生。刘河间认为,人体脏腑虚实皆可内生六气。《圣济总录·痹气》云:"夫阳虚生外寒,阴盛生内寒。人身阴阳偏胜,则自生寒热,不必外伤于邪气也。"风湿病初起多由外邪侵袭所致,在病情迁延不愈、反复消长的过程中,因脏腑功能失调,内外相引,同气相召,导致风、寒、湿、热等内生,成为久痹的病理基础。

如病后脾胃运化失常,或因外感湿邪困脾,脾运失健,内生痰湿;湿邪亦可困遏阳气,或久病伤阳,脾肾阳虚则生内寒。先天禀赋不足,或久病不愈,导致肝肾阴虚,阴虚则阳亢,虚热内生;外邪久郁,亦可内生郁热,致经络蓄热为病。何梦瑶在《医碥·痹》中言:"再按外感之寒湿能痹,岂内生之寒湿独不痹乎?"汪蕴谷亦在《杂症会心录·痹症》中道"盖风自内动,湿热内生""寒自内发,寒湿内生"。由此可知,风、寒、湿、热既是致病之因,也是脏腑功能失常导致的病理变化。

（四）痰浊瘀血胶结

痰浊、瘀血是风湿病的主要病理因素。久痹不已,不仅外感、内生之风、寒、湿、热诸邪客于经络骨节,痹阻气血,也可因留邪与气血相搏,津液不得随经运行,凝聚成痰,血脉涩滞不通,着而成瘀。正如《医碥·痹》中所云:"寒能滞气涩血,湿能停痰聚液。""热盛亦生湿、生痰……则亦不通而痹矣。"或因气血不足,阴阳虚损,不能运行布散津血,导致痰瘀内生。盖气虚则运血乏力,停而成瘀,水湿不化,湿聚成痰;血少脉道不充,亦可致瘀,此即"阴血内弱,脉行不利"。阴虚则内热灼津,血行艰涩成瘀,阳虚则经脉失于温煦,寒从内生,津凝血涩。而痰瘀又可阻滞经络,壅遏邪气,痰瘀邪气相搏,使经络气血痹阻尤甚。故风湿病中晚期临床表现为关节肿大畸形,僵硬不利,活动障碍,皮下结节,皮肤变硬,舌质暗紫而有瘀斑、瘀点,苔腻,脉涩或滑等特异性证候。诚如《类证治裁·痹证》所论,痹久"必有湿痰败血瘀滞经络"。

在风湿病的发展过程中,痰与瘀常互为因果,既可因瘀致痰,亦可因痰致瘀。痰能滞气,气被痰阻,势必影响其行血之能,血行瘀滞,而成痰瘀互结。瘀血阻滞,则脉络不通,致津液不布,聚为痰浊,与瘀血胶结。正如《临证指南医案·痹》曰:"其实痹者,闭而不通之谓也。正气为邪所阻,脏腑经络不能畅达,皆由气血亏损,腠理疏豁,风寒湿三气得以乘虚外袭,留滞于内,致湿痰浊血流注凝涩而得之。"由此可知,痰瘀互结终致痰瘀痹阻,胶固难化,而使病势缠绵,迁延不愈。

（五）病久传变

风湿病病因复杂,病情多变。若病邪轻浅,正虚不甚,治疗及时有效,正复邪却,痰瘀消散,气血流畅,则病可愈;若正气虚弱,或失治误治,或复感外邪,久病不已,逐渐加重,则可传变和转化。

其传变途径主要有二:一为"五体"间传变。如痹病日久,正气虚弱,可由皮肤传至肌肉、血脉、筋骨等。如《儒门事亲》所言:"皮痹不已,而成肉痹。肉痹不已,而成脉痹;脉痹不已,而成筋痹;筋痹不已,而成骨痹。"二为由五体痹传变为五脏痹,即肾痹、肝痹、心痹、脾痹、肺痹。如《素问·痹论》曰:"骨痹不已,复感于邪,内舍于肾;筋痹不已,复感于邪,内舍于肝;脉痹不已,复感于邪,内舍于心;肌痹不已,复感于邪,内舍于脾;皮痹不已,复感于邪,内舍于肺。"

总体而言,风湿病的病机主要为外邪侵袭,经络痹阻,不通则痛。营卫气血失调,或脏腑阴阳虚损,风寒湿热乘虚侵袭肢节、肌肉、经络之间,以致气血运行失畅,而为痹证。外邪侵袭人体,又可因禀赋不同而寒热之间每易转化,呈现寒热错杂之证候;病初以邪实为主,病久邪留伤正可致虚实夹杂;病位初在肌表经络,久则深入筋骨,病及五脏。

（周学平）

扫一扫
测一测

?　复习思考题

1. 简述风湿病常见病因。
2. 简述行痹、痛痹、着痹、热痹、燥痹的感邪特点及主症特征。
3. 简述风湿病病久传变途径。

第八章

风湿病治则治法和方药

 培训目标

1. 掌握风湿病的基本治则。
2. 掌握风湿病的常用治法和方药。

治则是治疗疾病必须遵守的法则。它是在整体观念和辨证论治理论指导下,通过"四诊"所获得的客观资料,对疾病进行综合分析,从而提出对临床立法、处方、用药等具有普遍指导意义的治疗原则。治法是针对某一具体病证或某一类型的病证所采取的具体治疗方法,是治疗原则的具体化。两者既有严格的区分,又有密切的内在联系。

一、治则

(一)早治防变

早治防变指在疾病发生的初期阶段,应力求做到早诊断、早治疗,防止疾病传变或危变。

风湿病的早期治疗极为重要,能阻止病情进一步发展成为顽痹。因在疾病的初期阶段,病位尚浅,病情较轻,病邪损伤正气的程度不甚,而正气抗邪、抗损害和恢复能力较强,故疾病容易治疗。早期治疗既可控制病邪蔓延,又可避免正气过耗。若因循失治,则病邪深入脏腑,往往造成正气衰败,病情难以逆转。

(二)标本缓急

临证施治需分清标本缓急,根据治病求本、急则治标、缓则治本的原则,通过分析疾病的主次、轻重、缓急,以确定治疗的步骤。治病求本即必须寻求疾病的根本所在,并进行针对性治疗。在病情缓和时,一般先治其本,或标本兼治。但在病程的某些阶段,标病甚急,如不及时解决,可危及生命或影响疾病的治疗,此时则应先治其标,后治其本。若标本并重,则应标本兼顾,相辅相成。正如李用粹《证治汇补·痹证》云:"治当辨其所感,注于何部,分其表里,须从偏胜者为主,风宜疏散,寒宜温经,湿宜清燥,审虚实标本治之。"提示既要抓住疾病的本质,又要兼顾疾病的表象,注重标本同治、邪正兼顾的治疗方案。

（三）扶正祛邪

风湿病是因正气亏虚以致外邪入侵,损及肌肉、筋骨、关节、内脏的疾病,因此宜扶助正气与祛除病邪相结合治疗。扶正是扶助人体的正气,增强体质,提高人体抗邪、抗病能力的一种治疗原则,如益气、养血、滋阴、温阳等,均是在扶正理念指导下确立的治疗方法。祛邪是祛除邪气,排除或削弱病邪侵袭和损害的一种治疗原则,其治疗方法有散寒、除湿、清热、化痰、活血化瘀等。扶正使正气加强,有助于人体抵御和祛除病邪;祛邪能够排除病邪的侵害和干扰,使邪去正安。临证需把握"祛邪勿伤正气,扶正勿碍祛邪"的原则,一般在急性期以祛邪为主,缓解期以扶正为主。

（四）宣散疏通

宣散疏通即宣散邪气、疏通经络,为风湿病的常用治则。通过宣散,使邪气祛除,营卫复常,经络通畅,病证方能渐愈。临证必须根据导致"不通"的病因病机,选用适宜的宣通治法。如行痹者,宜辛散祛风、活络宣通;痛痹者,宜辛温散寒、通络止痛;着痹者,宜辛散燥湿、通利关节;热痹者,宜清热化湿、祛风通络;痰瘀相兼者,宜化痰行瘀、蠲痹通络;气虚者,宜益气通络;血虚者,宜养血通络;阴虚者,宜滋阴通络;阳虚者,宜温阳通络。具体运用时还必须结合病邪痹阻部位、深浅及病程的久暂等情况,如初病邪阻肌表经络,病位浅者,宜祛邪宣通;久病邪气侵入筋骨,病位深者,宜搜风通络。若配以引经药、理气活血药、温经通络药,则疗效更佳。

（五）杂合以治

杂合以治即采用不同的治疗方法,进行综合治疗。《类经·论治类》注释文曰:"杂合五方之治而随机应变,则各得其宜矣。"由于风湿病致病因素多样,病变部位深浅不一,病理属性复杂,采用"杂合以治"的原则,对提高疗效起到重要作用。风湿病在内服药物的同时,均可适当配合外治法,内外结合。当病变局限在少数关节时,应着重使用外治法,如熏洗、药物外敷、针灸、理疗等多种疗法综合应用。

（六）三因制宜

三因制宜包括因人、因时、因地制宜,即治疗疾病要根据人体的体质、不同季节、不同地区的特点选择适宜的治疗方法。

因人制宜是根据患者的年龄、性别、体质、生活习惯等个体差异,具体分析,区别对待。如小儿脏腑娇嫩,病情变化较速,治疗忌用峻剂,且药量宜轻。老年人气血亏虚,患病多虚或虚实夹杂,邪实须攻时,当慎用峻猛祛邪之剂。妇女有经、带、胎、产等情况,适逢月经期、妊娠期、产褥期,应当禁用或慎用峻下、活血化瘀、辛热攻伐、滑利走窜之品。患者体质有强弱、偏寒偏热的差异,治疗用药时也应有所区别,对偏于阳盛或阴虚之体,慎用辛温燥热之剂;偏于阳虚或阴盛之体,慎用寒凉伤阳之药。

因时制宜是根据不同季节气候的特点来遣方用药。四季气候的变化,对人体的生理功能、病理变化均能产生相应的影响,治疗用药应适应四季气候的特点。一般而言,春夏气候由温渐热,阳气升发,人体腠理疏松开泄,不宜过用温药;秋冬气候由凉变寒,人体腠理致密,阳气敛藏于内,可根据病情适当加大温热、宣通之品用量,以增强祛风、散寒、利湿、通络的作用,慎用寒凉之品。诚如《素问·六元正纪大论》所说:"用寒远寒,用凉远凉,用温远温,用热远热。"

因地制宜是根据不同地区的地理环境特点来遣方用药。因不同地区的自然环境(如气候、水土等)对人的生理活动和病理变化有着不同的影响,用药也有所差异。如我国西北地区地势高而气候寒冷,罹患风寒湿痹者较多,治疗时应慎用寒凉药;南方地区地势低而气候温热潮湿,罹患风湿热痹者较多,治疗时应慎用温热药。

二、治法

（一）祛风化湿法

应用具有疏散风邪和化湿作用的方药,治疗风湿之邪阻滞引起的风湿痹阻证。代表方剂有羌活胜湿汤等。常用药有羌活、独活、防风、秦艽、防己等。

（二）散寒除湿法

应用具有辛温散寒、温经除湿作用的方药,治疗寒湿之邪阻滞引起的寒湿痹阻证。代表方剂有麻黄加术汤、乌头汤等。常用药有制川乌、制附子、制草乌、麻黄、桂枝、威灵仙、白术、茯苓等。

（三）清热祛湿法

应用具有清热化湿作用的方药,治疗湿热之邪流注关节经络、阻滞气血的湿热痹阻证。代表方剂有宣痹汤、四妙丸等。常用药有防己、忍冬藤、络石藤、黄柏、秦艽、土茯苓、萆薢、苍术、牛膝、薏苡仁等。

（四）寒热并用法

应用寒温辛苦之方药,治疗风寒湿邪郁而化热的寒热错杂证。代表方剂有桂枝芍药知母汤、白虎加桂枝汤等。常用药有桂枝、白芍、知母、麻黄、制附子、防风、石膏等。

（五）清热解毒法

应用具有清热解毒作用的方药,治疗热毒炽盛深入筋骨所致的热毒痹阻证。代表方剂有清瘟败毒饮等。常用药有水牛角、生地黄、牡丹皮、金银花、黄芩、黄柏、栀子、龙胆草、苦参、漏芦、葎草等。

（六）凉血化瘀法

应用具有清热凉血化瘀作用的方药,治疗邪热深入营血,瘀热胶结,阻滞关节、经络的瘀热痹阻证。代表方剂有犀角地黄汤等。常用药有水牛角、生地黄、牡丹皮、赤芍、熟大黄、栀子、紫草等。

（七）活血祛瘀法

应用具有活血祛瘀作用的方药以行血、散瘀、通络、消肿、止痛,治疗瘀血阻络证。代表方剂有身痛逐瘀汤、血府逐瘀汤、活络效灵丹等。常用药有桃仁、红花、牛膝、醋乳香、醋没药、香附、地龙、川芎、当归、赤芍、五灵脂等。

（八）化痰散结法

应用具有祛痰或涤痰作用的方药,治疗因痰湿流注四肢、经络、关节而出现的结节、囊肿及瘰疬。凡风湿病日久出现上述症状时均可应用此法。代表方剂有导痰汤、二陈汤、消瘰丸等。常用药有半夏、茯苓、陈皮、制南星、白芥子、浙贝母、制白附子、生牡蛎、僵蚕、皂角刺等。

（九）通经活络法

应用具有通经活络作用的方药,治疗痹证之"不通则痛"的共性症状。风湿病的多种证型均应辅以本法。常用药有鸡血藤、宽筋藤、络石藤、海风藤、忍冬藤、青风藤、桑枝、海桐皮、伸筋草、透骨草、松节、木瓜、穿山龙等。此外,根据不同的部位可选用引经药,如上肢用羌活、川芎、桂枝、桑枝;下肢用牛膝、木瓜、独活;颈项用葛根、姜黄;腰脊用桑寄生、续断、杜仲、狗脊;全身用防风、威灵仙、鸡血藤、忍冬藤等。

（十）搜风剔络法

应用虫蚁搜剔之品,治疗风湿病日久,病邪壅滞经络、关节,气血为邪所阻,痰瘀互结,凝滞不通所致的痹证。常用药有全蝎、蜈蚣、地龙、土鳖虫、水蛭、僵蚕、蕲蛇、乌梢蛇、白花蛇等。

（十一）逐水祛痰法

应用具有攻逐水湿与祛痰作用的方药,治疗关节漫肿而有积液等痰湿停聚关节之证。代表方剂有己椒苈黄丸等。常用药有防己、商陆、葶苈子、牵牛子、大黄、白芥子、制南星、泽兰等。

（十二）缓急止痛法

应用具有缓急止痛作用的方药,治疗风湿病关节肌肉疼痛较剧、筋脉拘急之症。此法为急则治标的权变之法。凡痛势较剧者,可用此法。代表方剂有芍药甘草汤等。常用药有白芍、甘草、香附、川芎等。

（十三）益气养血法

应用具有益气养血作用的方药,治疗风湿病日久,正虚邪恋所致的气血两虚证。代表方剂有黄芪桂枝五物汤、八珍汤、归脾汤等。常用药有党参、黄芪、当归、川芎、白芍、熟地黄、鸡血藤、龙眼肉、枸杞子、红枣等。

（十四）益气养阴法

应用具有益气养阴作用的方药,治疗风湿病久病耗气损阴所致的气阴两虚之证。代表方剂有生脉散等。常用药有党参、西洋参、黄芪、麦冬、五味子、生地黄、沙参、石斛、黄精等。

（十五）滋阴清热法

应用具有滋阴清热作用的方药,治疗风湿病病久阴虚,肝肾不足,阴虚内热,或过用温燥药物,伤阴化燥,出现阴虚内热之证。代表方剂有秦艽鳖甲汤、知柏地黄丸等。常用药有秦艽、制鳖甲、地骨皮、青蒿、知母、功劳叶、黄柏、银柴胡、胡黄连等。

（十六）滋肾养肝法

应用具有滋肾阴、养肝阴、补肝血作用的方药,治疗风湿久病,肝肾阴血不足,或过用温燥之品,损伤肝肾之阴,使筋骨失于濡养的肝肾阴虚证。代表方剂有六味地黄汤、滋水清肝饮等。常用药有熟地黄、当归、白芍、山茱萸、山药、枸杞子、杜仲、牛膝等。

（十七）温阳补肾法

应用具有温补肾阳、强壮筋骨作用的方药,治疗风湿病肾阳亏虚证,发挥益肾壮督蠲痹的作用,也适用于久病不愈"骨变筋缩"之顽痹。代表方剂有金匮肾气丸、右归丸等。常用药有制附子、淫羊藿、鹿角片、巴戟天、肉苁蓉、补骨脂、骨碎补、狗脊、续断等。

（十八）益气固表法

应用具有补气固表作用的方药,治疗气虚卫弱、肌表不固、自汗恶风之证。代表方剂有玉屏风散等。常用药有黄芪、白术、党参、太子参、浮小麦等。

（周学平）

 复习思考题

1. 简述风湿病的扶正祛邪治则。
2. 简述风湿病的杂合以治治则。
3. 简述治疗风湿病如何正确选择引经药。

第九章

风湿病常用药物

1. 掌握风湿病常用西药分类。
2. 掌握风湿病常用西药的作用机制、适应证、用法用量、不良反应及禁忌证。
3. 熟悉风湿病常用中成药的适应证、不良反应及禁忌证。

一、常用西药

（一）糖皮质激素

糖皮质激素因具有强大的抗炎作用和免疫抑制作用而被广泛用于治疗自身免疫病。糖皮质激素的种类较多,根据生物半衰期的长短分为长效、中效、短效三类,具体药物见表9-1。

表 9-1 常用糖皮质激素分类表

类别	药物	对糖皮质激素受体的亲和力	抗炎作用（比值）	等效剂量（mg）	血浆半衰期（min）	作用持续时间（h）
短效	氢化可的松	1	1	20	90	8~12
	可的松	0.01	0.8	25	30	8~12
中效	泼尼松	0.05	3.5	5	60	12~36
	泼尼松龙	2.2	4	5	200	12~36
	甲泼尼龙	11.9	5	4	180	12~36
	曲安西龙	1.9	5	4	>200	12~36
长效	地塞米松	7.1	20~30	0.75	100~300	36~54
	倍他米松	5.4	25~35	0.6	100~300	36~54

1. 作用机制　糖皮质激素在治疗自身免疫病方面的药理作用是抗炎、免疫抑制、抗毒素和抗休克。

（1）抗炎：糖皮质激素具有广泛而强大的抗炎作用，能同时抑制感染性和非感染性（免疫、化学、物理、肿瘤、缺血）炎症。在炎症早期，糖皮质激素可抑制毛细血管扩张，降低毛细血管通透性，减轻渗出和水肿，并抑制白细胞浸润及吞噬反应，减少炎症因子释放。在炎症后期，糖皮质激素通过抑制毛细血管和成纤维细胞的增生，抑制胶原蛋白、黏多糖的合成及肉芽组织增生，减少粘连和瘢痕的形成。

（2）免疫抑制：糖皮质激素通过多个环节抑制免疫反应：①抑制巨噬细胞对抗原的吞噬和处理；②诱导淋巴细胞中的 DNA 降解；③诱导淋巴细胞凋亡；④抑制转录因子 NF-κB 的活性；⑤抑制炎症因子（IL-1、IL-2 等）生成。

（3）抗毒素：提高机体对内毒素的耐受力，缓和机体对内毒素的反应，缓解毒血症症状，减少内源性致热原的释放，具有退热作用。

（4）抗休克：通过扩张血管和兴奋心脏，增加循环血量；抑制炎症因子生成；稳定溶酶体膜，保护组织器官等，以发挥抗休克作用。

2. 适应证　系统性红斑狼疮、特发性炎性肌病、成人斯蒂尔病、系统性血管炎等。

3. 禁忌证　活动性消化性溃疡、新近的胃肠手术、新鲜骨折、角膜溃疡、严重高血压、糖尿病、妊娠初期、抗生素不能控制的感染、严重精神病或癫痫等。

4. 用法用量　人血浆中糖皮质激素水平在 24 小时中呈周期性变化，凌晨 2~4 时起开始上升，8~10 时达高峰，而后逐渐下降，晚上 10 时降至最低。因此，无特殊需求时，尽量在晨起服用糖皮质激素，并尽可能以小剂量维持。

5. 使用原则　使用糖皮质激素前，应告知患者药物的不良反应和禁忌证，嘱低钠、高钾饮食，适当补充蛋白质、钙和维生素 D。

6. 不良反应　见表 9-2。

表 9-2　糖皮质激素的不良反应

累及系统	临床表现
内分泌代谢	库欣综合征（满月脸、水牛背、向心性肥胖），高血糖，高脂血症，水钠潴留，低血钾，生长迟缓，肾上腺皮质功能减退
消化系统	消化性溃疡与出血，肠穿孔
心血管	高血压，动脉粥样硬化
神经系统	兴奋，失眠，头痛，精神失常
皮肤	痤疮，多毛，皮肤变薄萎缩，紫纹，创口愈合不良
骨骼肌肉	骨质疏松，骨折，无菌性骨坏死，肌痛，肌无力
眼	白内障，青光眼，视乳头水肿
其他	继发感染，白细胞升高，对妊娠的影响（胎盘功能不全），过敏反应

（二）非甾体抗炎药

1. 作用机制　非甾体抗炎药（nonsteroidal anti-inflammatory drug，NSAID）主要通过抑制体内环氧合酶（cyclooxygenase，COX）活性，减少前列腺素（prostaglandin，PG）合

成而具有抗炎、止痛、退热的作用。COX 有 COX-1 和 COX-2 两种亚型。COX-1 存在于胃壁、血小板和肾脏中,能促进生理性 PG 的合成,能调节正常组织细胞的生理活动;COX-2 是一种诱导酶,在组织损伤、炎症等情况下表达增强,合成与炎症有关的PG。NSAID 主要分为两类,即非选择性 COX 抑制剂和选择性 COX-2 抑制剂。非选择性 COX 抑制剂同时抑制 COX-1 和 COX-2,对 COX-1 有明显抑制作用,易出现胃肠道不良反应;而选择性 COX-2 抑制剂基本不抑制 COX-1,能明显减少胃肠道不良反应,但可能增加心血管事件发生的风险。

2. 适应证　各种风湿病引起的急慢性关节炎、软组织炎症及全身性炎症导致的发热、疼痛症状,也可用于其他疾病所致的发热、疼痛、运动性损伤等。

3. 使用原则　使用 NSAID 应遵循个体化用药原则,一般用药 2~7 天即可起效,如足量用药 2 周仍无效,则应更换药物。NSAID 不可联合使用,两种 NSAID 同时使用不增加疗效,却增加不良反应的发生率。若有胃肠道危险因素存在时,应加用胃黏膜保护剂。用药期间应定期检查肝肾功能、血尿常规及便常规+潜血。活动性消化性溃疡患者、妊娠及哺乳期妇女禁用。

4. 不良反应

(1) 消化道症状:消化不良、恶心、呕吐、腹痛、腹泻、腹胀、胃肠道出血、结肠炎等。

(2) 皮肤反应:皮疹、荨麻疹、皮肤瘙痒等。

(3) 肝损害:转氨酶升高等。

(4) 肾损害:急性肾功能不全、间质性肾炎、肾乳头坏死及水钠潴留、高钾血症等。

(5) 心血管事件:选择性 COX-2 抑制剂存在发生血栓事件的风险,尤其是心肌梗死和脑卒中,且与药物剂量和用药时间呈正相关。

(6) 其他不良反应:多数 NSAID 可抑制血小板聚集,延长出血时间,亦可引起头痛、头晕、耳鸣等。

5. 常用 NSAID 半衰期和使用方法　见表9-3。

表 9-3　常用 NSAID 半衰期和使用方法

药物	半衰期(h)	每次剂量(mg)	每日次数
双氯芬酸钠缓释片	2	100	1
布洛芬缓释胶囊	1.8~2	300	2
洛索洛芬钠片	1.25	60	2~3
美洛昔康	20	7.5~15	1
尼美舒利片	2~3	100	2
塞来昔布	11	100~200	2
依托考昔	22	30~120	1
艾瑞昔布	20	100	2

（三）改善病情抗风湿药

改善病情抗风湿药(disease modifying anti-rheumatic drug,DMARD)具有改善病情和延缓疾病进展的作用,此类药物通常在使用 2~4 个月后才起效,又称"慢作用药",病情缓解后宜长期维持治疗(表9-4)。

表 9-4 常用 DMARD

药名	药代动力学	主要作用机制	适应证	用法用量	不良反应
甲氨蝶呤	1~5小时内血药浓度达最高峰，主要经肾脏排泄(40%~90%)，小于10%的药物通过胆汁排泄	通过抑制二氢叶酸还原酶抑制嘌呤核苷酸和嘧啶核苷酸的合成，干扰DNA生物合成，抑制细胞增殖和复制，使活化淋巴细胞生长受阻	类风湿关节炎，银屑病关节炎，多发性肌炎/皮肌炎等	起始剂量一次口服7.5mg，每周1次，逐渐递增至每周15~20mg	常见恶心、呕吐、腹泻等胃肠道反应，长期用药可出现骨髓抑制(白细胞和血小板减少)，肝肾功能损害和肺间质病变，还可见口腔炎、皮疹、脱发，致畸
来氟米特	6~12小时内血药浓度达峰值，生物利用度约80%，血浆蛋白结合率大于99.3%，从肾脏和胆汁排泄，主要通过肾脏排泄，半衰期约(8.79±0.77)天	抑制二氢乳清酸脱氢酶的活性，影响嘧啶核苷酸从头合成途径，从而抑制淋巴细胞导向的细胞及体液免疫	类风湿关节炎	口服每次20mg，每日1次，病情控制后可以每日10~20mg	腹泻、瘙痒、可逆性转氨酶升高、皮疹、脱发、高血压、致畸，骨髓抑制等。初次服药者应定期检查肝功能和血常规
羟氯喹	平均血浆值为105ng/ml，2~4.5小时达到血药浓度峰值，半衰期为10.5小时	稳定溶酶体膜，弱化抗原表达和提呈	用于系统性红斑狼疮的基础治疗，类风湿关节炎的联合治疗，可用于孕期及哺乳期妇女	口服，每天剂量400mg/d，分2次服用，随治疗反应调整维持剂量，范围200~400mg/d。羟氯喹具有累积作用，一般3~6个月起效	眼底视网膜病变，心脏传导异常，大剂量应用时羟氯喹可出现心肌损害。还可见轻度胃肠道反应、头痛、头晕，脱发、皮疹等
艾拉莫德	3.1~4.6小时达血药浓度峰值，半衰期为10.5小时	抑制免疫球蛋白及炎症因子(IL-1、IL-6、TNF-α)的生成，抑制COX-2的活性	类风湿关节炎、干燥综合征等	口服，每次25mg，早晚各1次，饭后服用	以可逆性转氨酶升高最为常见，其他不良反应包括胃肠道反应、血细胞减少、皮疹、瘙痒、头晕、头痛、视物模糊，听力下降、脱发、失眠、乏力、心悸等
环磷酰胺	静脉输注后15分钟，口服后1小时达血药浓度高峰，主要在肝脏代谢活化，代谢产物约50%与血浆蛋白结合，血浆半衰期4~6.5小时，代谢产物主要经肾脏排泄	烷化DNA，导致DNA链断裂与DNA-蛋白交联，破坏DNA复制，阻断S期细胞，诱导细胞凋亡，对B细胞和T淋巴细胞均有抑制作用	系统性红斑狼疮、血管炎、系统性硬化病、成人斯蒂尔病、抗磷脂综合征、多发性肌炎/皮肌炎等	静脉给药，每次200mg，或按体表面积一次500~1 000mg/m²，每3~4周1次。口服每日50mg，每日1次	恶心、呕吐常见，50%患者有中至重度的胃肠道反应。其他不良反应如骨髓抑制，肝功能异常，可逆性脱发，感染，生殖系统毒性等周见。长期用药会提高继发性肿瘤的风险

续表

药名	药代动力学	主要作用机制	适应证	用法用量	不良反应
吗替麦考酚酯	口服后吸收迅速，血浆蛋白结合率 97%，峰浓度出现在给药后的 1 小时，半衰期为（17.9±6.5）小时，主要在肝脏代谢，代谢产物 90% 以上从肾脏经尿排出	通过抑制黄嘌呤核苷酸脱氢酶来抑制鸟嘌呤核苷酸的经典合成途径，干扰 DNA 的合成，特异性地抑制 T 淋巴细胞和 B 淋巴细胞增殖	治疗系统性红斑狼疮、狼疮肾炎、血管炎等	诱导期为每日 1.5～2g，分 2 次口服；维持期为每日 0.5～1.5g，分 2 次口服	感染、胃肠道反应、血细胞减少等
环孢素	口服吸收慢且不完全，血药浓度达峰时间为 3～4 小时，绝对生物利用度 20%～50%，半衰期 24 小时，大部分经肝脏代谢，由胆汁排出，极小部分以原形经尿排出	抑制辅助性 T 细胞的激活，减少 IL-1、IL-2、干扰素等的合成和释放，从而抑制宿主细胞免疫和体液免疫	治疗系统性红斑狼疮、自身免疫性血小板减少症等	口服，常用 3～5mg/（kg·d），分 2 次口服，一般 3 个月内起效；维持剂量为 2～3mg/（kg·d）	主要不良反应为肾毒性和肝毒性，其他不良反应有神经系统损害、高血压、感染、肿瘤、胃肠道反应、齿龈增生、多毛等
他克莫司	口服吸收快，生物利用度约 21.8%，血药浓度达峰时间 1～2 小时，全血平均半衰期约为 43 小时，大部分在小肠和肝脏代谢，经胆道清除	抑制 T 细胞活化及辅助性 T 细胞依赖型 B 细胞的增殖作用，抑制多种细胞因子（如 IL-2、IL-3、γ 干扰素）的生成和 IL-2 受体的表达	治疗系统性红斑狼疮、狼疮肾炎等	口服，常用剂量 0.1～0.2mg/（kg·d），分 2 次服，早晚各 1 次，干餐前 1 小时或餐后 2～3 小时服用	高血压、震颤、头痛、失眠、肾功能异常、便秘、腹泻、恶心、白细胞增多、感染等
硫唑嘌呤	口服吸收 50%，血药浓度达峰时间为 1～2 小时，半衰期为 4～6 小时	干扰腺苷酸和鸟苷酸的合成，抑制 DNA 合成，抑制淋巴细胞增殖	治疗系统性红斑狼疮、多发性肌炎/皮肌炎、血管炎等	口服，起始剂量 1～3mg/（kg·d），每日 1 次，如 3 个月内病情无改善应停用	最常见的不良反应是骨髓抑制，其次是胃肠道反应、肝损害、胰腺炎，还可出现皮疹、胎儿致畸等，长期使用可增加肿瘤患病风险

（四）生物制剂

近年来,生物制剂的应用显著提高了风湿病的临床疗效。目前常用的生物制剂包括 TNF-α 抑制剂、IL-6 受体拮抗剂、IL-17A 抑制剂、T 细胞共刺激信号调节剂、JAK 激酶抑制剂、B 细胞活化因子抑制剂、重组人 B 淋巴细胞刺激因子受体-抗体融合蛋白、抗 CD20 单克隆抗体等。

1. TNF-α 抑制剂　类风湿关节炎和强直性脊柱炎的发病机制与大量炎症因子参与有关,而 TNF-α 是重要的促炎症细胞因子之一,可直接导致炎症进展和骨侵蚀。TNF-α 抑制剂竞争性地与 TNF-α 结合,阻断其与细胞表面 TNF 受体结合,抑制免疫细胞的信号传递,抑制 TNF-α 活性,调节炎症反应过程。TNF-α 抑制剂分为受体融合蛋白与单抗类两大类。受体融合蛋白与单抗类有差异,单抗类可与可溶性的 TNF-α 结合,同时还可与膜结合型 TNF-α 结合;受体融合蛋白可同时与 TNF-α 和淋巴毒素 α 两者结合。目前国内常用的 TNF-α 抑制剂见表 9-5。

2. IL-6 受体拮抗剂（托珠单抗）　IL-6 是一种多效能炎症因子,托珠单抗与 IL-6 受体进行特异性结合,阻断 IL-6 信号传导,直接抑制 C 反应蛋白的产生,适用于 TNF-α 抑制剂无效的中度至重度类风湿关节炎。使用方法:4~10mg/kg,静脉输注,每 4 周给药 1 次。不良反应与 TNF-α 抑制剂相似。此外,还可导致胆固醇升高。

3. IL-17A 抑制剂（司库奇尤单抗）　司库奇尤单抗是一种全人源 IgG1 单克隆抗体,能够选择性结合白细胞介素-17A（IL-17A）,并抑制其与 IL-17 受体的相互作用,抑制促炎症细胞因子和趋化因子的释放。适用于强直性脊柱炎、银屑病。治疗强直性脊柱炎,每次 150mg,在第 0 周、第 1 周、第 2 周、第 3 周和第 4 周皮下注射,随后维持该剂量,每 4 周给药 1 次。治疗银屑病用量加倍。不良反应以上呼吸道感染最为常见。

4. JAK 激酶抑制剂（表 9-6）　JAK 激酶属于胞内酶,可传导细胞膜上的细胞因子和生长因子与受体相互作用所产生的信号,从而影响炎症、免疫功能及造血过程。JAK 激酶通过配对（如 JAK1/JAK2,JAK1/JAK3 等）传递细胞因子信号转导及转录激活因子（signal transduction and activator of transcription,STAT）,JAK 激酶抑制剂对 JAK 激酶信号转导通路进行调节,降低 STAT 的磷酸化和活化,从而抑制炎症。

5. T 细胞共刺激信号调节剂（阿巴西普）　阿巴西普是细胞毒性 T 细胞相关抗原,是由人 CTLA-4 胞外部分和人 IgG1 的 Fc 片段融合构建的可溶性蛋白,是与 CD28 具有同源性的免疫球蛋白超家族成员,可选择性地调节 T 细胞活化,下调 T 细胞的增殖和细胞因子合成,抑制免疫应答。阿巴西普可单独或联合甲氨蝶呤（MTX）治疗活动性类风湿关节炎和多发性硬化症。使用方法:每次 125mg,皮下注射,每周 1 次。不良反应是严重感染,合并慢性阻塞性肺疾病者慎用。

6. B 细胞活化因子抑制剂（贝利尤单抗）　贝利尤单抗是针对可溶性人 B 淋巴细胞刺激因子蛋白（Blym phocytestimulator,BLyS）的特异性人 IgG1λ 单克隆抗体,可阻断可溶性 BLyS 与 B 细胞受体结合,抑制 B 细胞（包括自身反应性 B 细胞）的存活,抑制 B 细胞分化为浆细胞,减少免疫球蛋白的产生。适用于系统性红斑狼疮的活动期。使用方法:10mg/kg,前 3 次每 2 周给药 1 次,之后每 4 周给药 1 次。不良反应有严重感染、恶心、腹泻、输液反应、发热、肢体疼痛、失眠、抑郁、偏头痛等。

表9-5 TNF-α抑制剂

药名	半衰期	适应证	用法用量	禁忌证
重组人II型肿瘤坏死因子受体-抗体融合蛋白（全人源化II型TNF受体与IgG1的Fc片段形成的融合蛋白）	(74±4)小时	适用于2种以上DMARD无效的中度至重度类风湿关节炎、强直性脊柱炎、幼年型特发性关节炎、银屑病关节炎等	成人每次25mg，每周2次，或每周1次，皮下注射。儿童(4~17岁)用药剂量为每周0.8mg/kg，每周剂量推荐分2次，每次间隔3~4天	脓毒血症、活动性结核病及病毒性肝炎患者禁用
阿达木单抗（全人源抗TNF-α单克隆抗体，人单克隆D2E7重链和轻链经二硫键结合的二聚物）	14天	适用于DMARD治疗无效的结构损伤的中度至重度类风湿关节炎，常规治疗效果不佳的重度活动性强直性脊柱炎等	每次40mg，每2周1次，皮下注射	对本品任何成分过敏者，中度至重度心力衰竭患者，活动性结核病及其他严重感染患者禁用，恶性肿瘤患者慎用
英夫利西单抗（人/鼠嵌合的抗TNF-α单克隆抗体，Fab段具有鼠源序列，是针对TNF-α的特异性IgG1单克隆抗体）	7.7~9.5天	同上	类风湿关节炎患者每次3mg/kg，第2周、第6周给予相同的剂量，然后每隔8周给药1次。强直性脊柱炎患者每次5mg/kg，第2周、第6周给予相同的剂量，然后每6周给药1次	中重度心力衰竭者，对本品任何成分过敏者禁用；败血症、活动性结核病及病毒性肝炎患者慎用
培塞利珠单抗（重组人源化抗TNF-α抗体，聚乙二醇PEG偶联）	14天	中度至重度类风湿关节炎等，孕期全程均可使用	起始剂量为第0周、第2周、第4周给予400mg（皮下注射2次），维持剂量为每次200mg，每2周1次。达到临床缓解时，可以考虑维持剂量为400mg，每4周1次	对本品任何成分过敏者，活动性结核病或其他严重感染，中度至重度心衰患者禁用

表 9-6 JAK 激酶抑制剂

药名	半衰期	适应证	用法用量	不良反应
巴瑞替尼（JAK1/2 抑制剂）	12.5 小时	适用于对 1 种或多种 DMARD 疗效不佳或不耐受的中重度活动性类风湿关节炎成年患者	口服，每次 2 ~ 4mg，每日 1 次	低密度脂蛋白（LDL）升高、上呼吸道感染、恶心等
托法替布（JAK1/3 抑制剂）	3 小时	适用于甲氨蝶呤疗效不佳或不能耐受的中度至重度类风湿关节炎等，可与 DMARD 联合使用	口服，每次 5mg，每日 2 次	最严重的不良反应是严重感染，其次是失眠、感觉异常、胃肠道反应、皮疹、有血栓形成风险等

7. 重组人 B 淋巴细胞刺激因子受体-抗体融合蛋白（泰它西普） 泰它西普是双靶点治疗系统性红斑狼疮（systemic lupus erythematosus, SLE）的新型受体-抗体融合蛋白，通过抑制可溶性 BLyS 和增殖诱导配体（aproliferation inducing ligand, APRIL）与 B 细胞膜受体之间的相互作用，达到同时抑制自身反应性 B 细胞成熟、浆细胞生成、减少自身抗体分泌的作用。适用于在常规治疗基础上仍具有高疾病活动的成年 SLE 患者。推荐使用剂量为 160mg/次，皮下注射，每周 1 次。不良反应有感染、注射反应、恶心、腹泻、腹痛、关节痛、肝功能异常、头痛、失眠等。

8. 抗 CD20 单克隆抗体（利妥昔单抗） 利妥昔单抗是抗 CD20 的人鼠嵌合单克隆抗体，该抗体与 B 淋巴细胞表面的 CD20 结合，从而引发 B 细胞溶解的免疫反应。适用于系统性红斑狼疮重症、皮肌炎、血管炎、特发性血小板减少性紫癜、淋巴瘤等。静脉滴注，第 1 日和第 15 日分别给予 1g。用药前静脉滴注甲泼尼龙以预防过敏反应。不良反应主要是输液反应和感染。输液反应有皮疹、发热、寒战、恶心、呕吐、心动过速、呼吸急促、胸痛，严重者可出现急性呼吸窘迫综合征、低氧血症等。

（五）骨代谢药

1. 碳酸钙 钙是维持骨骼、肌肉、神经系统、细胞膜和毛细血管通透性正常功能所必需的物质。使用方法：口服，含钙剂量每日 0.6~1.2g，分 1~2 次服用。不良反应有嗳气、便秘、高钙血症等。高钙血症、肾结石者禁用。

2. 骨化三醇 骨化三醇是维生素 D 的衍生物，在肾脏内由其前体 25-羟维生素 D_3 转化而成，可促进肠道对钙的吸收及肾小管对钙的再吸收，并调节骨的矿化。适用于原发性骨质疏松症与继发性骨质疏松症，口服，每次 0.25~0.5μg，每日 2 次，定期监测血钙及血肌酐浓度。不良反应为高钙血症。本品禁用于高钙血症及有维生素 D 中毒迹象的患者。

3. 阿仑膦酸钠 阿仑膦酸钠属于二膦酸盐类药物，抑制破骨细胞生成和骨吸收。主要沉积在骨吸收部位的破骨细胞内，抑制破骨细胞的活性及破骨细胞活化因子的产生，使骨形成超过骨吸收，阻止骨质溶解，从而使骨量逐渐增加。使用方法：每次 70mg，每周 1 次。餐前 30 分钟用 200ml 温开水送服，服药后 30 分钟内应避免躺卧，以防引起食管刺激或溃疡性食管炎。不良反应有食管炎、食管溃疡、颌骨坏死、肌肉骨骼疼痛、肝肾功能异常等。低钙血症患者禁用。

4. 鲑鱼降钙素　鲑鱼降钙素能直接作用于破骨细胞受体,抑制破骨细胞的活性和增殖,抑制骨吸收,能减少肾小管再吸收而增加尿中钙、磷和钠的排出,亦能减少小肠对钙的吸收。使用方法:每次 10μg 加入注射用水中,皮下注射,每日 1 次,疗程不超过 3 个月。常见不良反应为恶心、呕吐、头晕和面部潮红,罕见局部或全身性过敏反应。对本品过敏者禁用。

5. 地舒单抗(NF-κB 受体激活蛋白配体的免疫球蛋白 G2 全人源单克隆抗体)NF-κB 受体激活蛋白配体(receptor activator of NF-κB ligand,RANKL)通过促进破骨细胞的形成与活化而促进骨吸收。地舒单抗可阻断 RANKL 与破骨细胞前体细胞表面的受体[NF-κB 受体激活蛋白(receptor activator of NF-κB,RANK)]的结合,抑制破骨细胞形成、功能和存活,从而减少骨吸收,增加骨皮质和骨小梁的骨量和强度。使用方法:每次 60mg,皮下注射,每 6 个月给药 1 次。常见不良反应为肌肉骨骼疼痛和肢体疼痛,罕见低钙血症、超敏反应、颌骨坏死和股骨非典型骨折等。低钙血症患者禁用。

6. 硫酸氨基葡萄糖　硫酸氨基葡萄糖是形成结缔组织(包括软骨基质葡糖胺聚糖)的基本成分,可促进软骨蛋白聚糖合成,减少基质金属蛋白酶和 IL-1 对软骨的不良影响,增加 II 型胶原蛋白合成。使用方法:每次 500mg,每日 3 次(早晨及进餐时),连续用药 6 周,必要时可以 6 周以上。间隔 2 个月可以重复使用。不良反应有恶心、便秘、腹胀、腹泻、皮疹等。对本药及甲壳类过敏者禁用。

(六) 抗痛风药

1. 秋水仙碱　秋水仙碱可以和中性粒细胞微管蛋白的亚单位结合而抑制中性粒细胞的趋化、黏附和吞噬作用;可抑制磷脂酶 A2,减少单核细胞和中性粒细胞释放前列腺素和白三烯;可抑制局部细胞产生白介素等,从而达到控制炎症反应、减轻关节局部疼痛和肿胀等症状的作用。使用方法:每次 0.5~1mg,每日 3 次,症状缓解后停用。不良反应有腹痛、腹泻、呕吐、食欲不振、肌无力、周围神经病变、骨髓抑制、休克、致畸、脱发、皮疹、发热及肝损害等。禁用于骨髓增生低下及肝肾功能不全者。

2. 别嘌醇　别嘌醇是次黄嘌呤的异构体,可抑制黄嘌呤氧化酶,使次黄嘌呤及黄嘌呤不能转化为尿酸,进而降低血尿酸浓度,减少尿酸盐在骨、关节及肾脏的沉积。使用方法:初始剂量每次 50mg,每日 1~2 次,每周可递增 50~100mg/d,至 200~300mg/d,分 2~3 次口服,最大量不超过 600mg/d。最严重的不良反应为超敏反应,表现为高热、红斑、剥脱性皮炎、肝肾衰竭,使用本品前应检测 HLA-B*58:01,阳性者禁用此药,其他不良反应有皮疹、腹泻、恶心、呕吐、头痛、头晕、骨髓抑制、脱发、发热、淋巴结肿大等。对本药过敏、严重肝肾功能不全和明显血细胞低下者禁用。

3. 非布司他　非布司他为 2-芳基噻唑衍生物,是一种黄嘌呤氧化酶抑制剂,通过抑制尿酸合成降低血清尿酸浓度。使用方法:初始剂量为 20mg,每日 1 次,且可在给药开始 4 周后根据血尿酸值逐渐增加用量,每次增量 20mg,每日最大剂量为 80mg,血尿酸值达标后,维持最低有效剂量。不良反应有肝功能异常、恶心、关节痛、皮疹等。本品禁用于正在接受硫唑嘌呤、巯嘌呤治疗的患者。

4. 苯溴马隆　苯溴马隆属苯并呋喃衍生物,为促尿酸排泄药物,主要通过抑制肾小管对尿酸的重吸收降低血中尿酸浓度。使用方法:口服,每次 50mg,每日 1 次,早餐后服用。不良反应为恶心、呕吐、胃内饱胀感、腹泻、荨麻疹。禁用于肾功能损害及肾结石者。

二、常用中成药

（一）正清风痛宁缓释片/肠溶片/注射液

成分：盐酸青藤碱。

药代动力学及作用机制：正清风痛宁缓释片血药浓度峰值为（88.7±25.5）ng/ml，药物达峰时间为（14.1±7.3）小时，半衰期为（4.5±1.2）小时。正清风痛宁肠溶片血药浓度峰值为（143.8±34.2）ng/ml，药物达峰时间为（10.3±4.3）小时，半衰期为（4.3±1.1）小时。主要通过肠道和肾脏排泄。药理作用为免疫抑制、抗炎、镇痛等，能抑制外周血单核淋巴细胞的增殖，并抑制前列腺素、白三烯、白介素-6、TNF-α 的合成与释放。

功效：祛风除湿，活血通络，利尿消肿。

适应证：类风湿关节炎、脊柱关节炎、骨关节炎表现为关节疼痛肿胀或屈伸不利者，狼疮肾炎、慢性肾炎表现为腰膝酸痛、肢体困重、乏力少尿者。

用法用量：正清风痛宁缓释片：口服，每次 60~120mg，每日 2 次；正清风痛宁肠溶片：口服，每次 20~80mg，每日 3 次；正清风痛宁注射液：肌内注射，每次 1~2ml，每日 2 次。

不良反应：皮疹、瘙痒、潮红等，偶见胃肠不适、头昏、头痛，极少数出现白细胞减少。

禁忌证：孕妇或哺乳期妇女忌用；有哮喘病史及对青藤碱过敏者禁用。

（二）雷公藤多苷片

成分：雷公藤多苷。

药代动力学及作用机制：雷公藤多苷片的主要活性物质是雷公藤甲素，药物达峰时间为 10 小时，血药浓度峰值为 3.31mg/L，主要经肝脏代谢。具有抗炎和免疫抑制双重作用。

功效：祛风解毒，除湿消肿，舒筋通络。

适应证：类风湿关节炎、系统性红斑狼疮、干燥综合征、白塞综合征、银屑病关节炎、血管炎、成人斯蒂尔病、慢性肾小球肾炎等。

用法用量：口服，每次 10~20mg，每日 3 次。

不良反应：性腺抑制、胃肠道反应、皮肤色素沉着、肝肾损伤、白细胞下降，偶见心悸、胸闷、心律失常及头晕、神经炎等。

禁忌证：儿童、育龄期有孕育要求者禁用；活动性消化性溃疡、血细胞减少、肝损害、肾功能不全、严重心律失常者禁用。

（三）火把花根片

成分：昆明山海棠提取物。

作用机制：主要活性物质是雷公藤甲素、表儿茶素。雷公藤甲素具有抗炎与免疫抑制作用，表儿茶素具有抗氧化与抗炎作用。

功效：祛风除湿，舒筋活络，清热解毒。

适应证:类风湿关节炎、系统性红斑狼疮、干燥综合征、白塞综合征、银屑病关节炎、血管炎、成人斯蒂尔病、慢性肾小球肾炎等。

用法用量:口服,每次 3~5 片,每日 3 次。

不良反应:性腺抑制、白细胞或血小板减少、恶心、胃部不适。

禁忌证:儿童、育龄期有孕育要求者禁用;活动性消化性溃疡、骨髓造血障碍、肝损害、肾功能不全、严重心律失常者禁用。

（四）白芍总苷胶囊

成分:白芍总苷。

功效:抗炎镇痛,免疫调节,保护肝脏。

适应证:类风湿关节炎、干燥综合征、银屑病关节炎等。

用法用量:口服,每次 0.6g,每日 2~3 次。

不良反应:腹泻。

（五）金藤清痹颗粒

成分:金银花、青风藤、白花蛇舌草、玄参、白芍、生地黄、山慈菇、鹿衔草、当归、甘草、蜈蚣。

功效:清热解毒,活血消肿,通痹止痛。

适应证:类风湿关节炎活动期,中医辨证为毒热内蕴、湿热阻络证者,症见关节肿胀,疼痛拒按,触之发热,晨僵,或伴身热,汗多,口渴,便干溲黄等。

用法用量:口服,每次 1 袋,每日 3 次。

禁忌证:对本品过敏者禁用,过敏体质者慎用。

（六）金天格胶囊

成分:人工虎骨粉。

功效:健骨,镇痛。调节骨代谢,提供成骨所需矿物质和骨胶原等有机成分。

适应证:骨质疏松症、骨关节炎、强直性脊柱炎、类风湿关节炎,症见骨与关节疼痛、腰膝酸软、下肢痿弱、步履艰难等。

用法用量:口服,每次 3 粒,每日 3 次。

不良反应:偶见口干。

（七）痹祺胶囊

成分:马钱子粉、地龙、党参、茯苓、白术、川芎、丹参、三七、牛膝、甘草。

功效:益气养血,祛风除湿,活血止痛。

适应证:类风湿关节炎、骨关节炎、腰肌劳损、软组织损伤,以及由气血不足、风湿瘀阻导致的肌肉关节酸痛、关节肿大、僵硬变形或肌肉萎缩、气短乏力等。

用法用量:口服,每次 4 粒,每日 2~3 次。

禁忌证:孕妇及哺乳期妇女禁用,运动员慎用。

（八）盘龙七片

成分:盘龙七、壮筋丹、五加皮、杜仲、当归、珠子参、青蛙七、过山龙、秦艽、木香、祖师麻、络石藤、川乌、白毛七、铁棒锤、草乌、老鼠七、支柱蓼、红花、没药、竹根七、缬草、伸筋草、牛膝、丹参、羊角七、八里麻、重楼、乳香。

功效:活血化瘀,祛风除湿,消肿止痛。

适应证:类风湿关节炎、脊柱关节炎、骨关节炎、腰肌劳损、骨折、软组织损伤,症见关节肿痛等。

用法用量:口服,每次 3~4 片,每日 3 次。

禁忌证:孕妇忌用,严重心脏病、高血压者慎用。

（九）脉络舒通丸

成分:黄芪、金银花、黄柏、苍术、薏苡仁、玄参、当归、白芍、甘草、水蛭、蜈蚣、全蝎。

功效:清热解毒,化瘀通络,祛湿消肿。

适应证:用于湿热瘀阻脉络所致的血管炎、关节炎,症见肢体肿胀、疼痛等。

用法用量:口服,每次 1 瓶,每日 3 次。

不良反应:轻度恶心、呕吐、食欲不振等。

禁忌证:孕妇禁用;深静脉血栓形成初发 1 周内的患者勿用;忌食辛辣及刺激性食物。

（十）四妙丸

成分:苍术、牛膝、盐黄柏、薏苡仁。

功效:清热利湿。

适应证:用于湿热下注所致的痹证,症见足膝红肿,筋骨疼痛。

用法用量:口服,每次 6g(1 袋),每日 2 次。

禁忌证:孕妇慎用。

（十一）八宝丹胶囊

成分:体外培育牛黄、蛇胆、羚羊角、珍珠、三七、人工麝香等。

功效:清利湿热,活血解毒,去黄止痛。

适应证:系统性红斑狼疮、干燥综合征、自身免疫性肝病、病毒性肝炎、急性泌尿系感染,以及由湿热蕴结所致的发热、黄疸、胁痛、恶心呕吐、纳呆腹胀等。

用法用量:口服,每次 2 粒(每粒 0.3g),每日 2~3 次。

禁忌证:孕妇忌服,运动员慎用。

（十二）仙灵骨葆胶囊

成分:淫羊藿、续断、丹参、知母、补骨脂、地黄。

功效:滋补肝肾,强筋健骨。

适应证:骨质疏松症、骨折、骨关节炎、无菌性骨坏死等。

用法用量:口服,每次 3 粒(每粒 0.5g),每日 2 次。

不良反应:①过敏反应:皮疹、瘙痒等;②消化系统:恶心、呕吐、纳呆、胃部不适、腹痛、腹泻、便秘等;③肝脏:转氨酶升高、胆红素升高,严重者可出现肝衰竭;④全身症状:乏力、外周水肿、尿色加深等。

禁忌证:①忌食生冷、油腻食物;②孕妇禁用;③有肝病病史或肝功能异常者禁用。

（十三）新癀片

成分:肿节风、三七、人工牛黄、猪胆粉、肖梵天花、珍珠层粉、水牛角浓缩粉、红曲、吲哚美辛。

功效:清热解毒,活血化瘀,消肿止痛。

适应证:热毒瘀血所致的咽喉肿痛、痹痛、胁痛、黄疸、无名肿毒等。

用法用量:口服,每次 2~4 片,每日 3 次,小儿酌减。外用,用冷开水调化,敷患处。

不良反应:胃部不适、消化不良、恶心、腹痛、腹泻等。

禁忌证:活动性溃疡病、消化道出血及病史者,精神病患者,支气管哮喘者,血管神经性水肿者,肝肾功能不全者,对本品过敏者禁用;孕妇、哺乳期妇女禁用。

（十四）益肾蠲痹丸

成分:骨碎补、熟地黄、当归、徐长卿、土鳖虫、僵蚕（麸炒）、蜈蚣、全蝎、蜂房（清炒）、广地龙（酒制）、乌梢蛇（酒制）、延胡索、鹿衔草、淫羊藿、寻骨风、老鹳草、鸡血藤、葎草、生地黄、虎杖。

功效:温补肾阳,益肾壮督,搜风剔邪,蠲痹通络。

适应证:关节疼痛、肿大、屈伸不利,肌肉疼痛,瘦削或僵硬、畸形的顽痹。

用法用量:口服,每次 8~12g,每日 3 次。

不良反应:偶有皮肤瘙痒过敏反应和口干、便秘、胃脘不适、肾脏损害等。

禁忌证:妇女月经期经行量多停用,孕妇禁用。过敏体质和湿热偏盛者慎用。

（十五）祖师麻膏药

成分:祖师麻。

功效:祛风除湿,活血止痛。

适应证:骨关节炎、类风湿关节炎、肩周炎、脊柱关节炎、纤维肌痛综合征,以及由风寒湿痹、瘀血痹阻引起的肢体关节肿痛、畏寒肢冷、局部肿胀有硬结或瘀斑等症。

用法用量:外用,温热软化后贴于患处。

禁忌证:忌贴于创伤处;孕妇慎用。

（十六）追风透骨胶囊

成分:制川乌、白芷、制草乌、香附（制）、甘草、白术（炒）、没药（制）、麻黄、川芎、乳香（制）、秦艽、地龙、当归、茯苓、赤小豆、羌活、天麻、赤芍、细辛、防风、天南星（制）、桂枝、甘松、朱砂。

功效:祛风除湿,通经活络,散寒止痛。

适应证:类风湿关节炎与骨关节炎属风寒湿痹证者。

用法用量:口服。每次 4 粒,每日 2 次。

禁忌证:不宜久服,属风热痹者及孕妇忌用。

（十七）瘀血痹胶囊

成分:乳香（制）、没药（制）、红花、威灵仙、川牛膝、香附（制）、姜黄、当归、丹参、川芎、炙黄芪。

功效:活血化瘀,通络止痛。

适应证:痹证瘀血阻络证,症见肌肉关节疼痛剧烈,多呈刺痛感,部位固定不移,痛处拒按,有硬节或瘀斑。

用法用量:口服,每次 6 粒,每日 3 次。

禁忌证:孕妇禁用;有出血倾向者慎用。

（十八）尪痹片

成分:地黄、熟地黄、续断、附子（黑顺片）、独活、骨碎补、桂枝、淫羊藿、防风、威灵仙、皂角刺、羊骨、白芍、狗脊(制)、知母、伸筋草、红花。

功效:补肝肾,强筋骨,祛风湿,通经络。

适应证:肝肾不足、风湿阻络所致的尪痹,症见关节疼痛,局部肿大、僵硬畸形,屈伸不利。

用法用量:口服,糖衣片每次 7~8 片,薄膜衣片每次 4 片,每日 3 次。

禁忌证:孕妇禁用;忌食生冷食物。

（十九）风湿骨痛胶囊

成分:制川乌、制草乌、红花、木瓜、乌梅、麻黄、甘草。

功效:温经散寒,通络止痛。

适应证:类风湿关节炎、骨关节炎属寒湿痹阻证者,症见腰脊疼痛,四肢关节冷痛。

用法用量:口服,每次 2~4 粒,每日 2 次。

禁忌证:本品含毒性药,不可多服;孕妇忌用。

（二十）喜炎平注射液

成分:穿心莲内酯总磺化物。

作用机制:通过下调多种炎症因子(如 TNF-α、IL-6、IL-1β 等)的分泌和表达,发挥抗炎作用;通过调节细胞免疫通路,抑制信号通路的表达,发挥免疫调节作用;通过阻断病毒复制,抑制病毒感染的细胞内蛋白表达,多途径发挥抗病毒作用。

功效:清热解毒,止咳止痢。

适应证:支气管炎、扁桃体炎、细菌性痢疾,也可用于类风湿关节炎、系统性红斑狼疮、干燥综合征等中医辨证为热证者。

用法用量:肌内注射,成人每次 50 ~ 100mg,每日 2 ~ 3 次;静脉滴注,每日 250 ~ 500mg,加入 5% 葡萄糖注射液或 0.9% 氯化钠注射液中,小儿酌减或遵医嘱。

不良反应:不良反应罕见,偶有过敏反应,可见皮肤风团、瘙痒,罕见心慌、腹泻。

禁忌证:过敏体质者慎用;孕妇禁用。

（刘　维）

 复习思考题

    1. 简述糖皮质激素的不良反应。

    2. 简述 NSAID 的主要作用机制。

    3. 简述甲氨蝶呤的使用方法及不良反应。

    4. 简述雷公藤多苷片的不良反应及禁忌证。

第十章

风湿病中医其他常用疗法

1. 掌握风湿病中医其他常用疗法的种类。
2. 掌握风湿病中医各项其他常用疗法的适应证及禁忌证。
3. 掌握风湿病针灸治疗的操作方法。
4. 熟悉风湿病拔罐、贴敷、推拿、熏洗治疗的操作方法。

《素问·异法方宜论》言:"圣人杂合以治,各得其所宜。"即可谓合情以诊病,合法以治病,且杂合五方之治而随机应变,故能各得所宜。"杂合以治"是中医"整体观"在诊疗疾病各个环节的基本方法论,在诊治过程中应始终以辨证为核心,针对不同病因,采用多层次、多途径的治疗,如针灸、耳穴、推拿、拔罐、贴敷、湿泥、蜡疗、药棒等。

风湿病是一类致病因素多样、病变部位不一、病理属性复杂的疾病。除口服药物治疗外,可配合其他治疗方法以实现"杂合以治",即针对患者所处的疾病阶段、病情严重程度、病变部位及治疗依从性,选择一种或几种合适的治疗方法。如强直性脊柱炎患者,在口服药物的基础上,可配合针灸、拔罐、贴敷等治疗;干燥综合征患者,可配合针灸、眼部熏洗等治疗。在施治过程中,还需要注意非语言形式的人文关怀,及时观察患者的神态,消除其紧张情绪,以达到人文关怀与治疗并重的目标。

一、针灸疗法

针灸疗法是"针法"和"灸法"两种治疗方法的合称。"针法"是通过使用针具运用手法,刺激人体穴位以疏通经络、调和气血,从而达到治疗目的。常用针具有毫针、三棱针、皮内针、梅花针等,并衍生出电针、刺络放血、针刀等各具特色的疗法。"灸法"主要是用艾绒或其他药物熏灼穴位,以温通经络、调和气血,达到防治疾病的效果。常用的灸法有悬灸、温针灸、温灸器灸等(图10-1)。针灸注意事项:醉酒、情绪紧张、饥饿、疲劳的患者不宜立即针灸;孕妇及体质虚弱、有传染病、凝血功能障碍者不宜针刺。

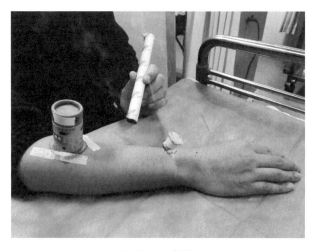

图 10-1　灸法

实例 1：针刺治疗强直性脊柱炎

主穴：华佗夹脊穴。

配穴：委中、大杼、悬钟、环跳、阳陵泉。

选穴依据：督脉为阳脉之海，行于背而络肾，以华佗夹脊穴为主穴，以此温养督脉，强脊通络。此外，委中作为治疗腰酸背痛的奇穴，具有活血散瘀、凉血清热、舒筋活络、强腰健膝之功效；大杼为八会穴之骨会，具有壮骨强筋之功效；悬钟为八会穴之髓会，具有充髓壮骨、舒筋活络之功效；阳陵泉为八会穴之筋会，与环跳均为足少阳胆经穴位，两穴相配具有舒筋活络、通利关节之功效。针刺上述腧穴以达温通督脉、舒筋活络、散瘀行滞、强腰健膝之效。

方法：局部消毒后，华佗夹脊穴于相应脊椎棘突下旁开 0.5 寸进针，针尖向脊椎方向斜刺；委中与阳陵泉直刺 1~1.5 寸；大杼斜刺 0.5~0.8 寸；悬钟直刺 0.5~0.8 寸；环跳直刺 2~3 寸。针刺得气后，留针 30 分钟。

实例 2：针刺治疗膝骨关节炎

主穴：阳陵泉、足三里。

配穴：血海、阴陵泉、犊鼻、内膝眼、外膝眼、太溪、三阴交、解溪。

选穴依据：膝为筋之府，阳陵泉为八会穴之筋会，具有舒筋活络、通利关节之功效；足阳明胃经主润宗筋，足三里为足阳明经合穴，配血海、解溪，共奏补血柔筋止痛之功；阴陵泉与三阴交同属足太阴脾经，与足少阴肾经原穴太溪共奏调益气血、通络之效；犊鼻舒筋利节；内外膝眼通利关节。针刺上述腧穴起到疏通经络、养血柔筋、通利关节之功效。

方法：所有穴位直刺进针 0.8~3cm，留针 20 分钟。

二、拔罐疗法

拔罐疗法是使用加热、抽吸等方法，造成罐内负压，使之吸附于腧穴和体表相应部位，通过吸拔之力，促进经络腧穴气血运行（图 10-2）。临床多用的是竹罐、陶罐、玻璃罐、抽气罐等。拔罐法具有通经络、行气活血、消肿止痛、祛风散寒等功效，适用于关节肌肉疼痛、僵硬、麻木、无力、活动受限等症状。拔罐疗法的注意事项：①拔罐时，嘱

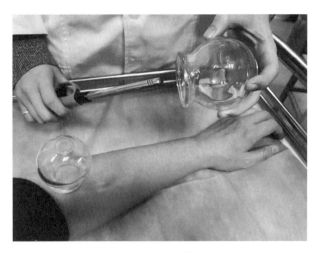

图 10-2 拔罐

患者选择合适的体位,术者选择肌肉相对丰满处施罐,避免于皮肤破损、起疱,或湿疹、皮癣处施罐;②用于燃火的棉球不宜蘸取过多乙醇,以免燃烧后滴落灼烧患者肌表,导致烫伤;③起罐时,轻压罐周皮肤,使罐内负压消失后移开罐具,避免硬拉旋转给患者带来疼痛或皮损;④刺络拔罐时注意施术部位及用具的消毒,施术部位及放血量不宜过多,避免感染;⑤拔罐时间不宜过长,5~15 分钟即可。

实例:刺络拔罐治疗强直性脊柱炎

采用华佗夹脊走罐法治疗强直性脊柱炎,可以疏通督脉、活血通络。

方法:于患者颈、胸、腰骶部夹脊穴处走罐至皮肤微红,再于受累脊柱两旁华佗夹脊穴处梅花针叩刺,以皮肤见细小出血点为度,然后于叩刺处拔玻璃罐,留罐 10 分钟。隔日 1 次,治疗 3 个月。

三、贴敷疗法

贴敷疗法又称外敷疗法,是将药物贴敷于穴位或患处的外治方法(图 10-3)。贴

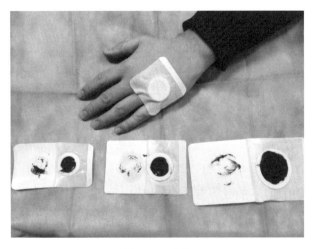

图 10-3 贴敷

敷疗法一方面使药力直达病灶发挥作用,另一方面使药性通过皮毛腠理而由表及里,循经络传至脏腑,以调节脏腑气血阴阳,扶正祛邪,从而发挥治疗作用。贴敷疗法注意事项:不适用于皮肤过敏者,孕妇需慎用或禁用。如果用于关节和肌肉疼痛、麻木、僵直等症状时,贴敷药物的量宜多,厚度宜厚,贴敷时间因人、因药、因病而异,贴敷后注意局部防水及贴敷皮肤反应,出现不适时应立即停药。

四、推拿疗法

推拿疗法是按特定技巧和规范化动作在患者体表操作,从而达到"平衡阴阳,调节脏腑"的作用。常用的推拿手法包括按法、点法、揉法、抖法、摇法等(图 10-4)。

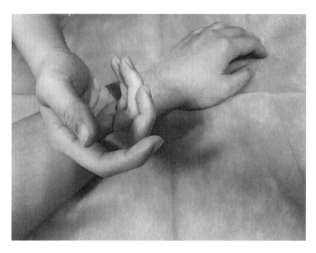

图 10-4　推拿

《素问·血气形志》曰:"形数惊恐,经络不通,病生于不仁,治之以按摩醪药。"推拿的适用范围很广,如脊背痹痛者,于脊柱及骶髂关节两侧沿膀胱经腧穴施以拇指按揉法;四肢疼痛者,于病变部位痛点及周围施以㨰法,并以摇法施于疼痛关节;腰痛者,以㨰法于腰部两侧膀胱经自上而下往返施术,重点于阿是穴施以拇指按揉法,以掌擦法于腰背部两侧膀胱经和腰骶部施术;筋脉拘挛者,点揉筋缩穴。推拿疗法注意事项:在强直性脊柱炎中晚期,影像学提示脊柱骨赘形成或竹节样变时,不可于病变关节使用力度较重的推拿手法,避免骨折或骨赘脱落。

五、熏洗疗法

熏洗疗法是将中药煎汤,保持药液温度在 40~45℃,在皮肤或患处进行熏蒸、淋洗的治疗方法(图 10-5)。该疗法可发挥中药疏通腠理、调和脉络、补肾强督、散寒通络、滋补肝肾、活血化瘀等治疗作用。如使用谷精草、菊花、金银花等煎汤熏洗双目以清肝明目,从而改善干燥综合征患者的干眼症状;使用秦艽、羌活、独活、防风、桂枝、延胡索、杜仲、牛膝、当归等煎汤熏洗腰背部,从而改善强直性脊柱炎患者腰背部疼痛的症状。

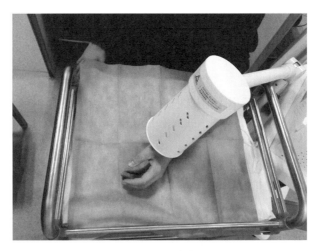

图 10-5　熏洗

六、运动疗法

运动疗法又称体育疗法,是应用运动或体育锻炼作为防病治病手段的一种方法。《遵生八笺·延年却病笺》强调"运体以却病,体活则病离"。运动能够疏通气血,强壮脏腑。临床上可指导强直性脊柱炎患者练习颈部和腰背部运动;引导类风湿关节炎患者进行适度锻炼,延缓关节变形;督促间质性肺病患者坚持适当的心肺康复锻炼,以期达到改善心肺功能、增强机体抗病能力、延缓或阻断病情进一步发展的目的。

间肺康复操

ER-10-1

七、饮食疗法

中医学认为药食同源,通过辨证施膳,有助于防病治病。如行痹(风痹)者,宜用葱、姜等辛温发散之品;痛痹(寒痹)者,宜用胡椒、干姜、羊肉等温热之品;着痹(湿痹)者,宜用茯苓、薏苡仁等健脾利湿之品;热痹者,宜用冬瓜、丝瓜等清凉之品。一般采取蒸、炖、煲汤等烹饪方法,既能保持食材原本的性味,又能让食物整体上美味可口。

八、心理疗法

鼓励患者进行积极的自我暗示及冥想,还可推荐患者欣赏欢快的轻音乐,或基于中医脏腑辨证为其选择相应的五行音乐,这些均有助于风湿病的康复。此外,包括手工制作、栽培花草等在内的作业疗法也属于心理疗法的范畴,对于增加患者的生活希望、提高抗病信心也有一定帮助。

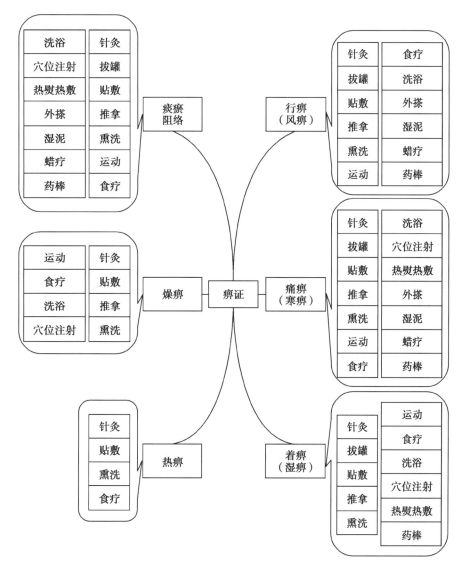

图 10-6 风湿病常用中医疗法选择思路导图

（茅建春）

 复习思考题

1. 使用中医其他疗法前,需要考虑风湿病患者的哪些个体情况?
2. 贴敷疗法运用过程中有哪些注意事项?

第十一章

风湿病日常调护

 培训目标

1. 掌握风湿病患者情志护理和服药护理。
2. 熟悉风湿病患者功能锻炼护理。
3. 了解风湿病患者生活护理和饮食护理。

风湿病具有反复发作、缠绵难愈的特点。患者的病情反复常与起居、饮食、情绪等诸多因素相关,故在治疗风湿病的同时,需重视对患者的护理与调摄。医护人员应建立人文关怀的理念,耐心向患者讲解风湿病相关知识,消除患者的恐惧心理,悉心听取患者的倾诉,及时了解患者的诉求,并给予帮助。优质的日常调护能使患者正确对待疾病,树立战胜疾病的信心,有利于疾病的康复。

一、情志护理

《素问·上古天真论》云:"恬惔虚无,真气从之,精神内守,病安从来。"《素问·汤液醪醴论》云:"精神不进,志意不治,故病不可愈。"调节精神情志对防病、治病、延年益寿起着重要作用。喜、怒、忧、思、悲、恐、惊七情太过,可损伤脏腑。由于风湿病的病程长久,病情反复,患者常有焦虑、抑郁、悲观等情绪变化;对疾病缺乏正确的认识,以及对疗效期望过高、急于治愈、心情急躁等情绪,皆可影响疗效。因此,需耐心沟通,建立良好的医患关系,做好情志护理。

(一)指导和帮助患者正确对待疾病,减轻心理压力

耐心解释病情,因人而异予以心理疏导。对病情急性发作,短时间尚难以控制,性情急躁、急于求愈的患者,需加以疏导,适当解释病情的现况及演变规律,缓解患者的急躁情绪,提高患者依从性;对病情严重、情绪低沉、失去信心的患者,医护人员应该予以鼓励和宽慰,耐心讲解和分析病情,使其了解当前治疗的要求与目的,提高战胜疾病的信心,听从医护人员的指导,积极主动配合治疗;对病情尚轻浅的患者,必须告知其风湿病具有顽固性、复杂性、长期性的特征,使其正确认识病情,遵循医嘱,坚持治疗。

（二）争取亲属积极配合，以达到预期疗效

风湿病患者长期遭受病痛折磨，和谐美满的家庭环境有益于风湿病治疗。无微不至的关怀和周到的照顾，能给患者带来心灵上的抚慰，增强其战胜疾病的信心，从而稳定情绪，对缓解病情有益。与患者长期相处的亲人，不但要了解其躯体的痛苦，还需了解其心理状况、思想状态，及时向医护人员反馈，有利于医护人员有的放矢地诊疗、沟通。

（三）鼓励患者积极参与社会活动，缓解焦虑

患者因病缺乏社会活动，与外界接触减少，长期独处产生不良心理影响，表现为孤独、焦虑、失眠等。医护人员应鼓励帮助患者参与社会活动，如举办病友交流会、歌友会等，减少患者对疾病的过度关注，增强抗病信心，有利于疾病的康复。

二、生活护理

生活护理是对患者日常起居的照顾，患者因肌肉、关节疼痛，或关节僵直、活动不利等影响生活，常需他人帮助。生活护理必须注意以下几点：

（一）注意起居环境，避免风寒、潮湿

风湿病患者的病情易受风寒、潮湿等环境因素影响，故季节更替、天气骤冷时应及时添加衣服，预防感冒；夏季虽天气炎热，酷暑难当，但不可睡在当风之处，或露宿达旦，或睡中以风扇、空调直接吹拂；尽量避免雨淋、潮湿的环境；居住房屋应向阳、通风、干燥，保持室内空气新鲜；床铺被褥保持洁净干燥，勤洗常晒。

汗出较多者，需用干毛巾擦干。夜间盗汗者，除内服药物外，可在睡前用五倍子粉加水调匀敷于脐部。洗漱用温水，晚间可用热水浸泡双脚至踝关节以上为宜，时间在15 分钟左右，使下肢血脉通畅。

（二）日常生活辅助

指间关节畸形或肘关节屈曲拘缩，不能刷牙、洗脸及持筷进食者，可使用辅助用具，如改用小块毛巾便于拧干、用餐勺代替筷子、用长柄牙刷等。双侧膝关节及踝关节变形致行走不便者，要注意防其跌仆，可使用拐杖，在适当的地方安装扶手，便于患者扶持。

（三）口腔及皮肤护理

风湿病患者常伴发口腔溃疡，要注意口腔护理，可用中药漱口剂含漱。对于有皮损的患者，要做好皮肤护理，避免皮肤感染。四肢功能障碍而长期卧床者，应注意经常更换体位，防止发生褥疮。

三、饮食护理

合理的膳食能够提高患者的营养水平，恰当的饮食调理有利于疾病康复。

（一）根据病情优化饮食结构

风湿病患者一般宜食高蛋白、营养丰富、易消化的食物，少吃辛辣刺激性食物及生冷、油腻之物。此外，还需根据证候而调适饮食，做到辨证施膳。如舌苔厚腻、食欲不振者，忌食膏粱厚味，宜食质软、清淡、易消化的食物，如鸡蛋羹、冬瓜汤等，也可食用薏苡仁、山药、扁豆等健脾祛湿之品；风寒湿痹舌苔白而润者，可适当进食温散的食物以

助辛散祛邪,如姜汤等;风湿热痹舌质红者,忌食葱、蒜、韭菜、辣椒、桂皮等辛热食物。

（二）正确对待药补与食补

风湿病患者长期服药,影响脾胃功能,对药补与食补需有正确认识。如牛奶、豆浆等皆属食补佳品,但对于湿热内蕴、舌苔厚腻、食欲不振者,多食可能反致脘腹胀满;人参、鹿茸、阿胶等补益药,有益气、补血、养阴、安神等作用,但病邪未祛者,妄进补益,反有碍胃之弊。因此,服用补益药须遵医嘱,食补也要因人而异。

四、服药护理

（一）煎药方法

将中药放于冷水中浸泡 30 分钟,煎药时间需视药材、药性而定。如解表药不宜久煎,武火煮沸后煎 5~10 分钟即可;含挥发油的药物,如薄荷、砂仁等,必须后下,应在煎煮结束前 3~5 分钟投入;补益药则宜多浸久煎,在武火煎沸后改用文火为宜;金石、介类药物,如磁石、鳖甲、牡蛎、石决明等,宜先煎,加热至沸腾后煎 30 分钟左右,再放入其他药物同煎;制川乌、制草乌、制附子等应先煎 1 小时以上;清热凉血药应武火煎煮。

（二）服药方法

服药方法要根据药物性质和病情而定。有些药物必须每日服 3~4 次,保持一定的血药浓度;有些药物必须顿服,使药力集中;某些药物,若服后见效,可不必再服;有些药物治疗慢性病,服后虽不能立即见效,但持续服用则逐渐显效。某些药必须空腹服用,以利于药物迅速吸收,快速发挥药效;有些药物必须饭后服用,以免刺激胃肠道,减少副作用;某些药物可以在饮食一半时服下,以减少胃肠道刺激。安神药应睡前服用,可使夜间安睡;润肠药睡前服用,可使次晨大便通畅。

（三）注意观察服药后反应

服药后要密切观察有无不适反应,如服用大辛大热之剂的患者,需询问有无口干、舌燥、咽痛、便结、出血等症状;服用清热解毒药的患者,应注意有无胃脘不适及便溏、腹泻等症状。在中西药联合使用时,要特别关注药物之间的相互作用,及时了解患者服药后的反应。

（四）切勿杂药乱投

风湿病病情复杂,用药后不能迅速见效,而患者及家属均求愈心切,往往杂药乱投,以致本病未愈,反增药物不良反应。有些药物起效需要一定时间,如果浅尝辄止,功效未见即停药,对病情无益。应在医生指导下更换、增减药物。护理人员也要了解患者服药的品种、剂量,督促患者遵照医嘱服药。

五、功能锻炼护理

医护人员需指导风湿病患者进行功能锻炼,恢复关节功能。锻炼还能促进气血运行,振奋精神,增强体质,提高抗病能力,改善生活质量。因此,指导风湿病患者适当休息和进行必要的锻炼也是风湿病护理中的重要环节。

功能锻炼应根据疾病的不同阶段,因人而异。若急性发作期全身症状明显或关节严重肿胀,应卧床休息,保持手足关节的功能位置;病情缓解时,可做卧位功能锻炼,加强关节屈伸运动,防止肌肉萎缩;病情稳定后,可下床缓步行走。关节肿痛消除后,应按照病变关节的生理功能进行锻炼,先从被动活动开始,逐步转为主动活动,或两者结合进行,以主动活动为主,促进关节功能恢复。亦可借助简单的工具与器械,如手转核桃,锻炼手指功能;两手使用握转环练习旋转,锻炼手腕功能;脚踏自行车,锻炼膝关节;滚圆木、踏空缝纫机,锻炼踝关节;滑轮拉绳活动,锻炼肩关节等。

　　风湿病患者的功能锻炼切勿操之过急,需量力而行,锻炼的活动量要逐步增加,循序渐进,可采用太极拳、八段锦、广播操、导引、步行等不同方式,切忌活动量过大,以免出现筋骨酸痛、体软乏力等症状。必须动静结合,持之以恒,方能发挥效力。

(周学平)

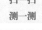

 复习思考题

1. 简述风湿病患者生活护理的注意事项。
2. 简述正确的煎药方法。
3. 简述风湿病患者功能锻炼的意义。

第十二章

风湿病临床诊疗思维模式

 培训目标

掌握风湿病诊断、治疗、病情评估的临床思路。

一、风湿病的诊断思路

在风湿病的诊治中,应通过问诊了解患者的病史及症状,进行相应的查体及辅助检查,将全部资料进行综合分析、鉴别诊断,以明确诊断。在问诊过程中,应将对患者的尊重、生命平等的认识贯穿始终,充分体现人文关怀。

风湿病的中医诊断包含病名和证候名称两部分。通过四诊搜集临床信息,综合分析后得出包含上述两个部分的完整诊断,以便进一步拟定治疗方案(图 12-1)。

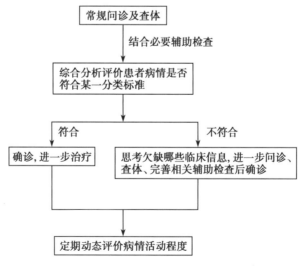

图 12-1 风湿病的诊断思路导图

二、风湿病的治疗思路

多数风湿病属于慢性病,因此患者需要在专科医师指导下定期复诊、复查,并根据病情动态调整治疗方案。由于目前多数风湿病尚缺乏根治手段,其总体治疗目标以控制炎症、延缓病情进展、保护重要脏器功能、减少并发症、提高患者生活质量为主。其中,以关节炎为主要临床表现的风湿病,如类风湿关节炎、强直性脊柱炎等,主要治疗目标是控制关节炎症,保护关节功能,最大可能降低致残风险;而以多器官、多系统损害为主的风湿病,如系统性红斑狼疮、皮肌炎等,主要治疗目标是控制病情进展,保护重要脏器功能(图 12-2)。

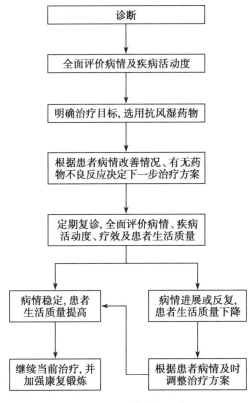

图 12-2　风湿病的治疗思路导图

三、风湿病的慢病管理思路

对于风湿病患者,管理和控制好病情有助于恢复正常的生活、工作和学习。风湿病慢病管理需要医、护、患三方的协作配合。如痛风患者,除药物治疗外,饮食控制也是治疗的重要组成部分。康复锻炼是帮助功能恢复的重要手段,除骨折等特殊情况外,风湿病患者一般不需要严格制动,根据患者自身情况制定运动康复方案,不仅有助于增强体质,维持肌肉、韧带及关节的正常功能,还能增强患者的体力和耐力,帮助其尽可能地恢复正常生活、工作和学习。

中医学传统功法,如太极拳、八段锦、易筋经、五禽戏等,动作柔和,简便易学,且能身心同治,是风湿病患者良好的康复锻炼选择。针刺、艾灸、拔罐、刮痧、中药熏洗等是缓解关节疼痛、恢复关节功能的有效疗法。外治法的合理应用有助于更快地控制病情,促进患者康复。

定期随访、复查、评价病情,并根据病情调整治疗方案,是提高疗效、维持病情稳定的重要方法。在病情评价方面,应重点关注以下三个方面:第一,病情活动程度;第二,药物疗效及不良反应;第三,患者生活质量及对治疗的理解配合程度。

(茅建春)

复习思考题

1. 维持风湿病病情长期稳定的关键因素有哪些?
2. 风湿病患者病情评价应注重哪些方面?

下 篇

风湿病临床诊疗

课件

13章PPT

第十三章

类风湿关节炎

 培训目标

1. 掌握类风湿关节炎的关节及关节外表现。
2. 掌握类风湿关节炎的病因病机。
3. 掌握类风湿关节炎的辨证论治。
4. 熟悉类风湿关节炎的实验室检查及影像学检查。
5. 了解类风湿关节炎的外治法及日常调护。

类风湿关节炎(rheumatoid arthritis, RA)是以慢性、进行性、侵蚀性关节炎为主要表现的全身性自身免疫病。其基本病理改变为滑膜炎,关节滑膜的慢性炎症、增生,形成血管翳,侵犯关节软骨和骨,导致骨质破坏,造成关节畸形和功能丧失,严重者可出现内脏器官损害。我国类风湿关节炎的患病率约为0.42%,任何年龄均可发病,35~50岁女性多发,男女患病比例约为1:4。本病属中医学"痹证""尪痹"范畴。

【病例1】

患者,女,48岁,就诊日期2009年3月26日。

主诉:双手近指间关节及腕关节肿痛3个月,加重1个月。

现病史:患者于3个月前感受风寒后出现双手近指间关节、腕关节肿痛,自行服用布洛芬缓释片后症状减轻,遂停药。1个月前无明显诱因关节肿痛加重、活动受限,伴晨僵。

现症:双手第2掌指关节、双手第3近指间关节、右手第2近指间关节、双腕关节肿痛。疼痛呈游走性,晨僵约1小时。肢体困重,无口眼干燥,纳寐可,二便调。

舌脉:舌质淡红,苔白稍腻,脉弦滑。

体格检查:双手第2掌指关节、双手第3近指间关节、右手第2近指间关节、双腕关节肿胀、压痛。

患者对疼痛的自我评价(视觉模拟评分法,VAS):36 分。

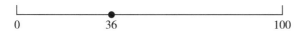

患者对目前疾病总体状况的自我评价(视觉模拟评分法,VAS):28 分。

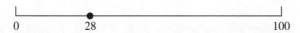

辅助检查:ESR 32mm/h,CRP 25mg/L,RF 132IU/ml,肝肾功能、血尿常规无异常。双手正位 X 线提示:双手近指间关节间隙轻度变窄。双腕关节彩超提示:双腕关节滑膜增厚,关节腔积液。

问题 1:该患者以关节肿痛为主诉,如何根据其症状特征进行诊断?

患者为中年女性,以双手对称性多关节肿痛伴晨僵为主诉就诊,诊断应以此为主线展开。临床诊治关节疼痛的患者,首先辨别是否存在关节炎,一般来说,出现关节肿胀才可诊断为关节炎;再辨别受累关节的部位、数量。该病例为中年女性患者,双手近指间关节及掌指关节肿痛,表明存在关节炎。出现关节炎表现时,应先排除骨关节炎。骨关节炎可累及全身大小关节,包括手指关节,但以远指间关节受累为特征,且肿胀特点为骨性膨大,晨僵时间短,一般不足半小时,故可排除骨关节炎。其次应排除反应性关节炎。反应性关节炎多有肠道、尿路感染病史,以非对称性寡关节炎为主,较少累及指间关节及掌指关节,故可排除反应性关节炎。该患者双手小关节对称性肿痛,病程超过 6 周,共有 7 个小关节受累(超过 3 个),晨僵 1 小时,RF 132IU/ml,彩超提示双腕关节滑膜增厚、关节腔积液。按照 2010 年美国风湿病学会(ACR)/欧洲抗风湿病联盟(EULAR)(指南)类风湿关节炎分类标准,该患者彩超提示双腕关节滑膜增厚、关节腔积液,具有滑膜炎证据;双手小关节对称性肿痛,共有 7 个小关节受累,评分为 3 分;病程超过 6 周,评分为 1 分;晨僵 1 小时,RF 132IU/ml,评分为 3 分;ESR 32mm/h,CRP 25mg/L,评分为 1 分;共计 8 分,可诊断为类风湿关节炎。

知识点 1

类风湿关节炎的临床表现及其关节炎特征

1. 关节表现　类风湿关节炎常从近指间关节、掌指关节等小关节起病,逐渐累及全身多关节,且关节炎呈对称性、进行性加重,并伴有晨僵,晨僵时间常持续 1 小时以上,后期可出现骨与软骨破坏,从而导致关节畸形,活动受限。

2. 特征性表现　类风湿关节炎早期出现近指间关节梭形肿胀,中晚期可出现天鹅颈畸形、纽扣花畸形、尺侧偏斜等特征性畸形。

(1)梭形肿胀:关节炎早期、活动期常出现近指间关节梭形肿胀(图 13-1),是关节软组织肿胀与滑膜炎的表现。

(2)天鹅颈畸形:类风湿关节炎中晚期可出现天鹅颈畸形,表现为近指间关节过伸和远指间关节过屈,与远指间关节伸肌腱下移有关(图 13-2)。

关节功能
分级

ER-13-1

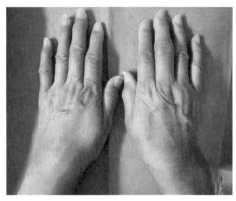

图 13-1　近指间关节梭形肿胀

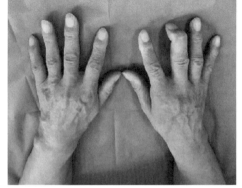

图 13-2　天鹅颈畸形

（3）纽扣花畸形：类风湿关节炎晚期可出现纽扣花畸形，表现为近指间关节过屈和远指间关节过伸，与侧副韧带滑脱、挛缩相关（图 13-3）。

（4）尺侧偏斜：类风湿关节炎患者可出现手指向尺侧偏斜，与尺侧腕伸肌萎缩、掌指关节半脱位相关（图 13-4）。

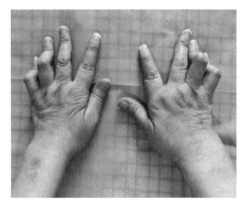

图 13-3　纽扣花畸形

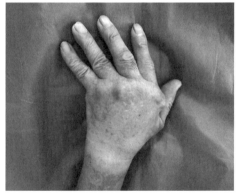

图 13-4　手指尺侧偏斜

3. 关节外表现

（1）类风湿结节：好发于易受摩擦或受压部位，如前臂伸面、鹰嘴突附近，与肤色相同，质硬，无痛，可活动，常呈对称性分布（图 13-5）。

（2）皮肤血管炎：表现为皮肤溃疡（图 13-6）、指/趾端坏疽等。

（3）肺部表现：表现为肺间质病变、肺结节及胸膜炎。肺间质病变是最常见的肺脏受累表现，多隐匿起病，早期可无症状，严重者可出现干咳、胸闷、活动后气喘，影像学表现为磨玻璃样改变，蜂窝肺，肺结节，甚至肺纤维化（图 13-7）。肺结节多为双肺多发性，密度均匀，边界清晰，应注意与肺部肿瘤、肺结核相鉴别。胸膜炎表现为单侧或双侧少量胸腔积液，可出现胸痛、发热等症状，应注意与结核

笔记

性胸膜炎相鉴别。

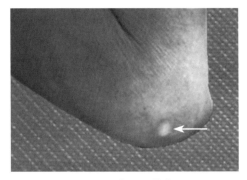

图 13-5　类风湿结节

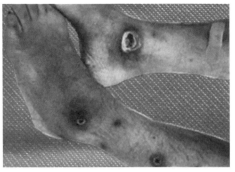

图 13-6　类风湿血管炎导致的皮肤溃疡

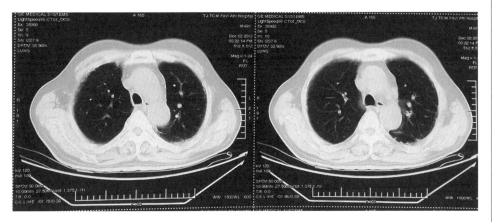

图 13-7　类风湿关节炎肺间质病变

（4）心脏表现：主要包括心肌炎、心包炎、心内膜炎、瓣膜病变等。当血管炎累及冠状动脉可出现冠心病、心肌梗死，急性心肌梗死是类风湿关节炎最严重的致死原因之一。

（5）肾脏表现：若循环免疫复合物沉积于肾，可造成肾损伤，出现膜性肾病、肾小球肾炎等表现。

（6）血液系统表现：可出现小细胞低色素性贫血，类风湿关节炎疾病活动期可出现血小板计数升高，病情缓解后下降。当 RA 患者出现白细胞减少及脾肿大时，要考虑费尔蒂综合征（Felty syndrome），也可出现贫血和血小板减少。

知识点 2

类风湿关节炎的实验室检查和其他辅助检查

1. 实验室检查

（1）炎症标志物：ESR 和 CRP 升高，与疾病活动度相关。

（2）类风湿因子（RF）：大约 70% 的类风湿关节炎患者会出现 RF 阳性，RF 阳性还可见于干燥综合征、肝炎、肿瘤等，诊断本病必须与临床表现结合。

（3）其他特异性抗体：包括抗环瓜氨酸肽抗体（抗 CCP 抗体）、抗核周因子抗体（APF）、抗角蛋白抗体（AKA）、抗突变型瓜氨酸波形蛋白（MCV）抗体等，这些抗体可出现在类风湿关节炎早期，且阳性患者预后较阴性患者差，对本病的诊断和预后评估有重要意义。

2. 影像学检查

（1）超声检查：超声能更清晰地显示关节腔、关节滑膜等软组织结构，彩色多普勒能直观地检测滑膜增生的血流信号，具有很高的敏感性。另外，还可区别痛风石等，具有鉴别诊断意义（图 13-8，见书末彩图）。

（2）MRI：MRI 可以显示受累关节周围的滑膜炎、软骨损害、骨髓水肿及骨质破坏，有利于类风湿关节炎的早期诊断，近年来已被更多地应用于本病的诊断中（图 13-9）。

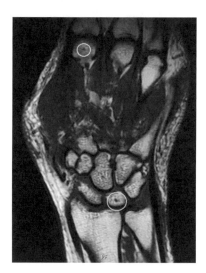

图 13-9 MRI 示滑膜增厚和骨破坏

（3）X 线检查：可以显示骨质改变、骨侵蚀，从而提示关节和骨骼病变，但无法评估滑膜、软骨、肌肉的病变（图 13-10）。

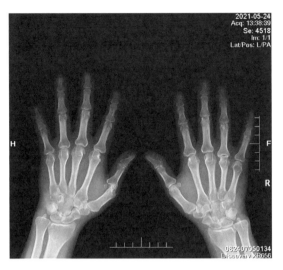

类风湿关节
炎关节病变
的X线影像
学分期

ER-13-2

X线影像学
分期图片

ER-13-3

图 13-10　类风湿关节炎手部 X 线表现
双手骨质密度略减低;双手多发近指间关节间隙及掌指关节间隙狭窄;左手第 3 指、右手第 4
及第 5 近指间关节、左手第 1 及第 2 掌指关节、右手第 2 及第 4 掌指关节端可见骨质侵蚀破坏密
度减低灶;左手第 1 掌指关节对位不良;双侧腕关节间隙略狭窄,尤以右手腕骨间间隙变窄明显。

知识点 3

类风湿关节炎的分类标准

建议使用 1987 年 ACR 分类标准(表 13-1)或 2010 年 ACR/EULAR 分类标准
(表 13-2)。2010 年 ACR/EULAR 分类标准以经超声或 MRI 证实的滑膜炎并排
除其他疾病为前提,增加了抗 CCP 抗体检测,并将 CRP 和 ESR 增高作为诊断标
准之一,替换了 1987 年 ACR 标准中的晨僵、皮下结节、对称性关节炎和双手 X
线改变等 4 项。2010 年 ACR/EULAR 分类标准比 1987 年 ACR 分类标准敏感性
更高,更有助于本病的早期诊断。

表 13-1　1987 年 ACR 类风湿关节炎分类标准

	条件	定义
1	晨僵	关节及其周围僵硬感至少持续 1 小时
2	≥3 个以上关节区的关节炎	观察到下列 14 个关节区(两侧的近指间关节、掌指关节、腕、肘、膝、踝及跖趾关节)中至少 3 个有软组织肿胀或积液(不是单纯骨隆起)
3	手关节炎	腕、掌指或近指间关节区中,至少有 1 个关节区肿胀
4	对称性关节炎	左右两侧关节同时受累(两侧近指间关节、掌指关节及跖趾关节受累时,不一定绝对对称)
5	类风湿结节	医生观察到在骨突部位、伸肌表面或关节周围有皮下结节
6	类风湿因子阳性	任何检测方法证明血清中类风湿因子含量升高(该方法在健康人群中的阳性率<5%)
7	影像学改变	在手和腕的后前位相上有典型的类风湿关节炎影像学改变:必须包括骨质侵蚀或受累关节及其邻近部位有明确的骨质脱钙

注:以上 7 条满足 4 条或 4 条以上并排除其他关节炎可诊断类风湿关节炎,条件 1~4 必须持续至少 6 周。

　　2010 年 ACR/EULAR 提出了新的 RA 分类标准和评分系统,要求有滑膜炎的证据(临床或超声或 MRI),并且评分在 6 分以上即可诊断。

表 13-2　2010 年 ACR/EULAR 类风湿关节炎分类标准

1. 受累关节情况		受累关节数	得分(0~5分)
	中大关节	1	0
		2~10	1
	小关节	1~3	2
		4~10	3
	至少 1 个为小关节	>10	5
2. 血清学			得分(0~3分)
	RF 和抗 CCP 抗体均阴性		0
	RF 或抗 CCP 抗体至少 1 项低滴度阳性		2
	RF 或抗 CCP 抗体至少 1 项高滴度(>正常上限 3 倍)阳性		3
3. 滑膜炎持续时间			得分(0~1分)
	<6 周		0
	≥6 周		1
4. 急性时相反应物			得分(0~1分)
	CRP 和 ESR 均正常		0
	CRP 或 ESR 增高		1

　　注:受累关节指关节肿胀疼痛;小关节包括掌指关节、近指间关节、第 2~5 跖趾关节、腕关节,不包括第 1 腕掌关节、第 1 跖趾关节和远指间关节;中大关节指肩、肘、髋、膝和踝关节。

知识点 4

类风湿关节炎的鉴别诊断(表 13-3)

　　1. 骨关节炎　类风湿关节炎与骨关节炎都可出现大、小关节的肿胀、疼痛,而骨关节炎多发于中老年人,好发于负重关节,如膝关节、颈椎、腰椎、髋关节等;若累及手关节者,以远指间关节常见。关节僵硬时间较短,不超过半小时,活动后可缓解。RF 阴性,ESR 正常,可有 CRP 升高,X 线示关节间隙狭窄,密度增高,关节边缘骨质增生,骨赘形成,关节半脱位或关节游离体。

　　2. 反应性关节炎　类风湿关节炎与反应性关节炎都可出现关节肿痛的症状,但反应性关节炎青年多见,关节肿痛急性发病者居多,常有肠道或尿路感染病史,以非对称性寡关节炎为主,常伴有发热、乏力、尿道炎、宫颈炎、皮肤黏膜表现等。RF 阴性,部分患者 *HLA-B27* 阳性。

　　3. 强直性脊柱炎　类风湿关节炎与强直性脊柱炎均可出现膝、踝等外周关节肿痛,但强直性脊柱炎好发于青年男性,主要侵犯骶髂关节、脊柱关节及肌腱附着点,常见炎性腰背痛;后期见颈、胸、腰椎活动受限,常见虹膜睫状体炎等眼部表现。影像学检查可见骶髂关节骨质破坏、关节间隙变窄甚至融合,晚期脊柱呈“竹节样”,*HLA-B27* 多阳性。

表 13-3　常见关节炎的临床特点比较

特点	类风湿关节炎	骨关节炎	反应性关节炎	强直性脊柱炎
发病人群	中年女性居多	中、老年人	青年居多	青、中年男性居多
起病方式	慢性	慢性	急性	慢性
累及关节	常以小关节起病，呈进行性发展，最终累及全身关节	多累及负重关节	常累及大关节	常以骶髂关节起病，自下而上逐渐累及脊柱关节
对称性	对称	不一定	不对称	不对称
晨僵时间	>1 小时	短	无	有
RF	+	–	–	–
抗 CCP 抗体	+	–	–	–
HLA-B27	无关	无关	有关	有关

4. 其他　系统性红斑狼疮、干燥综合征、系统性硬化病也可出现关节炎，但这些风湿病引起的关节炎多不引起骨质破坏，可根据各疾病的临床表现和特征性抗体予以鉴别。系统性红斑狼疮的典型表现为面颊部蝶形红斑、盘状红斑、光过敏，特异性抗体为抗 Sm 抗体和抗 dsDNA 抗体。干燥综合征可见口干、眼干、猖獗龋齿、成人反复腮腺肿大，抗 SSA 抗体阳性、抗 SSB 抗体阳性，唇腺病理学检查可见淋巴细胞灶性浸润≥1 个。系统性硬化病表现为皮肤增厚、纤维化，雷诺现象，指端硬化，食管功能障碍等，特异性抗体为抗 Scl-70 抗体。

知识点 5

类风湿关节炎的常用西药

治疗类风湿关节炎的常用西药包括缓解症状的药物（非甾体抗炎药）、DMARD、生物制剂、糖皮质激素等。

1. 非甾体抗炎药　用于缓解关节疼痛症状，无延缓关节变形的作用。主要包括非选择性环氧合酶（COX）抑制剂和选择性 COX-2 抑制剂，选择性 COX-2 抑制剂可减少胃肠道不良反应，但可能增加心血管事件发生的风险。

2. DMARD　此类药物起效慢，一般 1~3 个月起效，具有延缓病情进展的作用（表 13-4）。

3. 生物制剂　适用于 DMARD 无效的类风湿关节炎，应与 DMARD 联合使用。用药前应进行结核筛查，除外活动性感染和肿瘤（表 13-5）。

4. 糖皮质激素　用于类风湿关节炎伴心、肺、眼等系统受累，或非甾体抗炎药和生物制剂有禁忌证者，应作为桥接治疗与 DMARD 联合运用，使用原则是小剂量、短疗程。

表 13-4　类风湿关节炎常用改善病情抗风湿药

药物名称	使用剂量	常见不良反应
甲氨蝶呤	7.5～20mg/周（起始量每周7.5mg，逐渐递增至15～20mg/周，次日服5～10mg 叶酸片）	恶心，骨髓抑制，肝损害，肺纤维化
来氟米特	每次20mg，每日1次	脱发，皮疹，胃肠道反应，骨髓抑制，转氨酶升高
艾拉莫德	每次25mg，每日2次	转氨酶升高，胃肠道反应，血细胞减少，皮疹，瘙痒，头晕，头痛，视物模糊，听力下降，脱发，失眠，乏力，心悸等
柳氮磺吡啶	每次0.5～1g，每日3次	血液系统异常，超敏反应，胃肠道反应，肝功能异常，肾功能异常
羟氯喹	每次0.1～0.2g，每日2次	眼底病变、心脏传导阻滞

表 13-5　类风湿关节炎常用生物制剂

	药物名称	使用剂量	常见不良反应
TNF-α 抑制剂	依那西普	每次25mg，皮下注射，每周2次	注射部位反应，过敏，感染
	阿达木单抗	每次40mg，皮下注射，每2周1次	注射部位反应，过敏，感染
	培塞利珠单抗	起始剂量为第0周、第2周、第4周给予400mg；维持剂量为200mg，每2周1次。皮下注射，孕期及哺乳期可使用	注射部位反应，过敏，感染
	英夫利西单抗	3mg/kg，初次使用后，间隔2周、4周及以后每隔8周1次，静脉输注	输液反应，感染
JAK 激酶抑制剂	巴瑞替尼	口服，每次2～4mg，每日1次	低密度脂蛋白（LDL）升高，上呼吸道感染，恶心
	托法替布	口服，每次5mg，每日2次	感染，其次是失眠、感觉异常、胃肠道反应、皮疹
T 细胞共刺激信号调节剂	阿巴西普	每次125mg，皮下注射，每周1次	感染

知识点 6

类风湿关节炎的病因病机

1. 禀赋不足,感受外邪 先天禀赋不足,腠理不密,易感受外邪,痹阻于筋脉关节,不通则痛,发为痹证。

2. 饮食不节,痰湿内生 饮食不节,伤及脾胃,脾失健运,痰湿内生,气血运行不畅,发为痹证。

3. 情志不畅,气滞血瘀 忧郁恼怒,肝气郁结,气滞血瘀,痹阻经络关节,发为痹证。

正气虚弱、卫外不固是痹证发生的内在基础,感受外邪是痹证发生的外在条件。本病早期以邪实为主,风、寒、湿、热等邪气乘虚侵袭人体,导致气血运行不畅,经络阻滞,不通则痛。因感受外邪性质不同,有风寒湿痹和风湿热痹的区别。病情迁延至进展期,痰浊、瘀血日渐形成,病位渐深,形成虚实夹杂之证,此时邪气未尽,正气已伤,痰浊、瘀血蓄积酝酿,日久成毒,导致筋骨腐蚀,关节畸形,甚则深入脏腑,形成脏腑痹证,正如《素问·痹论》云:"故骨痹不已,复感于邪,内舍于肾……皮痹不已,复感于邪,内舍于肺。"(图 13-11)

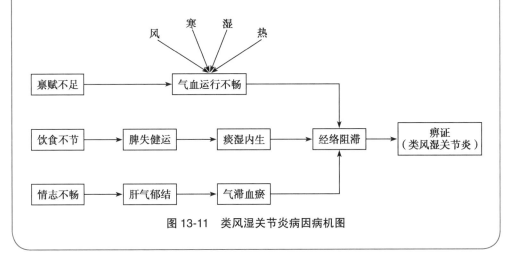

图 13-11 类风湿关节炎病因病机图

问题 2:该患者应如何辨证论治?

疼痛呈游走性,为外感风邪,走窜经络所致;关节肿胀、肢体困重,为湿邪留滞经络关节,困阻气机;关节疼痛明显,为风湿之邪痹阻关节,不通则痛;舌质淡红、苔白稍腻,脉弦滑亦为风湿痹阻之象。中医辨证论治如下:

中医诊断:痹证(风湿痹阻证)。

治法:祛风除湿,通络止痛。

方药:羌活胜湿汤加减。

羌活 15g	独活 15g	防风 10g	秦艽 10g
姜黄 10g	威灵仙 10g	木瓜 10g	川芎 10g
当归 10g	鸡血藤 10g	露蜂房 10g	甘草 6g

14 剂,每日 1 剂,水煎 400ml,早晚分 2 次温服。

患者服药 14 剂后关节肿痛缓解,晨僵消失,予原方随症加减继服。复诊 3 次,服中药 2 个月后,复查 ESR 13mm/h,CRP 7.2mg/L,RF 28IU/ml,症状及实验室指标均较治疗前好转,嘱患者定期随诊。

【病例 2】

患者,女,51 岁,就诊日期 2012 年 11 月 16 日。

主诉:双手及双腕等多关节肿痛 3 年余,加重 2 个月。

现病史:患者于 3 年前因关节肿痛就诊,诊为"类风湿关节炎,痹证(风湿痹阻证)",应用祛风除湿、通络止痛中药汤剂治疗 2 个月,病情缓解后停药。2 个月前感冒后出现双侧手、腕、膝、踝多关节肿痛加重,于外院就诊,予口服甲氨蝶呤 15mg,每周 1 次,治疗 1 个月,ALT 116U/L,AST 139U/L,停用甲氨蝶呤,进行保肝治疗后肝功能恢复正常。

现症:双手第 1、2、3 掌指关节,双手第 2、3 近指间关节,双腕关节肿胀、压痛,触之灼热,肢体困重,握拳、蹲起受限,晨僵约 2 小时,口渴不欲饮,烦闷不安,无发热恶寒,无咳嗽咳痰,纳呆,寐欠安,小便可,大便黏滞不爽。

舌脉:舌质红,苔黄腻,脉滑数。

患者对疼痛的自我评价(视觉模拟评分法,VAS):72 分。

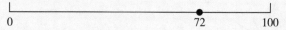

患者对目前疾病总体状况的自我评价(视觉模拟评分法,VAS):75 分。

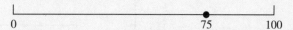

辅助检查:ESR 88mm/h,CRP 78mg/L,RF 165IU/ml。双手正位 X 线提示:双手近指间关节间隙变窄,腕关节、掌指关节可见骨质疏松,点状骨侵蚀,局部软骨下骨囊性变。疾病活动指数(DAS28)评价工具评分为 7.09,此时病情属高疾病活动度。

西医诊断:类风湿关节炎。

问题 3:该患者此阶段应如何辨证论治?

本例患者疾病初起为风湿痹阻证,治以祛风除湿、通络止痛,症状得以缓解。然而患者因故未能规律复诊,后病情逐渐进展,导致受累关节数增多,晨僵时间增加,且痛势加剧。

关节肿痛灼热、烦闷不安为风湿邪气痹阻经络,气血瘀滞,日久化热,湿热瘀互结所致;肢体困重、口渴不欲饮、纳呆、寐欠安、大便黏腻为湿性重浊黏滞,困脾不能升清;舌质红、苔黄腻,脉滑数亦为湿热痹阻之象。中医辨证论治如下:

中医诊断:痹证(湿热痹阻证)。

治法:清热祛湿,活血通络。

方药:宣痹汤合四妙丸加减。

防己 15g　　薏苡仁 15g　　萆薢 15g　　苍术 10g

黄柏 10g　　牛膝 10g　　防风 10g　　白花蛇舌草 20g

秦艽 10g　　忍冬藤 15g　　露蜂房 10g　　茜草 10g

14 剂，每日 1 剂，水煎 400ml，早晚分 2 次温服。

并予口服雷公藤多苷片，每次 20mg，每日 3 次；正清风痛宁缓释片，每次 120mg，每日 2 次。嘱患者 2 周后复诊，定期复查血尿常规、肝肾功能及炎症指标。

患者服药 2 周后关节肿痛症状较前减轻，晨僵约半小时可缓解，疼痛评分为 52 分，整体病情评分为 56 分。嘱治疗同前，继续观察，2 周后复诊。

患者对疼痛的自我评价（视觉模拟评分法，VAS）：52 分。

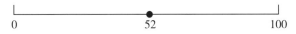

患者对目前疾病总体状况的自我评价（视觉模拟评分法，VAS）：56 分。

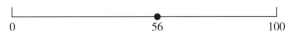

【病例 3】

患者，女，56 岁，就诊日期 2017 年 3 月 20 日。

主诉：多关节肿痛 8 年余，加重伴口眼干燥 1 个月。

现病史：患者于 8 年前因双手近指间关节、腕关节肿痛就诊，诊为"类风湿关节炎，痹证（风湿痹阻证）"，服用中药汤剂 2 周，关节症状减轻后停药，其后病情多次反复，未予重视。5 年半前关节肿痛症状加重，累及双手近指间关节、掌指关节，以及双侧腕、膝、踝关节，诊为"类风湿关节炎，痹证（湿热痹阻证）"，口服中药汤剂，以及雷公藤多苷片，每次 20mg，每日 3 次，正清风痛宁缓释片，每次 120mg，每日 2 次，治疗 3 个月后关节肿痛症状缓解，再次停药。其后因病情反复加重间断口服当地诊所配制药物（具体不详），关节疼痛可暂时减轻。近 1 个月周身多关节肿痛、变形、活动受限等症状逐渐加重，双手、双膝、双足关节肿胀疼痛，僵硬变形，屈伸不利，伴口眼干燥。

现症：双手近指间关节、掌指关节、双足跖趾关节肿胀疼痛，双手呈天鹅颈畸形改变，屈曲僵硬，尺侧偏斜，双侧腕、膝、踝关节肿痛，屈伸受限，晨僵 4 小时，伴腰膝酸软，畏寒肢冷，困倦乏力，活动后气短，时有眼干，无磨砂感，口干喜饮，进食干性食物需水送，纳呆，寐欠安，大便可，夜尿频。疼痛评分为 90 分，整体病情评分为 86 分。

患者对疼痛的自我评价（视觉模拟评分法，VAS）：90 分。

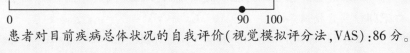

患者对目前疾病总体状况的自我评价（视觉模拟评分法，VAS）：86 分。

舌脉：舌质暗淡，苔薄白，脉沉细。

辅助检查：Hb 97g/L，ESR 63mm/h，CRP 41mg/L，RF 234IU/ml，尿常规无异常。

西医诊断：类风湿关节炎。

问题4：该患者此阶段应如何辨证论治？

患者全身多关节肿痛、僵硬、活动受限，晨僵难以缓解，为病情迁延日久，风寒湿热诸邪深入骨骼所致；腰膝酸软，畏寒肢冷，困倦乏力，活动后气短，并可见眼干，以及纳呆、寐欠安、夜尿频数，为久病体虚，邪气侵袭脏腑，气滞血瘀，肝肾失于濡养的表现；舌质暗淡、苔薄白、脉沉细亦为肝肾亏虚之象。中医辨证论治如下：

中医诊断：痹证（肝肾亏虚证）。

治法：补益肝肾，蠲痹通络。

方药：独活寄生汤加减。

独活 15g　　桑寄生 10g　　防风 10g　　秦艽 10g

杜仲 10g　　牛膝 10g　　生地黄 10g　　细辛 3g

当归 10g　　川芎 10g　　白芍 10g　　黄芪 10g

肉桂 6g　　茯苓 10g　　蜈蚣 2 条　　甘草 6g

14 剂，每日 1 剂，水煎 400ml，早晚分 2 次温服。

并予口服雷公藤多苷片，每次 20mg，每日 3 次；正清风痛宁缓释片，每次 120mg，每日 2 次。

患者服药 2 周后关节肿痛明显减轻，晨僵 1 小时，畏寒肢冷、困倦乏力等症均较前缓解，原方随症加减继服。服药 8 周时雷公藤多苷片减至每次 20mg，每日 2 次，余药同前。服药 3 个月后，除双手近指间关节屈伸稍受限外，余症悉平。复查 Hb 131g/L，ESR 18mm/h，CRP<3.13mg/L，RF 41IU/ml。嘱患者规律随诊。

【病例4】

患者，男，50 岁，就诊日期 2014 年 1 月 2 日。

主诉：多关节肿痛伴干咳 20 余年，加重 1 个月。

现病史：患者于 20 年前无明显诱因出现多关节疼痛，未系统诊治。15 年前关节症状加重，双手指间关节、双腕关节、双膝关节肿痛，伴干咳，胸闷气短，诊断为“类风湿关节炎”，予青霉胺、双氯芬酸钠等药物治疗。后多关节肿痛间断发作，病情逐渐加重，以双手近指间关节、掌指关节、双腕、双肘、双肩、双膝肿痛为著，双手、双足及双膝关节畸形。近 1 个月多关节疼痛、灼热，晨僵 6 小时，关节活动严重受限，干咳、胸闷加重。

现症：多关节疼痛，晨僵 6 小时，关节活动严重受限，行走困难，双下肢屈曲不能伸直，双手近指间关节、掌指关节畸形，伴干咳、无痰，口干，胸闷气短，乏力，纳少，寐可，大便溏。

舌脉：舌质淡，苔薄白，脉沉细。

体格检查：双腕关节肿胀、压痛，双手尺侧偏斜，双膝肿胀、压痛。双肺可闻及爆裂音，右下肺呼吸音稍低。

辅助检查：ESR 113mm/h，CRP 42.9mg/L，RF 182IU/ml，抗 CCP 抗体（−）。双手正位 X 线提示：双手及双腕所示诸骨骨密度减低，双侧指间关节间隙狭窄并可见关节面局限性密度减低灶，右手第 1 掌指关节呈半脱位改变，双侧腕关节间隙狭窄，软组织显示尚可（图 13-12A）；胸部 CT 提示：两肺纹理增多、紊乱，部分呈网格状及蜂窝状改变，局部肺野呈磨玻璃样改变（图 13-12B）。

西医诊断：类风湿关节炎，肺间质病变。

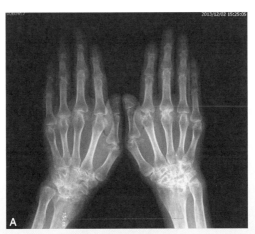

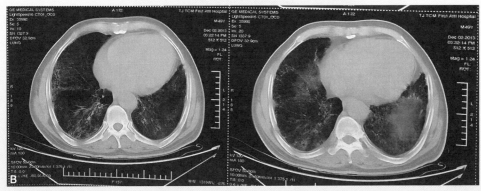

图 13-12 双手正位 X 线及胸部 CT

问题 5：类风湿关节炎患者合并肺间质病变应如何应对？

肺间质病变是类风湿关节炎常见的肺部病变，属中医学"肺痹"范畴，以本虚标实、虚实夹杂为主，此时应遵循"急则治其标"的原则，采用清热化痰、宣肺止咳、滋阴润肺、补肺益气等治法。若患者咳嗽、黄痰，证属痰热壅盛，治宜清热化痰，肃肺止咳，选用清金化痰汤。若咳痰色白清稀，证属风寒袭肺，可选用三拗汤合止嗽散。若干咳，咳声短促，少痰，伴午后潮热、手足心热、口干舌燥，多属肺阴虚证，治宜养阴润肺，可选用沙参麦冬汤。若出现咳嗽、胸闷气短，气怯声低，伴自汗畏风、易感冒，多属肺气虚证，治宜补肺益气，可选用补肺汤合玉屏风散；伴食少便溏，食后腹胀者，为脾肺两虚，宜肺脾同治，补土生金，可加六君子汤；伴汗出肢冷、小便淋沥，为肺肾两虚，宜补肾纳气，可加金匮肾气丸合参蛤散。

问题 6：该患者由痹证进展为肺痹，此阶段应如何辨证论治？

该患者咳嗽特点为干咳、无痰，口干，为痹证日久，正气耗伤，阴津亏耗；胸闷气短、乏力、纳少、便溏，属脾肺气虚；舌质淡、苔薄白，脉沉细亦为气阴两虚之象。中医辨证论治如下：

中医诊断：肺痹（气阴两虚证）。

治法:益气养阴,润肺止咳。

方药:补肺汤合沙参麦冬汤加减。

黄芪 20g	熟地黄 10g	五味子 6g	紫菀 10g
桑白皮 10g	沙参 15g	玉竹 10g	冬桑叶 10g
麦冬 15g	白扁豆 10g	天花粉 10g	当归 10g
陈皮 6g	甘草 6g		

14 剂,每日 1 剂,水煎 400ml,早晚分 2 次温服。

并予口服雷公藤多苷片,每次 20mg,每日 3 次;正清风痛宁缓释片,每次 120mg,每日 2 次,用于类风湿关节炎维持治疗。

患者服药 2 周后复诊,咳嗽减轻,其余诸症好转,中药汤剂随症调整继服,同时嘱患者 2 周后复诊,定期复查血尿常规、肝肾功能、炎症指标。

知识点 7

类风湿关节炎的辨证论治

1. 风湿痹阻证

主症:关节疼痛、肿胀,游走不定,时发时止。

次症:恶风或汗出,头痛,肢体沉重。

舌脉:舌质淡红,苔薄白,脉滑或浮。

治法:祛风除湿,通络止痛。

推荐方药:羌活胜湿汤加减。

组成:羌活、独活、防风、秦艽、姜黄、威灵仙、青风藤、鸡血藤、当归、川芎、木瓜、甘草。

加减:发热恶风者,加桂枝、白芍、丝瓜络;关节肿胀明显者,加防己、薏苡仁。

2. 寒湿痹阻证

主症:关节冷痛,触之不温,皮色不红,遇寒加重,得热痛减。

次症:关节拘急,屈伸不利,肢冷,或畏寒喜暖,口淡不渴。

舌脉:舌体胖大,舌质淡,苔白或腻,脉弦或紧。

治法:温经散寒,祛湿通络。

推荐方药:乌头汤合防己黄芪汤加减。

组成:制川乌(或制附片)(先煎)、蜜麻黄、黄芪、白芍、桂枝、白术、当归、防己、薏苡仁、羌活、甘草。

加减:畏寒明显者,加干姜、细辛;关节剧痛者,加乌梢蛇、全蝎。

3. 湿热痹阻证

主症:关节肿胀疼痛,关节触之有热感或自觉热感。

次症:关节局部皮色发红、发热,心烦,口渴或渴不欲饮,小便黄。

舌脉:舌质红,苔黄腻或黄厚,脉弦滑或滑数。

治法:清热除湿,活血通络。

推荐方药:宣痹汤合四妙丸加减。

组成:防己、杏仁、滑石、薏苡仁、连翘、半夏、赤小豆、苍术、黄柏、牛膝、防风、秦艽、忍冬藤。

加减:发热者,加生石膏(先煎)、知母、生地黄;关节肿胀明显者,加海桐皮、萆薢。

4. 痰瘀痹阻证

主症:关节肿痛日久不消,关节局部肤色晦暗,或有皮下结节。

次症:关节肌肉刺痛,关节僵硬变形,面色黧黑,唇暗。

舌脉:舌质暗紫或有瘀斑,苔腻,脉沉细涩或沉滑。

治法:化痰通络,活血行瘀。

推荐方药:身痛逐瘀汤合双合汤加减。

组成:桃仁、红花、当归、川芎、五灵脂、秦艽、羌活、牛膝、醋乳香、地龙、陈皮、半夏、茯苓、白芥子、甘草。

加减:皮下结节者,加皂角刺、土鳖虫;关节肿痛变形者,加蜈蚣、全蝎。

5. 气血两虚证

主症:关节酸痛或隐痛,伴倦怠乏力,面色不华。

次症:心悸气短,头晕,爪甲色淡,食少纳呆。

舌脉:舌质淡,苔薄,脉细弱或沉细无力。

治法:益气养血,通经活络。

推荐方药:黄芪桂枝五物汤加减。

组成:黄芪、桂枝、芍药、生姜、大枣、当归、防风、甘草。

加减:口干、口渴者,加麦冬、生地黄;乏力明显者,加黄精、西洋参。

6. 肝肾亏虚证

主症:关节疼痛,肿大或僵硬变形,腰膝酸软或腰背酸痛。

次症:足跟痛,眩晕耳鸣,潮热盗汗,尿频,夜尿多。

舌脉:舌质红,苔白或苔少,脉沉细。

治法:补益肝肾,蠲痹通络。

推荐方药:独活寄生汤加减。

组成:独活、防风、秦艽、桑寄生、杜仲、牛膝、当归、川芎、白芍、生地黄、党参、茯苓、肉桂、细辛、甘草。

加减:腰痛明显者,加熟地黄;畏寒肢冷者,加肉苁蓉、巴戟天。

知识点 8

类风湿关节炎的其他治疗方法

1. 针刺

主穴:风池、风府、风门、风市、肾俞、足三里、三阴交、内关、公孙。

配穴:肩关节取天宗、肩贞、肩髃、肩髎;肘关节取曲池、尺泽;腕关节取阳池、外关、阳溪、腕骨;指间关节取八邪;膝关节取阳陵泉、犊鼻、梁丘。

2. 中药外治　皮肤无破溃者可选择中药外敷、中药离子导入、中药泡洗、中药熏蒸、中药全身浸浴、中药穴位贴敷等。寒湿痹阻者,选用祛风散寒除湿、温经通络药物;湿热痹阻者,选用清热除湿、宣痹通络之品;痰瘀痹阻者,选用活血祛瘀、化痰通络之品等(详见第十章)。

 知识点 9

类风湿关节炎的预后及调护

类风湿关节炎属于异质性疾病,不同体质预后亦不相同。起病缓慢、来势轻缓者,预后较好,单纯中药治疗即可缓解;起病急骤、来势凶猛或累及内脏器官者,预后较差,需要中西医结合治疗方可缓解。大多数患者病势缠绵,需中医综合治疗。

避免久居寒冷潮湿之地,避免汗出当风,随气温变化增减衣物,预防感冒;营养均衡,注意补充钙质,避免过食生冷,忌食肥甘厚味、辛辣刺激食品,不要滥用保健品,以防免疫失调;保持乐观的情绪,减轻精神负担;适度进行功能锻炼,避免关节强直、功能障碍及肌肉萎缩,锻炼应从小运动量开始,循序渐进,避免过度锻炼,损伤关节。

临证要点

1. 痹证的病机特点为不通和不荣,早期多由气血运行不畅,瘀血阻络,导致不通则痛,治疗应以"通"立法,通络止痛贯穿始终,多配伍桃仁、红花、丹参、茜草、川芎、泽兰等活血通络之品;对瘀血较重、正虚不甚者,可用三棱、莪术破血逐瘀,但破血药不宜长期使用,中病即止。晚期多由气血亏虚,筋骨血脉失于濡养,导致不荣则痛,治疗应以荣养为主,多使用当归、鸡血藤、熟地黄等养血活血之品,正如南宋陈自明《妇人大全良方》所言:"医风先医血,血行风自灭是也。"

2. 类风湿关节炎活动期病势较急、病情较重,常见关节红肿热痛、屈伸不利,多属湿热痹阻证,故常用清热利湿、活血通络之法,使用苍术、黄柏、薏苡仁、忍冬藤、防己、海桐皮等清热祛湿类药物。

3. 对于痹证病情顽固、病程持久者,非草木之品所及,需用虫类药,如全蝎、蜈蚣、地龙等搜风通络,但不宜长期大量应用;附子、川乌、草乌等药具有温经通络、散寒止痛之效,但其具有毒性,入汤剂必须先煎 1 小时以上,且警惕口唇发麻、心悸等不良反应。

4. 痹证后期以正虚为主,表现为肝肾不足、气血亏虚,不荣则痛,故治以益气养血,滋补肝肾。本病后期,患者因长期服药,难免损伤脾胃,故在益气养血、滋补肝肾的基础上,应顾护脾胃,常配伍半夏、陈皮、砂仁、木香、薏苡仁、白术等理气和胃、健脾化湿。

5. 本病治疗目标在于缓解患者病情,降低疾病活动度和致残率,改善生活质量,必要时应中西医结合治疗。

经典论述

1. 《素问·痹论》:“风、寒、湿三气杂至,合而为痹也。其风气胜者为行痹,寒气胜者为痛痹,湿气胜者为着痹也。”

2. 《金匮要略·中风历节病脉证并治》:“诸肢节疼痛,身体魁羸,脚肿如脱,头眩短气,温温欲吐,桂枝芍药知母汤主之。”

3. 《金匮要略·中风历节病脉证并治》:“病历节不可屈伸,疼痛,乌头汤主之。”

方　剂

1. 羌活胜湿汤
2. 宣痹汤
3. 四妙丸
4. 独活寄生汤
5. 补肺汤
6. 清金化痰汤
7. 三拗汤
8. 止嗽散
9. 沙参麦冬汤
10. 玉屏风散
11. 六君子汤
12. 金匮肾气丸
13. 参蛤散
14. 乌头汤
15. 防己黄芪汤
16. 身痛逐瘀汤
17. 双合汤
18. 黄芪桂枝五物汤

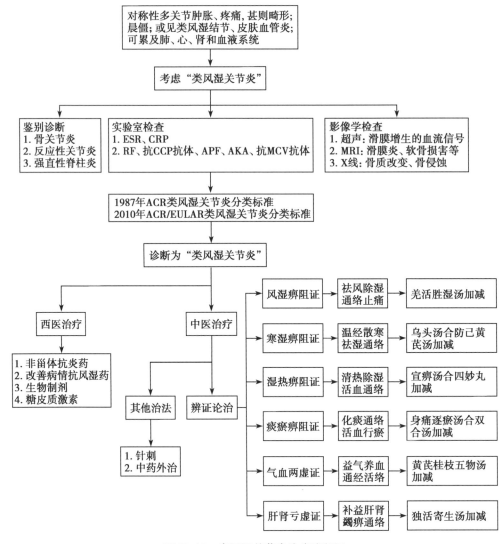

图 13-13　类风湿关节炎治疗流程图

（刘　维）

扫一扫
测一测
日日测一测

？ 复习思考题

1. 如何理解"医风先医血,血行风自灭"在痹证治疗中的应用?

2. 病案分析

患者,女,48 岁。主诉:双手掌指关节、腕关节疼痛 2 个月,加重 3 天。现病史:患者于 2 个月前因受寒突然出现双手近指间关节、掌指关节游走性疼痛,双腕关节肿痛,未予重视,未进行系统性诊治。3 天前接触冷水后疼痛加重,现症见双手第 2、3 近指间关节及掌指关节,右手第 4 近指间关节,双腕关节肿痛,触之不温,皮色不红,关节症状遇寒加重,屈伸不利,晨僵 1 小时左右可缓解,肢体困重,周身乏力,纳可,寐欠安,小便清长,大便调,舌体胖大,舌质淡,苔白,脉弦紧。

辅助检查:血尿常规未见异常,ESR 45mm/h,CRP 36mg/L,RF 323IU/ml。双手正位 X 线提示:双手近指间关节间隙轻度变窄。双腕关节彩超提示:双腕关节滑膜增厚,滑膜内可见稍丰富血流信号,关节腔积液。

根据上述病例资料,试述该患者的西医诊断、中医诊断及辨证论治。

第十四章

系统性红斑狼疮

 培训目标

1. 掌握系统性红斑狼疮的典型临床表现。
2. 掌握系统性红斑狼疮的诊断及鉴别诊断。
3. 掌握系统性红斑狼疮的病因病机。
4. 掌握系统性红斑狼疮的辨证论治。
5. 了解系统性红斑狼疮的日常调护。

系统性红斑狼疮(systemic lupus erythematosus,SLE)是自身免疫介导的弥漫性结缔组织病。血清中出现以抗核抗体为代表的多种自身抗体和多系统受累是 SLE 的两个主要临床特征。SLE 好发于育龄期女性,国内患病率为(30~70)/10 万。本病属中医学"阴阳毒""热毒发斑""日晒疮""红蝴蝶疮""水肿""虚劳"等范畴。

【病例1】

患者,女,30 岁,就诊日期 2021 年 5 月 2 日。

主诉:反复面部蝶形红斑 1 年余,复发伴发热 2 天。

现病史:患者于 1 年前反复出现颜面部蝶形红斑。2 天前因工作劳累,面部红斑复发,呈蝶形分布,有鳞屑,轻度瘙痒,伴反复发热,体温最高 37.9℃。现口服醋酸泼尼松每日 10mg,羟氯喹每次 0.1g,每日 2 次。

现症:面部鼻梁两侧蝶形红斑,发热,盗汗,口腔溃疡,腰膝酸软,心烦不寐,纳可,小便黄赤,大便干结。

舌脉:舌质红,苔花剥,脉细数。

体格检查:咽部无红肿,扁桃体无肿大,全身淋巴结未触及明显肿大,心肺听诊无明显异常,腹软,无压痛及反跳痛,双下肢未见明显水肿。

辅助检查:ANA(+)1:320,抗 dsDNA 抗体(+),抗 CCP 抗体(-),抗 SSA 抗体(-),补体 C3 0.5g/L,ESR 52mm/h,CRP 6mg/L,降钙素原(PCT) 0.03μg/L,结

核菌素(PPD)试验(-),ANCA(-),T细胞斑点(T-SPOT)试验(-),刚地弓形虫、风疹病毒、巨细胞病毒、单纯疱疹病毒均(-),血尿常规、血生化检查、肿瘤标志物、肝炎病毒学检查、心脏彩超、胸部CT等均未见明显异常。

问题1:该患者以皮肤损害、发热为主诉,如何根据其症状特征进行诊断?

患者为青年女性,以面部蝶形红斑、发热为主诉就诊,诊断应以此为主线展开。发热应与感染性疾病相鉴别,感染多由细菌、病毒等病原体侵袭机体所致,病毒感染常有白细胞计数降低、淋巴细胞计数升高、病毒系列检查阳性等,且多具有自限性,故可排除。此外,口咽部感染一般表现为咽部红肿、疼痛、扁桃体肿大、白细胞计数升高等,故可排除;肺部感染常有咳嗽、咳痰等症,CRP、PCT等升高,胸部CT显示实质性病变等,故可排除;结核分枝杆菌感染一般表现为干咳、胸痛、PPD试验阳性、T-SPOT试验阳性等,故可排除;腹部感染常以腹痛为主症,表现为腹部压痛及反跳痛等,故可排除。口腔溃疡应与白塞综合征相鉴别,白塞综合征还有外阴部溃疡、针刺试验阳性等,故可排除。面部红斑应与皮肌炎相鉴别,皮肌炎也可出现面部皮疹,光照加重,但多发于眶周、颈部、前胸V形区和肩背部,且有明显四肢近端肌无力、血清肌酶升高和肌炎特异性抗体阳性等,故可排除。鳞屑、轻度瘙痒应与银屑病相鉴别,银屑病皮损可以表现为多种形态,鳞屑为银白色,具有典型的奥斯皮茨征(Auspitz sign),故可排除。该患者为育龄期女性,其症状、体征及辅助检查符合1982年ACR SLE分类标准(1997年修订),2019年EULAR/ACR SLE分类标准评分为15分。综上所述,该患者诊断为系统性红斑狼疮。

📋 知识点1

系统性红斑狼疮的临床表现

1. **全身表现** 发热、疲乏等。
2. **皮肤黏膜** 蝶形红斑(图14-1,见书末彩图)、盘状红斑(图14-2,见书末彩图)、光过敏、荨麻疹、皮肤溃疡、口腔溃疡、外阴溃疡、网状青斑、雷诺现象、脱发等。
3. **骨骼肌肉** 对称性多关节痛、肌痛、肌无力、缺血性骨坏死、骨质疏松等。
4. **血液系统** 红细胞、白细胞、血小板减少,伴淋巴结肿大或脾肿大。
5. **循环系统** 心包炎、心肌炎、心瓣膜病变、冠状动脉炎等,表现为胸痛、心悸、心力衰竭、心电图异常、心肌酶升高等。
6. **呼吸系统** 胸膜炎、胸腔积液、肺间质病变(如狼疮肺炎)、肺栓塞、肺出血和肺动脉高压等。
7. **消化系统** 食欲减退、恶心、呕吐、腹泻、腹腔积液、肝损伤及胰腺炎,少见肠系膜血管炎和蛋白丢失性肠病等。
8. **肾脏** 蛋白尿、血尿、管型尿,甚至肾衰竭。
9. **神经系统** 轻者仅有头痛、性格改变、记忆力减退或轻度认知障碍;重者可表现为脑血管意外、昏迷、癫痫持续状态等。

知识点 2

系统性红斑狼疮的实验室检查和其他辅助检查

1. 实验室检查

（1）常规检查：血尿常规、24 小时尿蛋白定量、血生化检查等，以评估血液系统及心、肝、肾等器官受累情况。

（2）免疫学检查：ANA 是系统性红斑狼疮的筛选抗体，敏感性高达 95%，但不具有特异性。系统性红斑狼疮的特异性抗体为抗 dsDNA 抗体（与疾病活动性相关）、抗 Sm 抗体（与疾病活动性无关）。血清补体 C3、C4 下降是疾病活动的表现。

2. 病理学检查　有肾脏损害者，应进行肾脏病理检查，以便分型治疗。

3. 其他辅助检查　心电图、胸部 CT、心脏彩超、腹部彩超等。有神经、精神症状的患者应查头颅或脊髓 MRI，必要时可行腰椎穿刺。腹痛患者需行腹部增强 CT 扫描，注意有无肠系膜血管炎表现。髋关节疼痛者应查双髋关节 MRI，排查有无缺血性股骨头坏死（图 14-3）。有肺动脉高压表现者，需行心电图、心脏彩超、胸部 CT 等检查以评估病情，必要时可行右心导管检查。

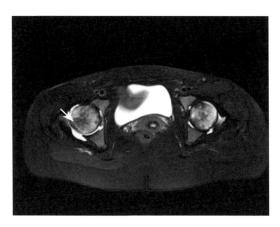

图 14-3　股骨头坏死 MRI 影像

知识点 3

系统性红斑狼疮的分类标准

目前常用的分类标准有 1982 年 ACR 系统性红斑狼疮分类标准（1997 年修订）（表 14-1）和 2019 年 EULAR/ACR 系统性红斑狼疮分类标准（表 14-2）。

表 14-1　1982 年 ACR 系统性红斑狼疮分类标准(1997 年修订)

1. 颊部红斑:固定红斑,扁平或高起,在两颧突出部位

2. 盘状红斑:片状高起于皮肤的红斑,黏附有角质脱屑和毛囊栓;陈旧病变可发生萎缩性瘢痕

3. 光敏感:对日光有明显的反应,引起皮疹,从病史中得知或医生观察到

4. 口腔溃疡:经医生观察到的口腔或鼻咽部溃疡,一般为无痛性

5. 关节炎:非侵蚀性关节炎,累及 2 个或更多的外周关节,有压痛、肿胀或积液

6. 浆膜炎:心包炎或胸膜炎

7. 肾脏病变:尿蛋白>0.5g/24h 或(+++),或管型(红细胞、血红蛋白、颗粒或混合管型)

8. 神经病变:癫痫发作或精神病,除外药物或已知的代谢紊乱

9. 血液学疾病:溶血性贫血,或白细胞减少,或淋巴细胞减少,或血小板减少

10. 免疫学异常:抗 dsDNA 抗体阳性,或抗 Sm 抗体阳性,或抗磷脂抗体阳性(包括抗心磷脂抗体、狼疮抗凝物、至少持续 6 个月的梅毒螺旋体抗原血清试验假阳性三者中具备一项阳性)

11. 抗核抗体:在任何时候和未用药物诱发"药物性狼疮"的情况下,抗核抗体滴度异常

注:以上 11 项中存在 4 项或 4 项以上者,在除外感染、肿瘤和其他结缔组织病后,可诊断为 SLE。

表 14-2　2019 年 EULAR/ACR 系统性红斑狼疮分类标准

1. 入围标准:以人喉癌上皮细胞(Hep-2)为底物的间接免疫荧光法检测 ANA≥1:80 或其他等效的试验

2. 临床领域及标准		权重
(1) 全身表现		
发热	体温>38.3℃	2
(2) 血液系统		
白细胞减少	<4×10^9/L	3
血小板减少	<100×10^9/L	4
自身免疫性溶血	存在溶血证据,如网织红细胞升高、结合珠蛋白下降、间接胆红素升高、LDH 升高,以及抗球蛋白试验(Coombs test)阳性	4
(3) 神经系统		
谵妄	①意识改变或唤醒水平改变,同时伴有注意力下降;②症状发展时间数小时至 2 天内;③全天症状波动;④急性或亚急性认知改变,或行为、情绪或情感上的改变	2

续表

精神症状	无洞察力的妄想或幻觉,但无谵妄	3
癫痫	原发性全身性发作或部分性/局灶性发作	5
(4) 皮肤黏膜		
口腔溃疡	临床医生观察到的口腔溃疡	2
非瘢痕性脱发	临床医生观察到的非瘢痕性脱发	2
亚急性皮肤性或盘状红斑狼疮	临床医生观察到的亚急性皮肤性红斑狼疮;环状或丘疹性鳞屑(银屑病样)皮疹(常分布在曝光部位)	4
急性皮肤性红斑狼疮	临床医生观察到的颊部红斑或全身性斑丘疹	6
(5) 浆膜		
胸腔积液或心包积液	需影像学证据支持,如超声、X线、CT、MRI	5
急性心包炎	出现以下2项或2项以上:①心包性胸痛(锐痛,吸气时加重,前倾位减轻);②心包摩擦音;③心电图广泛ST段抬高或PR压低;④影像学显示新发或加重的心包积液	6
(6) 骨骼与肌肉		
关节受累	2个或2个以上关节的滑膜炎,特征为渗出或肿胀;或2个或2个以上关节压痛,晨僵至少30分钟	6
(7) 肾脏		
蛋白尿	24小时尿蛋白定量>0.5g/24h或等效的尿蛋白-肌酐比值	4
肾活检病理符合狼疮肾炎	Ⅱ或Ⅴ型狼疮肾炎	8
	Ⅲ或Ⅳ型狼疮肾炎	10
3. 免疫学领域及标准		
抗磷脂抗体	抗心磷脂抗体或抗 β_2-糖蛋白Ⅰ抗体或狼疮抗凝物阳性	2
补体蛋白	低C3或低C4	3
	低C3和低C4	4
SLE特异性抗体	抗dsDNA抗体阳性或抗Sm抗体阳性	6

注:符合入围标准,总分≥10分且至少符合1项临床标准可以诊断为SLE;对于每条标准,均需要排除感染、恶性肿瘤、药物等原因;既往符合某标准即可计分;标准不必同时发生;每个方面只取最高权重标准得分计入总分。

知识点 4

系统性红斑狼疮病情活动度评估（表 14-3）

表 14-3　系统性红斑狼疮病情活动度评分（SLEDAI-2000）

临床表现	定义	计分
癫痫样发作	近期发作，且除外代谢、感染、药物因素	8
精神症状	由于严重的现实感知障碍导致正常活动能力改变，包括幻觉，思维无连贯性、思维奔逸，思维内容缺乏、不合逻辑，行为异常、行动紊乱。除外尿毒症、药物影响	8
器质性脑病综合征	智力改变，如定向差，记忆力差，智能差。起病突然并有波动性，包括意识模糊，注意力减退，不能持续注意周围环境，同时有至少以下 2 项：认知障碍、语言不连贯、嗜睡或睡眠倒错、精神运动增加或减少。除外代谢、感染、药物所致	8
视觉障碍	SLE 视网膜病变，包括絮状渗出、视网膜出血、严重脉络膜渗出或出血及视神经炎。除外高血压、感染、药物所致	8
颅神经病变	累及颅神经的新发感觉、运动神经病变	8
狼疮性头痛	严重持续性头痛，也可以是偏头痛，但必须对镇痛药治疗无效	8
脑血管意外	新发的脑血管意外，除外动脉粥样硬化	8
血管炎	溃疡、坏疽、痛性指端结节、甲周梗死。片状出血或经活检或血管造影证实	8
关节炎	2 个以上关节痛和炎症表现（压痛、肿胀、积液）	4
肌炎	近端肌痛或无力，伴肌酸激酶升高，或肌电图改变，或肌活检证实存在肌炎	4
管型尿	颗粒管型或红细胞管型	4
血尿	红细胞>5 个/HP、除外结石、感染和其他原因	4
蛋白尿	尿蛋白>0.5g/24h，新出现或近期增加	4
脓尿	白细胞>5 个/HP，除外感染	4
脱发	新出现或复发的异常斑片状或弥散性脱发	2
皮疹	炎性皮疹	2
黏膜溃疡	新出现或复发的口腔或鼻黏膜溃疡	2
胸膜炎	胸膜炎性胸痛伴胸膜摩擦音、胸腔积液或胸膜肥厚	2
心包炎	心包痛及心包摩擦音或积液（心电图或超声心动检查证实）	2
低补体血症	CH50、C3、C4 低于正常低限	2
抗 dsDNA 抗体滴度升高	>25%（法尔试验）或高于检测范围	2
发热	体温>38℃，排除感染原因	1
血小板减少	PLT<100×10⁹/L	1
白细胞减少	WBC<3.0×10⁹/L，排除药物原因	1

注：0~4 分：基本无活动；5~9 分：轻度活动；10~14 分：中度活动；15 分及以上：重度活动。

知识点 5

狼疮肾炎的病理分型

参见第二章相关内容。

知识点 6

系统性红斑狼疮的鉴别诊断

1. 类风湿关节炎　以关节病变为首发症状的 SLE 患者,早期常被误诊为 RA。RA 为侵蚀性关节炎,SLE 关节病变为非侵蚀性,且抗 dsDNA 抗体或抗 Sm 抗体阳性。

2. 干燥综合征　多见于中老年女性,以口干、眼干为主要表现,抗 SSA 抗体或抗 SSB 抗体阳性,高球蛋白血症多见,低补体血症少见。

3. 混合性结缔组织病　主要表现有雷诺现象、手指肿胀及肺部损害等,部分可见关节边缘侵蚀,血清中可检测到高滴度 ANA 及抗 U_1 核糖核蛋白(U_1-RNP)抗体。

4. 白塞综合征　主要表现为反复口腔和外阴溃疡、结节红斑、眼部虹膜炎、ANA 及抗 dsDNA 抗体阴性。

知识点 7

系统性红斑狼疮的常用西药

1. 糖皮质激素　诱导缓解期,泼尼松 $0.5 \sim 1\text{mg}/(\text{kg} \cdot \text{d})$,病情稳定后 2 周内开始减量。同时使用钙剂和维生素 D_3,防止骨质疏松。对于狼疮重症患者,可使用甲泼尼龙 $500 \sim 1\,000\text{mg}$ 静脉滴注冲击治疗,连用 $3 \sim 5$ 日为一个疗程。

2. 免疫抑制剂　应与糖皮质激素联合应用,旨在控制疾病进展,保护脏器功能,常用药物有环磷酰胺、羟氯喹、吗替麦考酚酯、环孢素、甲氨蝶呤等(具体用法见第九章)。

3. 生物制剂　对于常规治疗应答不良的系统性红斑狼疮,可根据病情选择生物制剂治疗,包括贝利尤单抗和泰它西普,必要时可使用利妥昔单抗。

4. 其他　对于病情危重患者,可使用静脉注射大剂量免疫球蛋白、血浆置换、自体干细胞移植等方法,但不宜列入本病一线治疗方法。

知识点 8

系统性红斑狼疮的病因病机

1. 禀赋不足　先天禀赋不足、精血亏损或七情内伤、劳累过度以致阴阳不调,气血失和,脏腑受损为主要原因。

2. 感受外邪　热毒是最常见的诱因,日光曝晒,邪毒侵袭肌表,痹阻肢体经络,导致气血运行不畅,日久则邪气由表入里。

3. 情志不畅　肝气郁滞,郁久化火,煎熬阴液,酿生瘀血、痰浊,影响气血运行,发为本病。

系统性红斑狼疮发病与先天禀赋不足,尤其与肾虚有关。外感邪毒以热毒为主,是本病常见的诱因。日光曝晒,邪毒侵袭肌表,痹阻肢体经络,导致气血运行不畅,日久则邪气由表入里;情志不畅,郁久化火,煎熬阴液,酿生瘀血、痰浊,则病情加重。热邪瘀毒相合,上达头目,下至足膝,外侵皮肤肌肉,内犯脏腑经络,无处不到,故临床表现多种多样。本病的基本病机是本虚标实,以热毒、瘀血、痰浊为标,肾虚为本;一般初起在表或四肢经络,病情较轻,而后由表入里伤及脏腑,则病情深重(图 14-4)。

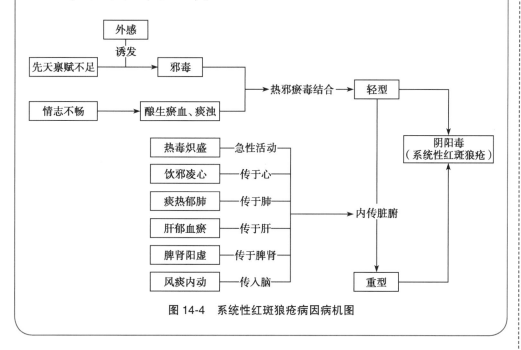

图 14-4　系统性红斑狼疮病因病机图

问题 2:该患者应如何辨证论治?

该患者面部蝶形红斑、口腔溃疡为火热日久,郁结成毒,热毒流注;发热为阴虚火旺,虚火内生;盗汗为阴虚津液不能内守;心烦不寐为阴虚内热,心神为热所扰;腰膝酸软亦为肝肾阴虚之象;舌质红、苔花剥,脉细数亦为阴虚内热之象。中医辨证论治如下:

中医诊断:阴阳毒(阴虚内热证)。

治法:滋阴清热,解毒通络。

方药:青蒿鳖甲汤加减。

青蒿 15g(后下)	升麻 6g	生地黄 10g	知母 6g
地骨皮 6g	麦冬 9g	凌霄花 5g	僵蚕 6g
制鳖甲 12g(先煎)	徐长卿 12g	甘草 5g	大枣 10g

7 剂,每日 1 剂,水煎 400ml,早晚分 2 次温服。

患者服药 7 剂,不寐、盗汗减轻。复诊 3 次,服中药 2 个月后,体温正常,诸症均减,蝶形红斑消退。嘱定期随诊。

【病例 2】

患者,女,30 岁,就诊日期 2011 年 6 月 23 日。

主诉:双颊部蝶形红斑 1 个月。

现病史:患者于 1 个月前无明显诱因出现双颊部红斑,呈蝶状对称分布,日晒后加重,伴高热持续不退 1 周,体温达 39.5℃,伴双侧膝关节轻度红肿疼痛,ANA(+),抗 dsDNA 抗体(+)。应用糖皮质激素后高热已退,病情好转,要求加用中药治疗。

现症:两颧蝶形红斑,颜色鲜红,烦躁不安,咽干唇燥,肢体困重,右胁胀痛,恶心纳呆,小便短赤。

舌脉:舌质紫暗,苔黄,脉弦数。

西医诊断:系统性红斑狼疮。

问题 3:该患者此阶段应如何辨证论治?

本例患者红斑颜色鲜红、肢体及胁肋不适为邪热炽盛,炼液成毒,瘀血阻络;烦躁不安、咽干唇燥为热扰心神,津亏阴伤;舌质紫暗、苔黄,脉弦数亦为热毒炽盛之象。中医辨证论治如下:

中医诊断:阴阳毒(热毒炽盛证)。

治法:清热解毒,凉血消斑。

方药:犀角地黄汤加减。

| 水牛角 45g(先煎) | 生地黄 15g | 牡丹皮 9g | 赤芍 9g |
| 金银花 15g | 黄芩 9g | 紫草 9g | 黄连 9g |

7 剂,每日 1 剂,水煎 400ml,早晚分 2 次温服。

患者服药 7 剂后两颧蝶形红斑色由鲜红转暗红,烦躁不安、咽干唇燥明显改善,脉转细数。复诊 3 次,服中药 2 个月后,体温正常,诸症均减,面颊红斑消退。嘱定期随诊。

【病例 3】

患者,女,54 岁,就诊日期 2009 年 5 月 23 日。

主诉:面部及双下肢水肿 6 个月余。

现病史:患者有系统性红斑狼疮病史 6 年,面颊部及前胸部出现不规则红斑,6 个月前开始出现面部及双下肢水肿。尿常规提示:尿蛋白(+++),24 小时尿蛋白定量 6.4g/24h;肾活检提示狼疮肾炎 Ⅴ 型。予甲泼尼龙 60mg/d,晨起顿服,并间断使用环磷酰胺治疗,仍表现为大量蛋白尿,采用中西医多种方法治疗效果不佳。1 个月前出现全身水肿,尿量减少,并出现大量腹水,血肌酐 167μmol/L,西医诊断为系统性红斑狼疮、狼疮肾炎。

现症:全身水肿,面色苍白,四肢肿甚,腰膝酸软,畏寒肢冷,腹大如鼓,脘腹胀满,不思饮食,口淡无味。

舌脉:舌质淡红,苔白腻,脉濡弱。

西医诊断:系统性红斑狼疮,狼疮肾炎。

问题4:该患者此阶段应如何辨证论治?

全身水肿、腹大如鼓、四肢肿甚为脾虚不能运化水湿,肾虚不能主水;面色苍白、腰膝酸软、畏寒肢冷为阳虚不能温煦机体;脘腹胀满、不思饮食、口淡无味为脾虚不能运化水谷。舌质淡红、苔白腻,脉濡弱亦为脾肾阳虚之象。中医辨证论治如下:

中医诊断:阴阳毒、水肿(脾肾阳虚证)。

治法:温补脾肾,利水通络。

方药:真武汤加减。

制附片 9g(先煎)	茯苓 30g	白术 20g	制大黄 10g
黄芪 10g	熟地黄 15g	山药 15g	牡丹皮 12g
泽泻 12g	金樱子 30g	芡实 15g	鹿衔草 15g
水蛭 9g	丹参 20g	川芎 20g	半枝莲 15g
积雪草 15g	佛手 10g		

14 剂,每日 1 剂,水煎 400ml,早晚分 2 次温服。

患者服药 14 剂后全身水肿明显减轻,胃纳改善。其后复诊 3 个月余,诸症均减。

【病例4】

患者,女,24 岁,就诊日期 2010 年 12 月 8 日。

主诉:双髋部疼痛、行走不利 3 个月。

现病史:患者有系统性红斑狼疮病史,长期使用糖皮质激素治疗。3 个月前,患者始觉双髋部不适,行走不利,CT 检查提示"股骨头无菌性坏死"。经补钙治疗数月,效果欠佳,因症状加重就诊。

现症:双髋关节疼痛,行走困难。面色憔悴,腰酸膝软,畏寒肢冷,月经量少并延期。

舌脉:舌质暗红,苔薄白,脉沉细。

西医诊断:系统性红斑狼疮,股骨头坏死。

问题5:该患者应如何辨证论治?

本例患者长期服用糖皮质激素,伤津耗气,骨髓失于濡养,致发骨痿。又久病致瘀,瘀血阻滞经络,留于关节,进一步阻遏气血流通。本病肾虚为本,血瘀为标,属虚中夹实。中医辨证论治如下:

中医诊断:阴阳毒、骨痿(肾气亏虚、经络瘀滞证)。

治法:补肾助阳,益气活血。

方药:肾气丸合黄芪桂枝五物汤加减。

熟地黄 15g	茯苓 30g	山药 20g	制附子 10g(先煎)
杜仲 15g	黄芪 15g	桂枝 10g	白芍 10g

当归 12g　　　牛膝 12g　　　川芎 9g　　　鸡血藤 15g

蕲蛇 6g

14 剂,每日 1 剂,水煎 400ml,早晚分 2 次温服。

患者服药 14 剂,双髋部疼痛减轻,下肢活动较前轻松。复诊 2 个月余,可正常活动,续服中药巩固疗效。

知识点 9

系统性红斑狼疮的辨证论治

(一) 轻型

1. 风湿热痹证

症状:关节红肿热痛,四肢肌肉酸痛或困重。本证多见于系统性红斑狼疮以关节和肌肉病变为主要表现的类型。

舌脉:舌质红,苔黄腻,脉滑或滑数。

治法:祛风化湿,清热通络。

处方:白虎加桂枝汤加减。

组成:生石膏(先煎)、桂枝、炒白芍、知母、薏苡仁、羌活、独活、秦艽、威灵仙、木瓜、细辛、豨莶草。

加减:有雷诺现象者,加川芎;发热者,加水牛角(先煎)、大青叶;关节肿胀明显者,加防己、苍术;颈部疼痛者,加葛根;上肢关节痛者,加桑枝、忍冬藤;下肢关节痛者,加牛膝。

2. 阴虚内热证

症状:持续低热,盗汗,两颧潮红,局部斑疹暗褐,口干咽燥,腰膝酸软,脱发,眼睛干涩或视物模糊,月经不调或闭经。

舌脉:舌质红,少苔,脉细或细数。

治法:滋阴清热,解毒通络。

处方:青蒿鳖甲汤加减。

组成:青蒿(后下)、制鳖甲(先煎)、生地黄、知母、地骨皮、牡丹皮、白花蛇舌草、赤芍、佛手、甘草。

加减:口渴甚者,加麦冬、枸杞子;脱发甚者,加制首乌、川芎;皮疹身痒甚者,加徐长卿、防风;眼干者,加菊花、谷精草;口腔溃疡者,加蒲公英;有红斑结节者,加金银花、当归。

3. 气血亏虚证

症状:神疲乏力,心悸,气短,自汗,头晕目眩。本证多见于系统性红斑狼疮慢性缓解期或以血液中的红细胞、白细胞及血小板减少为主要表现者。

舌脉:舌质淡红,苔薄白,脉细弱。

治法:益气养血。

处方:归脾汤加减。

组成:黄芪、太子参、熟地黄、白芍、丹参、白术、茯苓、远志、龙眼肉、酸枣仁、炙甘草。

　　加减:面色苍白甚者,加当归、阿胶(烊冲);有出血倾向者,加仙鹤草、地榆、茜草;便溏者,加炒芡实、山药;自汗甚者,重用黄芪,并加浮小麦;不寐者,加柏子仁、五味子。

　　(二)　重型

　　1. 热毒炽盛证

　　症状:高热,斑疹鲜红,面赤,烦躁,甚或谵语神昏,关节肌肉酸痛,小便黄赤,大便秘结。本证多见于系统性红斑狼疮急性活动期,全身症状明显并伴有1个以上脏器明显损害。

　　舌脉:舌质红,苔黄燥,脉滑数或洪数。

　　治法:清热解毒,凉血消斑。

　　处方:犀角地黄汤加减。

　　组成:水牛角(先煎)、生地黄、赤芍、牡丹皮、玄参、蒲公英、金银花。

　　加减:红斑明显者,加凌霄花、紫草;神昏谵语者,加服安宫牛黄丸或紫雪丹;惊厥狂乱者,加羚羊角粉(冲服)、钩藤(后下)、珍珠母(先煎);鼻衄、肌衄者,加侧柏叶、三七粉;血尿者,加仙鹤草、小蓟。

　　2. 饮邪凌心证

　　症状:胸闷,气短,心悸怔忡,心烦神疲,面晦唇紫,肢端畏寒隐痛,重者喘促不宁,面浮肢肿。本证多见于系统性红斑狼疮急性活动期出现心血管系统损害(包括心包炎、心内膜炎、心肌炎等)者。

　　舌脉:舌质暗红,苔灰腻,脉细数或细涩结代。

　　治法:通阳利水,益气活血。

　　处方:苓桂术甘汤合丹参饮加减。

　　组成:茯苓、桂枝、白术、炙甘草、丹参、檀香、砂仁(后下)、黄芪、防己、桃仁、川芎。

　　加减:胸闷甚者,加瓜蒌皮、枳壳;短气乏力明显者,加党参;下肢水肿明显者,加萆薢、泽泻;喘促明显者,加葶苈子、桑白皮。

　　3. 痰热郁肺证

　　症状:胸闷,咳嗽气喘,咳痰黏稠,心烦,不寐,咽干口燥。本证多见于系统性红斑狼疮合并肺间质病变者。

　　舌脉:舌质暗红,苔黄腻,脉滑数。

　　治法:清热化痰,宣肺平喘。

　　处方:麻杏石甘汤合千金苇茎汤加减。

　　组成:蜜麻黄、杏仁、生石膏(先煎)、苇茎、薏苡仁、桃仁、冬瓜仁、金荞麦、瓜蒌皮、鱼腥草、炙甘草。

　　加减:咳喘甚不能平卧者,加葶苈子、桑白皮;高热者,加水牛角(先煎)、大青叶;大便干结者,加生大黄(后下);胸闷明显者,加郁金、丹参;咳黄痰者,加黄芩、浙贝母。

　　4. 肝郁血瘀证

　　症状:胁肋胀痛或刺痛,胸膈痞满、腹胀、纳呆,或黄疸、胁下有癥块,或伴泛恶、嗳气,女性月经不调甚至闭经。本证多见于系统性红斑狼疮急性活动期合并肝损害。

舌脉:舌质紫暗有瘀斑,脉弦细或细涩。

治法:疏肝解郁,活血化瘀。

处方:四逆散合茵陈蒿汤加减。

组成:柴胡、枳实、白芍、茵陈、栀子、制大黄、茯苓、丹参、川芎。

加减:发热者,加黄柏、赤芍;水肿者,加车前草、滑石;月经量少者,加益母草、泽兰;癥块甚者,加桃仁、水蛭;黄疸者,加垂盆草、虎杖、五味子。

5. 脾肾阳虚证

症状:面目四肢水肿,面色无华,畏寒肢冷,腹满,纳呆,腰酸,尿浊,尿少或小便清长。本证多见于系统性红斑狼疮急性活动期合并肾脏损害,出现水肿和大量蛋白尿者。

舌脉:舌质淡红边有齿痕或舌体嫩胖,苔薄白,脉沉细。

治法:温肾健脾,化气行水。

处方:真武汤合肾气丸加减。

组成:制附片(先煎)、茯苓、炒白术、白芍、桂枝、生姜、熟地黄、山药、山茱萸、泽泻。

加减:水肿甚者,加大腹皮;泡沫尿者,加黄芪、金樱子、芡实;血尿明显者,加仙鹤草、小蓟;尿频、尿急者,加萹蓄、瞿麦、车前草。

6. 风痰内动证

症状:眩晕头痛,目糊体倦,面部麻木,重者突然昏仆,抽搐吐涎。本证多见于系统性红斑狼疮合并神经系统损害。

舌脉:舌质暗,苔白腻,脉弦滑。

治法:涤痰息风,开窍通络。

处方:定痫丸合止痉散加减。

组成:天麻、川贝、姜半夏、茯苓、胆南星、石菖蒲、全蝎、蜈蚣、僵蚕、琥珀粉(吞服)、陈皮、远志、丹参、麦冬、竹沥、姜汁。

加减:烦躁者,加柴胡、郁金;心情抑郁者,加浮小麦、炙甘草、大枣;寐差者,加首乌藤、生龙齿;抽搐甚者,加地龙;神昏窍闭重者,先予至宝丹或安宫牛黄丸或紫雪丹鼻饲治疗。

知识点 10

系统性红斑狼疮的预后及调护

系统性红斑狼疮若规范治疗,大部分患者预后较好,10年存活率达80%以上;多脏器严重损害、感染、严重神经精神性狼疮和急进性狼疮性肾病患者预后差。系统性红斑狼疮患者应避免阳光曝晒和紫外线照射;注意避风避寒,保暖,预防感冒;饮食均衡,多食新鲜蔬菜、水果,忌食酒类等辛辣刺激食物;注意锻炼,可从小运动量开始,循序渐进;进行心理干预,帮助患者减轻精神负担,保持乐观的情绪;急性活动期要卧床休息,病情稳定的慢性患者可适当工作,但注意勿过劳;避免使用可能诱发狼疮的药物,如避孕药等;重视并发症(如动脉粥样硬化、高血压、血脂异常、糖尿病、骨质疏松等)的预防和治疗。

临证要点

1. 分清两型,辨明九证。"两型"即根据患者症状严重程度及是否存在严重脏腑受累情况将系统性红斑狼疮分为轻型、重型。辨疾病的轻重有利于准确选择治疗方法及判断预后。轻型指临床症状稳定,受累器官功能正常或稳定,以中药治疗为主,重在稳定病情,改善症状。重型指重要脏器或系统损伤,病情急性活动、狼疮危象等危及生命的情况,治疗上以足量糖皮质激素和免疫抑制剂为主,联合中医辨证治疗。在辨清轻、重二型的基础上,再根据证候及脏腑受累情况辨明九种中医证型。

2. 谨守病机,活用七法。系统性红斑狼疮在活动期、缓解期的大部分病程阶段表现为以肾阴虚为本,热、毒、瘀为标的虚实夹杂之证,且虚、毒、瘀常交织在一起。因此,必须谨守肾虚、热毒、瘀血的基本病机施治。但本病临床表现纷繁错杂且多变,临床必须坚持以解毒、祛瘀、滋阴为基本原则,具体分为 7 种治法:

(1) 清热解毒法:此法贯穿于系统性红斑狼疮急性期及慢性活动期。急性期以实热为主,应重用清热解毒药;慢性活动期多以虚热为主,清热解毒药减量,加用养阴清虚热药;缓解期虽无明显热毒征象,亦应在滋阴基础上加用少量清热解毒药,以清理余毒。

(2) 凉血祛瘀法:热毒、瘀血交织是本病的主要病机之一,此法针对热毒易入营血的特点而设,且根据瘀、热的程度不同可分为清营凉血、理气活血、通络散血诸法。

(3) 益气滋阴法:患者素体肾虚阴亏,加之阳热之邪更伤阴津,长期使用免疫抑制剂损及五脏,耗气伤阴,导致气阴亏虚。益气强调肺脾,滋阴重在肝肾。通过滋肾阴以补先天,益气阴以疗后天。

(4) 透疹消斑法:斑疹为本病最常见的症状之一,此法专为本病的皮疹或红斑而设。

(5) 祛风通络法:此法主要用于伴有肌肉关节酸痛的系统性红斑狼疮患者。需分辨寒热,热痹以祛风化湿、清热通络为主,寒痹以祛风散寒、温经通络为主。

(6) 温阳利水法:本病后期阴损及阳,可出现脾肾阳虚,阳不化气,水饮内停。此法主要用于脾肾阳虚、水湿内停的狼疮肾炎、并发胸腔积液等情况。

(7) 健脾护胃法:由于系统性红斑狼疮急性期使用清热解毒、凉血祛瘀方药及大剂量糖皮质激素,均易伤及脾胃,暗耗气血,缓解期又常伴脾胃气虚,生化之源,因此本病各期的治疗均应注重顾护脾胃。

系统性红斑狼疮证候虽然多变,但万变不离其宗,所以守住基本病机,灵活运用七法,方能随证治之。

3. 衷中参西,增效减毒。西医对本病的规范化治疗大大降低了患者的死亡率,但长期应用糖皮质激素、免疫抑制剂毒副作用大,在药物撤减过程中病情容易复发,中西医结合可减少毒副作用,取得更好的疗效。

长期大量使用西药势必对中医证型产生干扰,应根据糖皮质激素、免疫抑制剂使用的不同阶段或不同剂量引起的病机及证型变化辨证论治,以增效减毒。较大剂量糖皮质激素治疗阶段的患者多表现为阴虚内热,在解毒、祛瘀、滋阴基础上注重滋阴清热,常用药物有青蒿、鳖甲、生地黄、麦冬、牡丹皮、赤芍、升麻等;糖皮质激素减量阶段或使用其他免疫抑制剂的患者多表现为气阴两虚甚或阴阳两虚,应采用益气养阴或阴阳双补之法,酌情选用太子参、女贞子、麦冬、枸杞子、黄芪、菟丝子、淫羊藿等,以利于糖皮质激素撤减;在糖皮质激素维持量阶段,易表现为脾肾阳虚,应着重温肾补脾,药用黄芪、菟丝子、淫羊藿、附子等,以巩固疗效,防止疾病复发。

经典论述

1.《金匮要略·百合狐惑阴阳毒病脉证治》:"阳毒之为病,面赤斑斑如锦文,咽喉痛,唾脓血。五日可治,七日不可治,升麻鳖甲汤主之。阴毒之为病,面目青,身痛如被杖,咽喉痛。五日可治,七日不可治,升麻鳖甲汤去雄黄、蜀椒主之。"

2.《诸病源候论·伤寒阴阳毒候》:"夫欲辨阴阳毒病者,始得病时,可看手足指,冷者是阴,不冷者是阳。若冷至一二三寸者病微,若至肘膝为病极,过此难治。阴阳毒病无常也,或初得病便有毒,或服汤药,经五六日以上,或十余日后不瘥,变成毒者。其候身重背强,喉咽痛,糜粥不下,毒气攻心,心腹烦痛,短气,四支厥逆,呕吐;体如被打,发斑,此皆其候。重过三日则难治。"

3.《诸病源候论·温病发斑候》:"夫人冬月触冒寒毒者,至春始发病,病初在表,或已发汗、吐、下而表证未罢,毒气不散,故发斑疮。又冬月天时温暖,人感乖庚之气,未即发病,至春又被积寒所折,毒气不得发泄,至夏遇热,温毒始发出于肌肤,斑烂隐轸如锦文也。"

方　剂

1. 青蒿鳖甲汤
2. 犀角地黄汤
3. 真武汤
4. 肾气丸
5. 黄芪桂枝五物汤
6. 白虎加桂枝汤
7. 归脾汤
8. 苓桂术甘汤
9. 丹参饮
10. 麻杏石甘汤
11. 千金苇茎汤
12. 四逆散
13. 茵陈蒿汤
14. 定痫丸
15. 止痉散

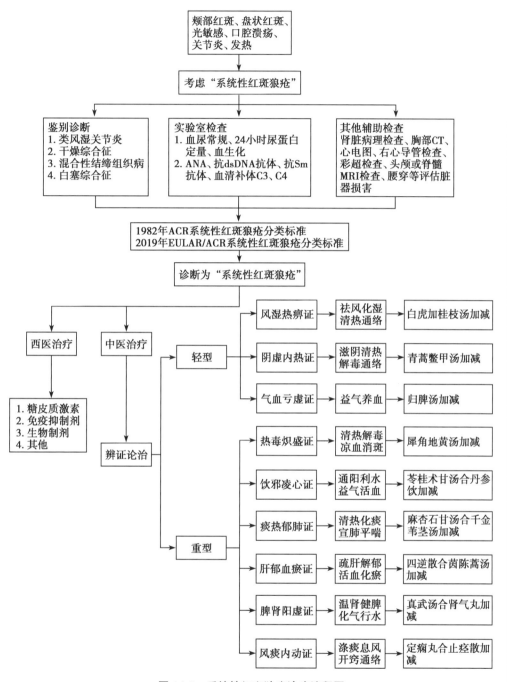

图 14-5 系统性红斑狼疮诊疗流程图

（王新昌）

复习思考题

1. 简析《金匮要略》中关于"阴阳毒"的论述。

2. 1982 年 ACR SLE 分类标准(1997 年修订)与 2019 年 EULAR/ACR SLE 分类标准有何不同?

3. 病案分析

患者,女,18 岁。主诉:颜面部不规则红斑 1 个月,加重伴胸闷、喘咳 3 天。现病史:患者于 1 个月前外出旅行,日晒后颜面部出现不规则红斑。3 天前感冒后红斑加重,并伴有胸闷、喘咳。现症见颜面部及前胸部散在红斑,形状不规则,咳嗽气喘,痰黏难咳,时有胸闷、乏力,口舌干燥,纳呆,寐不安,小便可,大便干,舌暗红,苔黄腻,脉滑数。

体格检查:颜面部及前胸部散在不规则红斑,色暗,双肺听诊可闻及干湿性啰音。

辅助检查:ANA(+)1∶800,抗 dsDNA 抗体(+)。肺部 CT 示两肺广泛间质性病变。

根据上述病例资料,试述该患者的西医诊断、中医诊断及辨证论治。

第十五章

干燥综合征

课件

15章PPT

 培训目标

1. 掌握干燥综合征的典型临床表现及系统损害。
2. 掌握干燥综合征的分类标准、鉴别诊断。
3. 掌握干燥综合征的病因病机。
4. 掌握干燥综合征的辨证论治。
5. 熟悉干燥综合征相关的实验室检查及病理学检查。

　　干燥综合征(Sjögren syndrome,SS)是侵犯泪腺和唾液腺等外分泌腺为主的全身性自身免疫病,其病理特征为灶性淋巴细胞浸润,临床以口干、眼干、疲劳和关节痛为主要表现。该病若单独存在,称为原发性干燥综合征(primary Sjögren syndrome,PSS),若继发于另一种自身免疫病(如类风湿关节炎、系统性红斑狼疮、系统性硬化病或皮肌炎等),则称为继发性干燥综合征(secondary Sjögren syndrome,SSS)。本病患病率为0.33%~0.77%,多见于女性,男女之比约为1:9,发病年龄多在40~50岁。本病属中医学"燥痹""燥证"等范畴。

　　【病例1】

　　患者,女,61岁,就诊日期2017年11月7日。

　　主诉:口干、眼干6年,加重1个月。

　　现病史:患者于6年前无明显诱因出现口干,牙齿变黑,兼片状脱落,眼干,诊断为"干燥综合征",予硫酸羟氯喹片、白芍总苷胶囊治疗,症状缓解不明显。否认其他用药史。近1个月来,口干、眼干症状加重。

　　现症:口干咽燥,进主食需水送服,猖獗龋齿(图15-1),眼目干涩,有磨砂感,视物模糊,纳可,夜寐欠安,夜尿频数,大便干结。

　　舌脉:舌质红,少苔,脉细数。

　　辅助检查:ANA(+)1:1 000,核颗粒型,抗SSA抗体(+++),抗SSB抗体(+++),抗dsDNA抗体(−);IgG 24.5g/L,IgA、IgM正常,IgG4 82mg/L;补体C3、C4正常;

笔记

ESR 70mm/h;空腹血糖 5.1mmol/L;肝肾功能、血尿常规均正常;病毒病原学检查阴性。

口腔科检查:唾液流率 1ml/15min;腮腺造影(图 15-2):末梢导管扩张,主导管串珠样改变,排空延迟。

眼科检查:双眼希尔默(Schirmer)试验(+):左眼 3mm/5min,右眼 4mm/5min。

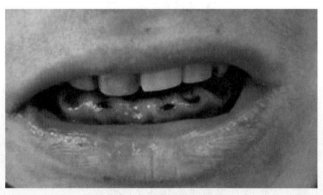

图 15-1　猖獗龋齿

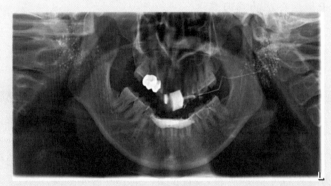

图 15-2　腮腺造影

腮腺肿大

问题 1:该患者以口干、眼干为主诉,如何根据其症状特征进行诊断?

患者为中年女性,以口干、眼干为主诉就诊,诊断应以此为主线展开。口干、小便数等症应与糖尿病相鉴别,糖尿病患者还有血糖升高,故可排除;口干还应与药物引起的口干症相鉴别,该患者否认抗乙酰胆碱能药物(如阿托品、莨菪碱等)用药史,故可排除;口干、眼干等症还应与人类免疫缺陷病毒、肝炎病毒、EB 病毒等病毒感染相鉴别,人类免疫缺陷病毒、肝炎病毒、EB 病毒等病毒感染常有发热、淋巴结肿大等病毒感染表现,故可排除。患者口干、眼干症状持续 3 个月以上,Schirmer 试验(+),唾液流率(+),腮腺造影(+),ANA(+)1:1 000,抗 SSA 抗体(+++),抗 SSB 抗体(+++)。综上所述,该患者符合 2002 年干燥综合征分类标准,2016 年 ACR/EULAR 原发性干燥综合征分类标准评分 5 分,可诊断为干燥综合征。

知识点 1

干燥综合征的临床表现

1. 口干　口干,舌面光滑无苔,进食需用水送服,反复腮腺肿大,因唾液减少导致牙齿变黑,片状脱落,即猖獗龋齿。

2. 眼干　眼睛干涩,泪少,有磨砂感。

3. 其他外分泌腺　鼻腔干燥,皮肤干燥,外阴干燥瘙痒。

4. 呼吸系统　呼吸道黏膜干燥导致干咳,肺间质病变导致活动后气短。

5. 消化系统　萎缩性胃炎导致食欲下降,肝脏受累表现为转氨酶升高。

6. 血液系统　贫血,白细胞、血小板减少,部分患者合并淋巴瘤。

7. 肾脏　多为肾小管病变,表现为夜尿增多,低钾血症,肾小管酸中毒,肾结石。

8. 血管炎　表现为紫癜样皮疹,坏死性血管炎。

9. 关节肌肉　可出现肌无力,肌痛,关节痛,非侵蚀性关节炎。

知识点 2

干燥综合征的实验室检查和其他辅助检查

1. 实验室检查

（1）炎症及免疫指标:ESR、CRP 和 IgG,用于观察疾病活动度。

（2）血尿常规、血生化指标:用于观察是否有血液系统、肝脏、肾脏损害及电解质紊乱。

（3）自身抗体:ANA、抗 SSA 抗体、抗 SSB 抗体等,是用于诊断干燥综合征的自身抗体。

2. 眼科检查　泪腺分泌功能:Schirmer 试验(+)(≤5mm/5min),角膜染色(+)(>4,van Bijsterveld 计分法)。

3. 口腔科检查　涎腺分泌功能:唾液流率(+)(≤1.5ml/15min),腮腺造影(+),涎腺放射性核素检查(+)。

4. 病理学检查　唇腺病理示淋巴细胞灶≥1($4mm^2$ 组织内至少有 50 个淋巴细胞聚集于唇腺间质者为 1 个灶)。

5. 影像学检查　高分辨率 CT 可发现肺间质病变。

知识点 3

干燥综合征的分类标准

建议参照 2002 年干燥综合征国际分类标准(表 15-1)、2016 年 ACR/EULAR 干燥综合征分类标准(表 15-2)。

表 15-1 2002 年干燥综合征国际分类标准

(1) 口腔症状:3 项中有 1 项或 1 项以上
　　①每日感口干持续 3 个月以上
　　②成年后腮腺反复或持续肿大
　　③吞咽干性食物时需用水帮助

(2) 眼部症状:3 项中有 1 项或 1 项以上
　　①每日感到不能忍受的眼干持续 3 个月以上
　　②有反复的沙子进眼或砂磨感觉
　　③每日需用人工泪液 3 次或 3 次以上

(3) 眼部体征:下述检查有 1 项或 1 项以上阳性
　　①Schirmer 试验(+)(≤5mm/5min)
　　②角膜染色(+)(≥4,Van Bijsterveld 计分法)

(4) 组织学检查:下唇腺病理示淋巴细胞灶≥1(4mm² 组织内至少有 50 个淋巴细胞聚集于唇腺间质者为 1 个灶)

(5) 唾液腺受损:下述检查有 1 项或 1 项以上阳性
　　①唾液流率(+)(≤1.5ml/15min)
　　②腮腺造影(+)
　　③涎腺放射性核素检查(+)

(6) 自身抗体:抗 SSA 抗体或抗 SSB 抗体(+)(双扩散法)

注:原发性干燥综合征:无任何潜在疾病的情况下,有下述 2 条则可诊断:符合上述 4 条或 4 条以上,但必须含有条目(4)组织学检查和/或条目(6)自身抗体;条目(3)(4)(5)(6)中任 3 条阳性。

继发性干燥综合征:患者有潜在的疾病(如任一结缔组织病),符合(1)和(2)中任 1 条,同时符合条目(3)(4)(5)中任 2 条。

必须除外头面颈部放疗史、丙型肝炎病毒感染、艾滋病、淋巴瘤、结节病、格雷夫斯病、抗乙酰胆碱药的应用(如阿托品、莨菪碱、溴丙胺太林、颠茄等)。

表 15-2　2016 年 ACR/EULAR 原发性干燥综合征分类标准

项目	得分
1. 唇腺灶性淋巴细胞浸润,且灶性指数≥1 个灶/4mm^2	3
2. 血清抗 SSA 抗体阳性	3
3. 至少单眼角膜染色计分(OSS)≥5(或 van Bijsterveld 评分≥4)	1
4. 至少单眼泪液分泌试验(Schirmer 试验)≤5mm/5min	1
5. 未刺激的全唾液流率≤0.1ml/min(Navazesh 和 Kumar 测定法)	1

注:常规服用胆碱能药物者应充分停药后再行上述 3、4、5 项评估口眼干燥的检查。该分类标准适用于任何满足纳入标准,并除外排除标准者,且上述 5 项得分总和≥4 者诊断为原发性干燥综合征。

纳入标准:至少有眼干或口干症状之一者,即下述至少有 1 项为阳性:①每日感到难以忍受的眼干症状持续 3 个月以上;②眼中反复沙砾感;③每日需用人工泪液≥3 次;④每日感到口干持续 3 个月以上;⑤吞咽干性食物需要频繁饮水帮助。或在 EULAR 干燥综合征疾病活动度指数(ESSDAI)问卷中至少出现 1 个系统阳性的可疑干燥综合征者。

排除标准:患者出现下列疾病,应予以排除:头颈部放射治疗史,活动性丙型肝炎病毒感染,艾滋病,结节病,淀粉样变性,移植物抗宿主病,IgG4 相关性疾病。

知识点 4

干燥综合征的鉴别诊断

1. 类风湿关节炎　两者均可出现关节痛或关节炎,且均有 RF 阳性,但类风湿关节炎表现为侵蚀性关节炎,口干、眼干症状不明显,抗 SSA 抗体和抗 SSB 抗体阴性。干燥综合征表现的关节痛无侵蚀性改变,且抗 SSA 抗体和抗 SSB 抗体阳性。

2. 系统性红斑狼疮　干燥综合征与系统性红斑狼疮均好发于女性,均可出现抗 SSA 抗体阳性,但系统性红斑狼疮多发于育龄期女性,而干燥综合征多发于中老年女性。两者的器官受累特点也有所不同,如干燥综合征肾脏受累以肾小管为主,系统性红斑狼疮肾脏受累以肾小球为主。抗 Sm 抗体或抗 dsDNA 抗体阳性、补体降低,有助于鉴别。

3. IgG4 相关性疾病　两者的病理学检查均有大量淋巴细胞浸润,且当 IgG4 相关性疾病累及唾液腺时,会影响其分泌功能,引起口干等症状,与干燥综合征的临床表现相似,但 IgG4 相关性疾病血清学检查示 IgG4 水平显著升高,组织学检查示 IgG4 阳性浆细胞大于 10 个/HP。

4. 结节病　可出现口干、眼干及外分泌腺肿大等症状,亦可出现高球蛋白血症,但病理学检查主要为非干酪样肉芽肿。

知识点 5

干燥综合征的常用西药

1. 对症治疗 使用人工泪液、唾液湿润替代治疗,改善眼干、口干等症状。

2. 系统治疗

(1) 基础治疗:常用药物为羟氯喹、艾拉莫德及白芍总苷,绝经后妇女可酌情使用雷公藤多苷。

(2) 伴有重要脏器受累者,可选用甲氨蝶呤、环磷酰胺、来氟米特等药物。

(3) 糖皮质激素及生物制剂:当患者合并肺间质病变、肾损害、血液系统损害、神经系统损害、血管炎、高球蛋白血症时,可使用糖皮质激素或生物制剂。

(4) 其他治疗:关节、肌肉疼痛者,使用非甾体抗炎药,如洛索洛芬钠、双氯芬酸钠、艾瑞昔布、美洛昔康等;严重低钾血症者当以静脉补钾为主,病情稳定后可口服氯化钾。

知识点 6

干燥综合征的病因病机

1. 禀赋不足 先天禀赋不足,肝肾阴虚;或素为瘦削之人,阴虚体质,易生内热燥火,致使阴津匮乏,发为燥痹。

2. 感受外邪 天行燥气,骄阳以曝,或久旱燥盛,万物凋零,人居其间,温热燥毒,灼气伤津,耗液伤血,燥痹乃成。

3. 情志失调 情志不畅,肝气郁结,郁而化火,灼伤津液;或五志过极化火,耗伤心血,阴亏津伤,血行滞涩,血瘀毒蕴而致燥。

4. 饮食失节 过食或嗜食辛辣香燥火炙之品,或偏嗜蕴湿生热之膏粱厚味,酿生痰浊,败伤脾胃,生化乏源,津液不足,发为燥痹。

总之,燥痹为本虚标实之证,以阴虚津亏为本、燥、热、痰、瘀、毒为标;基本病机为燥盛津伤,机体失于濡润。病位在口、齿、眼、鼻、咽、阴窍、肺、脾(胃)、肾、心、肝及肢体关节等,外伤四肢九窍,内损五脏六腑,病程长久,易于反复,缠绵难愈(图 15-3)。

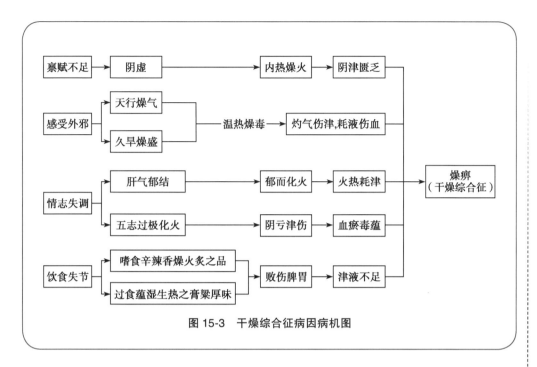

图 15-3 干燥综合征病因病机图

问题 2：该患者应如何辨证论治？

口干、眼干、大便干为素体阴虚，津液不足、输布乏源，清窍失于濡润所致；夜寐欠安为阴虚日久，心神失养所致；舌红苔少，脉细数亦为阴虚津亏之象。中医辨证论治如下：

中医诊断：燥痹（阴虚津亏证）。

治法：滋养阴液，生津润燥。

方药：沙参麦冬汤合六味地黄丸加减。

北沙参 20g　麦冬 15g　玉竹 20g　桑叶 12g
天花粉 15g　百合 12g　白芍 20g　生地黄 15g
山茱萸 12g　山药 20g　牡丹皮 15g　泽泻 15g
茯苓 20g　甘草 6g

7 剂，每日 1 剂，水煎 400ml，早晚分 2 次温服。

患者服药 7 剂后口干、眼干减轻，大便调。原方白芍加量至 30g，加当归 12g、墨旱莲 15g、女贞子 15g，以增强养血活血、滋养肝肾之功。服用 14 剂后，患者口干、眼干明显减轻。嘱规律随诊。

【病例 2】

患者，女，25 岁，就诊日期 2017 年 12 月 14 日。

主诉：双下肢紫癜 10 年，口干、眼干 8 年，加重 1 个月。

现病史：患者于 10 年前劳累后出现双下肢紫癜（图 15-4，见书末彩图），于当地医院诊断为"过敏性紫癜"，短期应用糖皮质激素（具体名称及用量不详）及雷公藤多苷片等，症状好转后停药。8 年前紫癜再次发作，并出现口干，眼干涩，伴乏力、多尿，诊断为"干燥综合征"[高球蛋白血症紫癜、肾间质损害（图 15-5，见书末彩图)、肾小管酸中毒(图 15-6)、电解质紊乱、白细胞减少症],予糖皮质激素联合羟氯喹治疗,症状好转后出院。1 个月前因妊娠自行停药,紫癜复发。

现症:口干,牙齿片状脱落,眼干、有磨砂感,视物模糊、畏光,双下肢紫癜样皮疹,米粒大小,呈暗红色,脱发,腰背部刺痛,寐欠安,小便频数,大便干。

舌脉:舌质暗红,苔少、有裂纹(图 15-7,见书末彩图),脉弦细。

辅助检查:WBC $3.26×10^9/L$;尿 pH 7.5;K^+ 2.53mmol/L,Cl^- 116mmol/L,二氧化碳结合力 15.9mmol/L;ESR 86mm/h;IgG 52.2g/L;ANA(+)1:1 000,核颗粒型,抗 SSA 抗体(+++),抗 SSB 抗体(+++),抗 Ro-52 抗体(+++)。CT 提示:双肺下叶少许间质改变,双肺多发小结节灶,所见层面双肾多发钙化灶。

西医诊断:干燥综合征,肺间质病变,肾小管酸中毒,低钾血症,白细胞减少症。

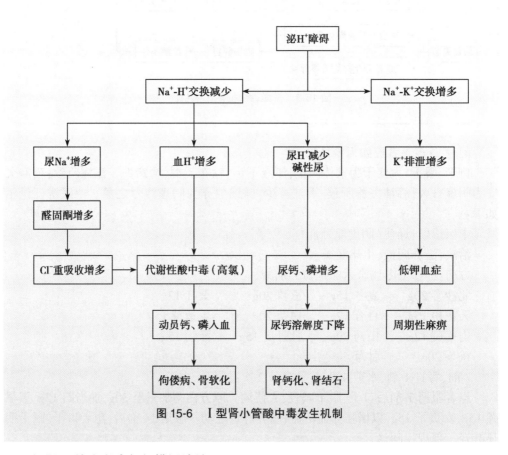

图 15-6　Ⅰ型肾小管酸中毒发生机制

问题 3:该患者应如何辨证论治?

口干,眼干、磨砂感为阴虚不能濡润清窍;四肢散在紫癜样皮疹为阴津亏虚,脉道失养,血行滞涩,溢出脉外;津血同源,津亏则血虚,不能濡养毛发则脱发;腰背部刺痛为阴津匮乏,因虚致瘀,瘀血阻络,失于濡养;大便干为阴虚津亏,肠涩失润所致;舌质暗红,苔少、有裂纹,脉弦细亦为阴虚血瘀之象。中医辨证论治如下:

中医诊断:燥痹(阴虚血瘀证)。

治法:生津养血,化瘀通络。

方药:沙参麦冬汤合血府逐瘀汤加减。

北沙参 20g　　麦冬 30g　　玉竹 20g　　天花粉 15g

桑叶 20g　　　当归 12g　　川芎 9g　　　生地黄 15g

桃仁 12g　　　红花 20g　　枳壳 15g　　赤芍 10g

柴胡 12g　　　牛膝 15g　　甘草 6g

14 剂,每日 1 剂,水煎 400ml,早晚分 2 次温服。

并予口服甲泼尼龙片,每次 8mg,每日 1 次;羟氯喹,每次 200mg,每日 2 次;枸橼酸钾颗粒,每次 2g,每日 3 次。

患者服药 2 周后无新发紫癜,口干、眼干均明显好转,舌苔渐复,原方去桃仁、红花,加鸡血藤 10g、白芍 10g 以加强滋阴活血通络之功,加茯苓 15g 以健脾益气生血,继服 14 剂。

复查实验室检查:WBC 7.43×10^9/L;尿 pH 6.5;K^+ 4.1mmol/L,Cl^- 102mmol/L,二氧化碳结合力 28mmol/L;ESR 20mm/h;IgG 29.2g/L。

【病例 3】

患者,女,55 岁,就诊日期 2018 年 11 月 12 日。

主诉:口干、眼干 3 年,加重伴胸闷、憋喘 1 个月。

现病史:患者于 3 年前无明显诱因出现口干、眼干,未予重视。1 个月前劳累后出现咳嗽,咳少量白痰,伴胸闷、憋喘,口干、眼干加重,遂就诊于某医院呼吸科。查胸部 CT 示:肺间质纤维化。ANA(+),抗 SSA 抗体(+),抗 SSB 抗体(+),抗 Ro-52 抗体(+),诊为"干燥综合征、肺间质纤维化",予醋酸泼尼松片 10mg/d,并予抗感染、止咳化痰等治疗,症状稍有好转。

现症:口干、眼干、磨砂感,咽干,活动后胸闷、憋喘,时有咳嗽,咳少量白痰,乏力,纳呆,寐欠安,二便调。

舌脉:舌质暗红,苔少,脉弦。

辅助检查:血尿常规、血生化及免疫球蛋白均未见明显异常;ANA(+)1∶1 000,核颗粒型,抗 SSA 抗体(+++),抗 SSB 抗体(++),抗 Ro-52 抗体(+++);胸部 CT 示:肺间质纤维化(图 15-8)。

西医诊断:干燥综合征,肺间质纤维化。

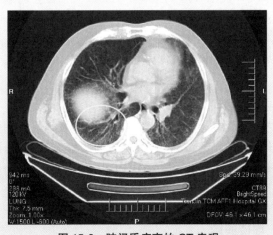

图 15-8　肺间质病变的 CT 表现

问题4：该患者应如何辨证论治？

口干、眼干、咽干为阴虚不能濡润清窍；活动后胸闷、憋喘，时有咳嗽，咳少量白痰为津伤成燥，蕴久成毒，燥毒痹阻经络，肺失宣降，津液输布失常；舌质暗红、苔少，脉弦亦符合阴虚燥毒之象。中医辨证论治如下：

中医诊断：肺痹（阴虚燥毒证）。

治法：养阴生津，润燥解毒。

方药：养阴清肺汤加减。

生地黄 10g	麦冬 30g	玄参 10g	浙贝母 10g
牡丹皮 10g	薄荷 6g（后下）	赤芍 10g	金银花 20g
黄芩 12g	白花蛇舌草 15g	紫菀 10g	桔梗 10g
橘络 6g	丹参 10g	甘草 6g	

14剂，每日1剂，水煎400ml，早晚分2次温服。

并予口服醋酸泼尼松片，每次10mg，每日1次；碳酸钙D_3片，每次1.5g，每日2次；阿法骨化醇软胶囊，每次0.25μg，每日2次。

患者服药2周后口干、眼干、咳嗽均减轻，胸闷、憋喘好转。嘱定期随诊。

【病例4】

患者，女，54岁，就诊日期2019年1月30日。

主诉：反复口干、眼干8年，皮肤瘀斑20天。

现病史：患者于8年前无明显诱因出现口干、眼干，每于劳累后发作。20天前因车祸外伤就诊于急诊，查血常规示血小板计数$18×10^9/L$，输注血小板后升至$38×10^9/L$，1个月后，复查血小板为$13×10^9/L$。ANA（+）1：1 000，核颗粒型，抗SSA抗体（+++），抗SSB抗体（+++），抗磷脂抗体（-）。诊断为"干燥综合征、血小板减少症"。

现症：口干，进干性食物需用水送服，眼干、有磨砂感，猖獗龋齿，神疲乏力，心悸，气短，干咳，无痰，左膝关节疼痛，周身多处大片瘀点、瘀斑，纳呆，寐欠安，小便调，大便稀。

舌脉：舌质淡红，苔薄白，脉细弱。

辅助检查：血小板计数$16×10^9/L$；尿常规及血生化检查均未见明显异常；ESR 105mm/h；IgG 35.8g/L，IgM 5.84g/L。胸部CT示：双肺多发肺大疱，部分肺泡壁较厚，不排除感染及局部支气管扩张。

西医诊断：干燥综合征，血小板减少症。

问题5：该患者应如何辨证论治？

口干，进干性食物需用水送服，眼干、有磨砂感，猖獗龋齿为阴津亏虚，不能润养；神疲乏力、气短、干咳为气虚之象；左膝关节疼痛为阴虚血瘀，脉道滞涩，痹阻经络；周身多处大片瘀点、瘀斑为燥毒煎灼津液，瘀血内生，血行不畅，溢于脉外；舌质淡红、苔薄白，脉细弱亦为气阴两虚之象。中医辨证论治如下：

中医诊断：燥痹（气阴两虚证）。

治法：益气养阴，增液润燥。

方药：生脉散合沙参麦冬汤加减。

麦冬 30g	五味子 15g	党参 15g	北沙参 20g
玉竹 20g	桑叶 12g	玄参 20g	天花粉 15g
黄芪 30g	仙鹤草 15g	藕节炭 15g	甘草 6g

7 剂,每日 1 剂,水煎 400ml,早晚分 2 次温服。

并予口服甲泼尼龙片,每次 30mg,每日 1 次;静脉滴注盐酸莫西沙星氯化钠注射液,每次 0.4g,每日 1 次;口服碳酸钙 D_3 片,每次 1.5g,每日 1 次。

患者服药 7 天后复查血常规,血小板计数升至 $206×10^9$/L,瘀点、瘀斑明显减轻。原方黄芪加量至 40g,党参加量至 30g,加炒白术 30g,加强健脾益气之功;甲泼尼龙片减量至每次 20mg,每日 1 次。服药 14 天后复查血常规,血小板计数升至 $237×10^9$/L,瘀点、瘀斑好转。二诊方去藕节炭,甲泼尼龙片减量至每次 10mg,每日 1 次。嘱定期随诊。

知识点 7

干燥综合征的辨证论治

1. 阴虚津亏证

主症:口干,眼干,鼻干,咽干,吞咽干涩,猖獗龋齿。

次症:干咳少痰,头晕耳鸣,五心烦热,腰膝酸软,夜尿频数。

舌脉:舌质红,或有裂纹,少苔或无苔,脉细数。

治法:滋养阴液,生津润燥。

推荐方药:沙参麦冬汤合六味地黄汤加减。

组成:沙参、麦冬、玉竹、桑叶、天花粉、生地黄、熟地黄、山药、山茱萸、牡丹皮、泽泻、茯苓、甘草。

加减:口干甚者,加天冬、百合;眼干甚者,加石斛、白芍。

2. 气阴两虚证

主症:口干,眼干,神疲乏力,气短。

次症:心悸,食少纳呆,大便溏泄。

舌脉:舌质淡红,少苔或无苔,脉细弱。

治法:益气养阴,增液润燥。

推荐方药:生脉散合沙参麦冬汤加减。

组成:西洋参、麦冬、五味子、黄芪、沙参、玉竹、桑叶、天花粉、白扁豆、甘草。

加减:心烦失眠者,加炒酸枣仁、柏子仁、首乌藤;食欲不振者,加砂仁、陈皮;大便久溏者,加山药、白术。

3. 阴虚燥毒证

主症:口干,眼干,咽干,咽痛,牙龈肿痛,口角糜烂,鼻干鼻衄,目赤多眵。

次症:发颐或瘰疬,身热或低热羁留,小便黄赤,大便干结。

舌脉:舌质干红或有裂纹,少苔或苔黄燥,脉弦细数。

治法:养阴生津,润燥解毒。

推荐方药:养阴清肺汤加减。

组成:生地黄、麦冬、玄参、蒲公英、牡丹皮、赤芍、金银花、白花蛇舌草、薄荷(后下)、甘草。

加减:咽喉肿痛者,加板蓝根、牛蒡子;发颐、瘰疬难消者,加夏枯草、浙贝母;咳嗽黄痰者,加黄芩、鱼腥草。

4. 阴虚血瘀证

主症:口干,眼干,关节肿痛,肌肤甲错,肢体瘀斑瘀点。

次症:肢端变白与变紫交替,皮下脉络隐隐。

舌脉:舌质暗或瘀斑,少苔或无苔,脉细涩。

治法:生津养血,化瘀通络。

推荐方药:沙参麦冬汤合血府逐瘀汤加减。

组成:沙参、麦冬、玉竹、桑叶、天花粉、熟地黄、当归、川芎、红花、枳壳、赤芍、柴胡、牛膝、甘草。

加减:关节肿痛甚者,加醋乳香、醋没药、皂角刺;肌肤甲错甚者,加白芍、桃仁、酒大黄;伴雷诺现象者,加水蛭、地龙、鸡血藤。

5. 阴虚湿热证

主症:口干,眼干,口苦,口渴不欲饮。

次症:纳呆,腹胀,倦怠乏力,小便黄赤,大便黏滞。

舌脉:舌质红,苔黄或黄燥,脉滑数。

治法:益气养阴,清热祛湿。

推荐方药:玉液汤合王氏连朴饮加减。

组成:山药、黄芪、知母、葛根、天花粉、鸡内金、芦根、石菖蒲、半夏、栀子、淡豆豉。

加减:腹胀、纳呆甚者,加厚朴、砂仁(后下)、炒麦芽;小便黄赤甚者,加苍术、黄柏、牛膝。

名医经验

知识点 8

干燥综合征的其他治疗方法

1. 针刺

主穴:太冲、太溪、三阴交、血海。

配穴:口干加廉泉、金津、玉液,用提插泻法,至口含津液欲出;眼干加睛明、四白,用雀啄法,至眼球湿润;腮腺肿大加颊车、翳风,用泻法;阴道干燥加中极、会阴;关节疼痛尤以膝关节多见,加血海、梁丘;身热羁留于少泽、大椎点刺放血;神疲乏力加足三里、气海、关元。每日 1 次,留针 20 分钟。

2. 中药雾化　使用滋阴润燥、清热解毒类中药,如石斛、玄参、谷精草、菊花、金银花等,进行雾化吸入。

3. 中药熏蒸　中药熏眼联合穴位按摩,主穴为睛明、承泣、四白、鱼腰、丝竹空等,每穴按摩 50~100 次,共约 5 分钟,可缓解眼干涩、磨砂感,提高眼部舒适度。

4. 中药外敷　将吴茱萸粉末用醋或茶水调成糊状,睡前敷涌泉穴,次日晨起取下。

笔记

知识点 9

干燥综合征的预后及调护

1. 预后 以腺体损害为主者,预后尚可;伴有重要脏器损害者,预后欠佳。

2. 调护

(1) 饮食起居调护:平时多饮水,可酌情选用菊花、麦冬、石斛等代茶饮,以缓解口干、眼干症状。

(2) 情志调护:减轻精神压力,保持乐观情绪,增强战胜疾病的信心。

(3) 局部调护:注意口腔卫生,防止口腔感染;注意用眼卫生,避免强光刺激;保持皮肤清洁,防止继发感染。

临证要点

燥痹初期以阴虚津亏或气阴两虚为主,表现为神疲乏力,心悸,气短,食少纳呆,治疗以益气养阴、增液润燥为主,常用药物有沙参、麦冬、五味子、玉竹、百合、桑叶、天花粉等。亦可因外感风寒湿邪,郁而化热,表现为口苦,渴而不欲饮,目赤多眵,纳呆,腹胀,治疗以益气养阴、清热祛湿为主,常用药物有山药、黄芪、知母、天花粉、薏苡仁、苍术、黄柏、牛膝等。

燥痹中期以阴虚燥毒为主,表现为咽痛,牙龈肿痛,发颐或瘰疬,身热或低热羁留,治疗以养阴生津、润燥解毒为主,常用药物有玄参、麦冬、生地黄、金银花、连翘、白花蛇舌草、赤芍、牡丹皮等。

燥痹后期以阴虚血瘀为主,表现为肢体瘀斑瘀点,皮下脉络隐隐,治疗以生津养血、化瘀通络为主,在养阴润燥的同时,兼用活血通络之品,如桃仁、红花、地龙、赤芍等。

治燥痹以甘凉平润药物为主,滋阴之药易滋腻碍脾胃,常配伍陈皮、炒白术、茯苓等健脾和胃。慎用辛燥之品,以防耗伤津液。

经典论述

1. 《素问·阴阳应象大论》:"燥胜则干。"

2. 《类证治裁·燥症论治》:"燥有外因,有内因。因于外者,天气肃而燥胜,或风热致伤气分,则津液不腾。宜甘润以滋肺胃,佐以气味辛通。因乎内者,精血夺而燥生,或服饵偏助阳火,则化源日涸。宜柔腻以养肾肝,尤资血肉填补。"

3. 《素问玄机原病式·六气为病》:"诸涩枯涸,干劲皴揭,皆属于燥。"

4. 《温热经纬·三时伏气外感篇》:"秋燥一证,气分先受,治肺为急。若延绵数十日之久,病必入血分,又非轻浮肺药可治,须审体质证端。"

5. 《证治汇补·提纲门》:"虚燥,由肾阴虚涸,故小便数、咽干喉肿,此皆燥之初因也。"

方　剂

1. 沙参麦冬汤
2. 六味地黄汤
3. 生脉散
4. 增液汤
5. 银翘散
6. 血府逐瘀汤
7. 玉液汤
8. 王氏连朴饮
9. 养阴清肺汤

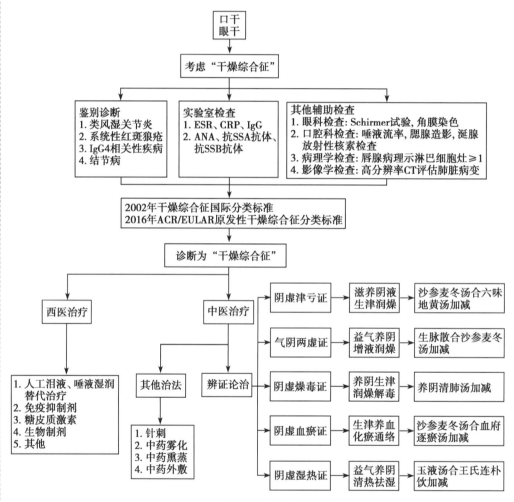

图 15-9　干燥综合征诊疗流程图

（刘　英）

扫一扫
测一测
日日测一测

复习思考题

1. 试述干燥综合征并发肾小管酸中毒的机制。

2. 简述干燥综合征的病理损伤特征。

3. 根据《素问玄机原病式》原文"诸涩枯涸，干劲皲揭，皆属于燥"，试述干燥综合征的病因病机。

第十六章

系统性硬化病

 培训目标

1. 掌握系统性硬化病的临床表现。
2. 掌握系统性硬化病的病因病机和辨证论治。
3. 熟悉系统性硬化病的实验室检查及影像学检查。
4. 了解系统性硬化病的分类。
5. 了解系统性硬化病的外治法及日常调护。

系统性硬化病(systemic sclerosis,SS)是一种以皮肤增厚和纤维化为特征的自身免疫病,临床表现以皮肤真皮层增生引起皮肤增厚、纤维化为特征,还可累及消化道、肺、肾、心、血液等多个系统。本病可分为局限皮肤型系统性硬化病、弥漫皮肤型系统性硬化病、无皮肤硬化型系统性硬化病、重叠综合征,其中CREST综合征为局限皮肤型系统性硬化病的亚型之一,表现为钙质沉着(calcinosis)、雷诺现象(Raynaud's phenomenon)、食管运动功能障碍(esophageal dysmotility)、指硬化(sclerodactyly)和毛细血管扩张(telangiectasis)。本病在美国患病率为(12~20)/10万,好发于女性,男女比约为1:6,发病年龄多在45~64岁。本病属中医学"痹证""皮痹"范畴。

【病例】

患者,女,57岁,就诊日期2019年3月26日。

主诉:双手雷诺现象伴皮肤硬化7年,加重1个月。

现病史:患者于7年前无明显诱因出现双手雷诺现象,双手及面部皮肤紧绷感,双手、双膝、双踝关节疼痛,诊断为"系统性硬化病",后双手及面部皮肤变硬,呈进行性加重,渐发展为手指屈曲畸形。2017年起口服甲氨蝶呤片,每周7.5mg,病情控制尚可。1个月前因天气变化,上述症状加重。

现症:双手雷诺现象,情绪激动时明显,双手、双前臂、前胸、腰腹部及背部皮肤

本例患者
更多临床
表现图片
ER-16-1

硬化,色紫暗(图16-1、图16-2,见书末彩图),双手、肘、膝、踝关节胀痛,双上肢及背部皮肤瘙痒、刺痛,张口及吞咽稍受限,心烦易怒,活动后胸闷气促,口干,脱发,纳可,寐安,二便调。

舌脉:舌质淡紫,苔薄白,有裂纹,脉细涩。

专科检查:双手、双前臂、前胸部、腰腹部及背部皮肤硬化,色紫暗,双下肢轻微凹陷性水肿。

辅助检查:ANA(+)1∶1 000,着丝点型+核均质型;抗硬皮病70抗体(+++);抗着丝点抗体(+++)。ESR 8.0mm/h,CRP 1.8mg/L;血尿常规均无明显异常。心脏彩超提示:升主动脉、主动脉内径增宽;二尖瓣、三尖瓣轻度关闭不全;肺动脉压20mmHg。胸部CT提示:双肺纹理增多,双肺多发片状磨玻璃样改变,考虑系统性硬化病相关肺部改变(图16-3);主动脉硬化,冠状动脉钙化,心影增大。

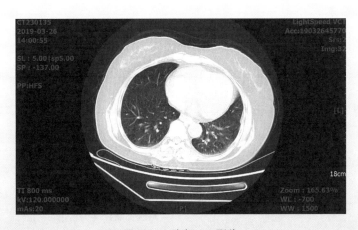

图16-3 胸部CT影像

问题1:该患者以雷诺现象、皮肤硬化为主诉,如何根据其症状特征进行诊断?

患者为中年女性,以雷诺现象、皮肤硬化为主诉就诊,诊断应以此为主线展开。临床诊治皮肤硬化的患者,先辨别皮肤是硬肿还是萎缩,以便与硬肿病相鉴别,硬肿病常表现为项部及肩部皮肤硬肿,进行性向面部、胸背、上臂等处发展,皮色正常,可起皱,无萎缩,故可排除。还应与混合性结缔组织病相鉴别,该病也可出现雷诺现象,但以腊肠指为典型表现,抗U1-RNP抗体阳性,故可排除。本例患者双手及双前臂皮肤硬化,雷诺现象,ANA阳性、抗硬皮病70抗体阳性、抗着丝点抗体阳性,双肺磨玻璃样改变,按照2013年ACR/EULAR系统性硬化病的分类标准,评分为17分,故可诊断为系统性硬化病。

知识点 1

系统性硬化病的临床表现

1. 皮肤表现　皮肤硬肿、硬化、萎缩,"面具脸",口裂变小,口周皮肤收缩成放射状,雷诺现象,指垫扁平、指端凹痕、指/趾溃疡等。

2. 消化系统　食管受累最为常见,食管平滑肌萎缩导致食管下段狭窄、蠕动减弱,出现吞咽困难,还可出现反流性食管炎;肠道受累表现为腹痛、腹胀、腹泻或便秘,体重下降和营养不良。

3. 呼吸系统　肺间质纤维化改变,后期出现肺动脉高压。

4. 循环系统　心脏瓣膜硬化导致关闭不全;心包炎、心包积液;由于肺纤维化、肺动脉高压导致右心肥大;心律失常等。

5. 肾脏　大多表现为蛋白尿、血尿,缓慢进展为慢性肾衰竭,个别病例出现"硬皮病肾危象",即严重高血压、急进性肾衰竭,出现头痛、气促、抽搐、神志不清等症状,预后差。

6. 关节　早期可有关节痛,由于跨关节的皮肤硬化常致关节僵硬,活动受限,手指关节挛缩呈爪状。

知识点 2

系统性硬化病的实验室检查和其他辅助检查

1. 自身抗体(表 16-1)

表 16-1　系统性硬化病的自身抗体

自身抗体	细胞内定位	系统性硬化病相关亚型	临床意义
抗硬皮病 70 抗体(Scl-70)	核质、核仁	弥漫型	与指端溃疡坏死、肺间质纤维化、严重心脏受累、肾危象相关
RNA 多聚酶 I、II、III	核质(II、III)、核仁(I)	弥漫型	与肾危象、肺动脉高压相关
着丝点蛋白	核质、核仁	局限型	与指端溃疡、钙质沉着和肺动脉高压相关
U3-RNP	核仁	无	与合并肺动脉高压、肺纤维化、心脏受累和肌炎相关

2. 病理及甲褶检查　硬变皮肤病理学检查见网状真皮致密胶原纤维增多、表皮变薄、表皮突消失、皮肤附属器萎缩;真皮和皮下组织内(也可在广泛纤维化

部位)可见 T 淋巴细胞大量聚集。甲褶毛细血管显微镜检查显示毛细血管样扩张及正常血管消失。

3. 影像学检查

(1) X 线:胸部 X 线可显示两肺纹理增多,也可见网状或结节状致密影,以肺底为著;X 线检查可见皮下钙化,末端指骨吸收溶解变细甚至消失,关节间隙狭窄和关节面骨硬化;钡餐检查可发现食管、胃肠道运动异常。

(2) CT:高分辨率 CT 是诊断和评估间质性肺病的主要手段,可检查出大部分肺功能异常患者的间质性病变。肺间质病变早期可表现为磨玻璃样改变,晚期出现蜂窝样改变、肺纤维化及牵拉性支气管扩张。

4. 肺功能检查　主要表现为肺活量下降和肺顺应性降低,气体交换障碍表现为弥散率降低和活动后氧分压降低。

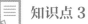 **知识点 3**

系统性硬化病的诊断标准

1. 1980 年美国风湿病学会的分类标准

(1) 主要条件

近端皮肤硬化:手指及掌指(跖趾)关节近端皮肤增厚、紧绷、肿胀。这种改变可累及整个肢体、面部、颈部和躯干(胸、腹部)。

(2) 次要条件

①指硬化:上述皮肤改变仅局限于手指。

②指尖凹陷性瘢痕或指垫消失:由于缺血导致指尖凹陷性瘢痕或指垫消失。

③双肺基底部纤维化:在立位胸部 X 线片上,可见条状或结节状致密影,以双肺底为著,也可呈弥漫斑点或蜂窝状肺。但应除外原发性肺病所引起的这种改变。

判定:具有主要条件或 2 条(含)以上次要条件者,可诊断为系统性硬化病。此外,雷诺现象,多发性关节炎或关节痛,食管蠕动异常,皮肤活检示胶原纤维肿胀和纤维化,血清 ANA、抗硬皮病 70 抗体和抗着丝点抗体阳性均有助于诊断。

2. 2013 年 ACR/EULAR 系统性硬化病的分类标准(表 16-2)

该标准适用于任何被考虑纳入系统性硬化病研究的患者;不适用于皮肤增厚未累及手指,或有其他能更好地解释临床表现的相似疾病(如肾源性硬化性纤维化、广义局限性硬皮病、嗜酸性筋膜炎、糖尿病相关性硬肿病、硬化性黏液水肿、红斑性肌痛症、卟啉症、苔藓样变、移植物抗宿主病、糖尿病性关节炎)。总分是通过每个类别中的最大权重(分数)相加来确定的,总分≥9 分可诊断为系统性硬化病。

表 16-2　2013 年 ACR/EULAR 系统性硬化病分类标准

标准	子标准	权重/分数
向掌指关节近端延伸的双手手指皮肤增厚（充分条件）		9
手指皮肤增厚（只计算较高分）	手指肿胀	2
	指端硬化（未及掌指关节，但离近指间关节较近）	4
指尖病变（只计算较高分）	指尖溃疡	2
	指尖凹陷样瘢痕	3
毛细血管扩张		2
甲襞毛细血管异常		2
肺动脉高压和/或间质性肺病（最高 2 分）	肺动脉高压和/或间质性肺病	2
雷诺现象		3
系统性硬化病相关性自身抗体（最高 3 分）	抗着丝点抗体 抗拓扑异构酶 I 抗体 抗 RNA 聚合酶 III 抗体	3

知识点 4

系统性硬化病的鉴别诊断

1. 混合性结缔组织病　也可出现雷诺现象、双手肿胀、皮肤硬化、抗核抗体阳性、肺动脉高压等与系统性硬化病相似的表现，但其常见腊肠指、肢端硬化，少见广泛皮肤硬化，且抗 U1-RNP 抗体阳性。

2. 硬肿病　急性发病，有急性感染史，表现为项部及肩部皮肤发硬，进行性向面部、胸背、上臂等处发展，皮肤变硬呈进行性、对称性、弥漫性，皮肤可起皱，无萎缩、色素改变及毛发脱落等现象，局部感觉如常。组织病理学检查见表皮和附属器基本正常，胶原纤维束增厚，真皮较正常增厚约 3 倍。

3. 硬化性黏液水肿　是一种慢性特发性疾病，皮肤表现有蜡样丘疹、浸润性红斑、硬肿等；病情进展可出现"面具脸"、指端硬化、吞咽困难等，但硬肿皮肤可活动和捏起。组织病理学可见表皮萎缩，真皮成纤维细胞增多，部分毛囊萎缩；阿尔辛蓝染色阳性。

知识点 5

系统性硬化病的常用西药（表 16-3）

表 16-3　系统性硬化病的常用西药

症状	常用药
皮肤病变	甲氨蝶呤、环磷酰胺、吗替麦考酚酯等
雷诺现象	硝苯地平
消化道症状	质子泵抑制剂、促胃动力药物
肺间质病变、心血管病变、肾及神经系统病变	糖皮质激素联合免疫抑制剂（甲氨蝶呤、环磷酰胺、吗替麦考酚酯、环孢素、硫唑嘌呤等）
肺动脉高压	内皮素受体拮抗剂（波生坦）、尼达尼布、前列腺素类似物（前列地尔）、西地那非等
肾危象	血管紧张素转换酶抑制剂

知识点 6

系统性硬化病的病因病机

1. 禀赋不足　素体禀赋不足，脾肾两虚，气血亏乏，不能濡养肌肤。

2. 感受外邪　正气亏虚，腠理不密，风寒湿邪乘虚而入，凝于腠理，客于肌肤，肌腠失养；或感受风热之邪，津伤液耗，血涩凝滞，肌肤失养。

3. 情志不畅　情志郁结，肝失疏泄，气机不畅，气滞血瘀。

4. 劳逸失度　劳逸过度，脾伤胃损，水谷失运、气化无力，气虚血瘀。

本病起病隐匿，病程缠绵，易反复发作。多因正气亏虚、营卫不和、情志不畅、风寒湿邪乘虚侵袭，客于皮腠，痹阻经脉，皮肤失荣而出现肢冷肤寒、肿胀；或风热之邪耗液伤津，血脉阻滞，肌肤失养而出现手足溃疡、疼痛剧烈。日久正虚，邪与瘀结，则皮肤坚硬如革、萎缩，肌肉消瘦挛缩，关节屈伸不利。本病久病入络，邪客脏腑，导致脏腑失荣，则心、肺、脾、肾等多个脏腑功能受损（图 16-4）。

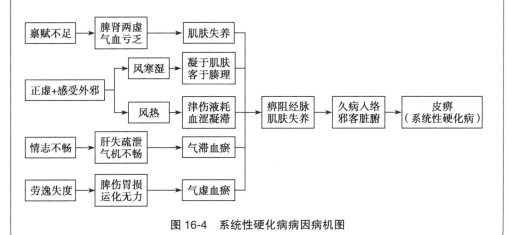

图 16-4　系统性硬化病病因病机图

问题2:该患者应如何辨证论治?

该患者皮肤变硬,局部色素沉着紫暗,关节胀痛,雷诺现象,情绪激动时明显,肌肤瘙痒、刺痛,为气滞血瘀,脉络痹阻,气血运行不畅,不能荣养肌肤、筋骨、关节所致;舌质淡紫、苔薄白有裂纹,脉细涩亦为气滞血瘀、脉络痹阻之象。中医辨证论治如下:

中医诊断:皮痹(气滞血瘀,脉络痹阻证)。

治法:疏肝解郁,活血通络。

方药:柴胡疏肝散合血府逐瘀汤加减。

柴胡 15g	枳壳 15g	陈皮 10g	香附 10g
桃仁 15g	红花 15g	赤芍 10g	川芎 15g
牛膝 10g	生地黄 10g	当归 10g	地龙 10g

炙甘草 6g

10剂,每日1剂,水煎400ml,早晚分2次温服。

并予口服甲氨蝶呤片,每周10mg;硝苯地平控释片,每日30mg。

患者服药10天后雷诺现象及关节疼痛好转,后定期复诊,2个月后雷诺现象减轻,继用中药联合甲氨蝶呤每周10mg维持治疗。

知识点 7

系统性硬化病的辨证论治

1. 热毒内蕴,瘀血阻滞证

主症:手足溃疡、痛处难当,皮肤硬肿发展迅速。

次症:发热,咳嗽,关节肿胀灼热,口不渴或渴喜冷饮,小便短赤,大便略干或黏滞不爽。

舌脉:舌质红,苔黄腻,脉滑数。

治法:清热凉血,活血通络。

推荐方药:清热地黄汤加减。

组成:水牛角(先煎)、蒲公英、生地黄、牡丹皮、赤芍、白芍、白花蛇舌草、威灵仙、醋乳香、醋没药、丹参、黄芪、鸡血藤、桃仁、土鳖虫。

加减:关节疼痛者,加羌活、独活、牛膝;低热者,加地骨皮、青蒿(后下);高热者,加生石膏(先煎);肌痛无力者,加垂盆草、苦参、炒白术;伴肢端溃疡者,加徐长卿、金雀根、紫草、槐花;咳嗽痰黄者,加鱼腥草、桑白皮、川贝母。

2. 气滞血瘀,脉络痹阻证

主症:指/趾青紫,雷诺现象频繁,肤色黧黑,黑白斑驳,皮肤板硬、麻痒刺痛,关节僵化,活动不利。

次症:心烦易怒,月经不调,进食哽噎,纳呆,腹胀。

舌脉:舌质紫,舌下青瘀,苔薄,脉细涩。

治法:疏肝解郁,活血通络。

推荐方药:柴胡疏肝散合血府逐瘀汤加减。

组成:柴胡、枳壳、陈皮、香附、桃仁、红花、赤芍、川芎、牛膝、生地黄、当归、地龙、桔梗。

加减:纳呆、腹胀者,加炒麦芽、香橼皮;月经量少者,加益母草;皮肤僵硬明显者,加皂角刺、姜黄;皮肤瘙痒者,加荆芥、防风、地肤子。

3. 脾肾阳虚,瘀血阻络证

主症:皮肤硬肿,面、手肿胀发紫,晨起握拳受限,形寒肢冷。

次症:肤色正常或淡黄,关节冷痛,屈伸不利,腰膝酸软,小便清长,大便溏。

舌脉:舌质淡,苔白或白腻,脉沉细濡。

治法:温肾健脾,活血化瘀。

推荐方药:右归丸合桃红四物汤加减。

组成:制附子(先煎)、熟地黄、山茱萸、山药、枸杞子、杜仲、肉桂、黄芪、当归、丹参、桃仁、鸡血藤、炒白术、生地黄、茯苓皮、炙甘草。

加减:畏寒肢冷显著者,制附子加量;皮肤硬肿明显者,加马鞭草;雷诺现象明显者,加土鳖虫、川芎。

4. 气血两虚,瘀血阻络证

主症:皮肤贴骨,活动不利,麻木不仁。

次症:少气懒言,头晕眼花,动则心悸,面唇、指甲色淡,纳呆腹胀。

舌脉:舌质淡,苔薄白,脉细弱。

治法:补益气血,活血通络。

推荐方药:归脾汤合桃红四物汤加减。

组成:党参、当归、黄芪、炒白术、茯苓、桃仁、川芎、红花、土鳖虫、积雪草、乌梢蛇、淫羊藿、鸡血藤、制何首乌。

加减:纳呆、腹胀者,加炒麦芽、砂仁(后下)、香橼皮;动则心悸、下肢水肿者,加猪苓、泽泻、桂枝。

知识点 8

系统性硬化病的其他治疗方法

1. 针灸治疗

局部取穴:头面取阳白、颧髎、颊车、迎香等;胸背取膻中、中府、心俞、膈俞、肝俞、大肠俞等;上肢取曲池、手三里、外关、合谷等;下肢取风市、足三里、三阴交、丰隆、阳陵泉等。

根据病情辨证采用艾条灸、艾炷灸、温针灸等。

2. 中药外治　皮肤无破溃者,可选择中药外敷、中药离子导入、蜡疗、中药泡洗、中药熏蒸、中药全身浸浴、中药穴位贴敷等。

知识点 9

系统性硬化病的预后及调护

系统性硬化病多数病情进展缓慢,若能早期诊断,控制病情进展,则预后尚可。若累及心、肺、肾等脏器,尤其出现肺动脉高压时预后不良。

注意保暖是控制雷诺现象的重要措施;饮食应营养均衡,忌食肥甘厚味、辛辣刺激食品;帮助患者减轻精神负担,保持乐观的情绪,避免紧张、激动;适度锻炼,活动量逐步增加,循序渐进。

临证要点

1. 本病发病的内在因素为气血不足、脾肾阳虚、情志不畅,外在条件为风寒湿热等外邪侵袭,客于肌肤,脉络痹阻,导致脏腑功能失调。

2. 本病病性为本虚标实。邪实多为寒、湿、热、痰、瘀等,正虚多为气、血、阴、阳亏虚,心、肺、脾、肾等脏腑功能失调。病位主要在皮肤,累及肌肉、筋骨、关节,若迁延不愈,则内舍五脏六腑。故应密切关注病情演变,注意脏腑功能变化。

3. 临床辨治需分病期、审虚实、辨痰瘀。本病初起,外邪侵袭,经络痹阻,治以祛邪通络为主;病情进展,痰瘀痹阻,以活血化瘀通络为主;若迁延日久,损及正气,则以补益气血、温补脾肾为主。

经典论述

1.《诸病源候论·风湿痹候》:"风湿痹病之状,或皮肤顽厚,或肌肉酸痛。风寒湿三气杂至,合而成痹。其风湿气多而寒气少者,为风湿痹也。由血气虚,则受风湿,而成此病。"

2.《张氏医通·痿痹门》:"皮痹者,即寒痹也。邪在皮毛,瘾疹风疮,搔之不痛,初起皮中如虫行状。"

3.《景岳全书·风痹》:"盖痹者闭也,以血气为邪所闭,不得通行而病也。"

4.《素问·五脏生成》:"卧出而风吹之,血凝于肤者为痹。"

5.《圣济总录·诸痹门》:"皮痹不已,复感于邪,内舍于肺,是为肺痹。其候胸背痛甚,上气,烦满,喘而呕是也。"

方　剂

1. 右归丸	4. 血府逐瘀汤
2. 桃红四物汤	5. 清热地黄汤
3. 柴胡疏肝散	6. 归脾汤

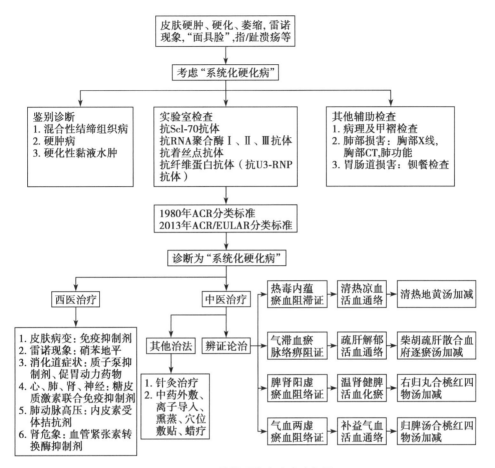

图 16-5　系统性硬化病诊疗流程图

（彭江云）

扫一扫
测一测

 复习思考题

1.《素问·痹论》曰："皮痹不已,复感于邪,内舍于肺……凡痹之客五脏者,肺痹者,烦满喘而呕。"试从原文出发,简述皮痹、肺痹两者的联系。

2.《素问·痹论》谈及营卫与痹证曰："逆其气则病,从其气则愈,不与风寒湿气合,故不为痹。"结合皮痹的病因病机,浅谈你对营卫不和导致皮痹的理解。

3. 病案分析

患者,女,61 岁。主诉:双手雷诺现象 20 余年,皮肤硬化 3 年。现病史:患者于 20 年前无明显诱因出现双手雷诺现象,3 年前出现双手皮肤硬化。现症见双手指皮肤硬化、肿胀,雷诺现象,遇寒加重,右手中指坏疽,"面具脸",乏力,畏寒肢冷,腰膝酸软,双下肢轻度水肿,纳少,便溏,舌淡,苔白腻,脉沉细。

体格检查：双肺呼吸音稍粗，可闻及 Velcro 啰音。

辅助检查：抗核抗体 1:200，着丝点型；抗硬皮病 70 抗体（++）。胸部 CT 提示：两肺间质纹理增多，两肺上叶多发小囊状透亮影，胸膜增厚。

试述该患者的西医诊断、中医诊断及辨证论治。

第十七章

特发性炎性肌病

 培训目标

1. 掌握多发性肌炎和皮肌炎的典型表现。
2. 掌握多发性肌炎和皮肌炎的辨证论治。
3. 熟悉多发性肌炎和皮肌炎相关的实验室检查及其他辅助检查。
4. 熟悉多发性肌炎和皮肌炎的病因病机。
5. 了解多发性肌炎和皮肌炎的外治法及日常调护。

特发性炎性肌病(idiopathic inflammatory myopathy,IIM)是一组以骨骼肌受累为突出表现的自身免疫性疾病。多发性肌炎(polymyositis,PM)和皮肌炎(dermatomyositis,DM)是 IIM 中最常见的临床类型,对称性四肢近端无力是 PM/DM 的特征性表现,DM还可同时有特征性皮肤改变。本病美国发病率为(5.8~7.9)/10 万,患病率为(14.0~17.4)/10 万,男女比约为 1∶2.01。多发性肌炎和皮肌炎属于中医学"肌痹"范畴。

【病例1】

患者,女,62 岁,就诊日期 2018 年 1 月 15 日。

主诉:四肢无力,近端肌肉疼痛伴压痛 1 个月。

现病史:患者于 1 个月前无明显诱因出现四肢无力,呈进行性加重,近端肌肉疼痛伴压痛,并逐渐出现抬手、梳头、穿衣、蹲起及吞咽硬物困难等症状。

现症:四肢无力,近端肌肉疼痛伴压痛,双手雷诺现象,抬手、梳头、穿衣、蹲起及吞咽硬物困难,颜面及双下肢轻度水肿,纳可,二便调。

舌脉:舌质淡红,苔白,脉沉。

体格检查:双肺底可闻及细湿啰音,四肢近端肌力 4 级,肌张力正常,双下肢轻度凹陷性水肿。

辅助检查:肌酸激酶 2 453U/L,肌酸激酶 MB 同工酶 160U/L,乳酸脱氢酶1 092U/L;抗核抗体(+),核颗粒型 1∶3 200;抗 Ro-52 抗体(+),抗 U1-RNP 抗体(+++);RF 373IU/ml。肌电图:考虑肌源性损害。肌肉(右侧股四头肌)病理学检查

笔记

提示:肌纤维大小不一,可见链核,肌间隙增宽,炎症细胞浸润及肌纤维变性。免疫组化显示:肌细胞表达 MHC Ⅰ类分子上调,肌纤维周围及肌纤维内 CD8$^+$ T 淋巴细胞呈多灶性分布。

问题 1:该患者以四肢无力、近端肌肉疼痛伴压痛为主诉,如何根据其症状特征进行诊断?

患者为老年女性,以四肢无力、近端肌肉疼痛伴压痛为主诉就诊,诊断应以此为主线展开。临床诊治肌无力的患者,先辨别受累部位、肌力,首先应与重症肌无力相鉴别,该病以眼外肌、延髓肌(面肌、咀嚼肌、咽喉肌等)受累为主,可有肌力下降,无肌肉疼痛,故可排除。其次应与周期性瘫痪相鉴别,周期性瘫痪的肌肉无力以双下肢为主,常因受冷、情绪压力、酗酒等诱发,发作期与间歇期交替出现,故可排除。四肢近端肌肉疼痛伴压痛应与纤维肌痛综合征相鉴别,该病以弥漫性肌肉疼痛,全身对称分布的压痛点为主要特征,常伴有睡眠障碍、抑郁焦虑、疲劳等症状,故可排除。该患者四肢无力,近端肌肉疼痛伴压痛,病程 1 个月,血清肌酶升高,肌电图示肌源性损害,右侧股四头肌活检异常,符合 1975 年 B/P 标准中 1~4 条,故可诊断为多发性肌炎。

知识点 1

多发性肌炎与皮肌炎的临床表现

1. **肌肉表现**　以近端肌群无力为特点,可伴肌痛或肌压痛。上肢近端肌肉受累,表现为上肢抬举不利,穿衣、梳头等动作受限;下肢近端肌肉受损,表现为抬腿困难,上楼、蹲起困难;颈屈肌受累,表现为平卧时抬头困难,头部常呈后仰状态;后背部肌肉受累,表现为翻身困难;咽、食管上段肌肉受累,表现为吞咽困难,饮水易呛咳;食管下段肌肉和小肠受累,表现为反酸、食管炎、吸收障碍;膈肌和呼吸肌受累,表现为呼吸浅表、呼吸困难,严重者不能自主呼吸。

2. **皮肤表现**

(1) 向阳性皮疹:眶周水肿伴紫红色皮疹,可逐渐向前额、耳前、颈后、前胸部发展,出现"V"形红色皮疹("V"领征)(图 17-1、图 17-2,见书末彩图)。

(2) Gottron 征:紫红色皮疹,皮肤萎缩伴有少量鳞屑、色素减退,常见于掌指关节和近指间关节的伸面,也可见于肘、膝关节。

(3) "技工手":双手桡侧皮肤过度角化、脱屑、粗糙、干裂等,常见于抗 Jo-1 抗体阳性患者(图 17-3)。

(4) 其他:甲周毛细血管扩张导致的红斑和瘀点,甲床增厚;雷诺现象、网状青斑、血管炎、指端溃疡、皮下结节、钙质沉着(图 17-4,见书末彩图)、脂膜炎等。

3. **关节表现**　关节炎或关节痛。

4. **呼吸系统**　肺间质炎性改变甚至肺间质纤维化。以咳嗽、咳痰、气喘等呼吸道表现为主要症状,查体可见呼吸急促、发绀、杵状指/趾,双肺中下部可闻及 Velcro 啰音等。

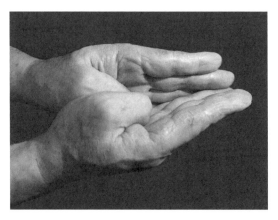

图 17-3　"技工手"

5. 消化系统　咽喉肌和食管下段肌肉无力导致吞咽困难、营养障碍等。

6. 循环系统　心律不齐、充血性心力衰竭、心肌炎等，是导致死亡的危险因素。

7. 肾脏　少数病例可因横纹肌溶解导致肌红蛋白尿和急性肾衰竭。

8. 肿瘤　多发性肌炎和皮肌炎与肿瘤发生相关，皮肌炎合并肿瘤发生率高于多发性肌炎，包括肺癌、乳腺癌、卵巢癌、结肠癌、胃癌、非霍奇金淋巴瘤等，以腺癌多见。

知识点 2

多发性肌炎与皮肌炎的实验室检查和其他辅助检查

1. 实验室检查

（1）肌酶谱检查：包括肌酸激酶（creatine kinase，CK）、醛缩酶（aldolase，ALD）、乳酸脱氢酶（lactate dehydrogenase，LDH）、天冬氨酸转氨酶（aspartate aminotransferase，AST）、丙氨酸转氨酶（alanine aminotransferase，ALT）等，其中 CK 升高最多见，CK 水平与肌肉损害相关，可反映病情活动度。CK 有 3 种同工酶：CK-MM（大部分来源于横纹肌，小部分来自心肌）、CK-MB（主要来源于心肌，极少来自横纹肌）和 CK-BB（主要来源于脑和平滑肌）。其中 CK-MM 活性占 CK 总活性的 95%～98%。PM/DM 主要以 CK-MM 升高为主。

（2）肌炎特异性抗体：包括抗氨基酰 tRNA 合成酶自身抗体、抗信号识别颗粒自身抗体和抗 Mi-2 抗体。其中抗氨基酰 tRNA 合成酶自身抗体中的抗 Jo-1 抗体最具有临床意义，阳性率为 10%～30%。抗氨基酰 tRNA 合成酶自身抗体阳性的患者常伴有发热、肺间质病变、雷诺现象、关节炎、"技工手"等特征性表现，被称为"抗合成酶综合征"。抗信号识别颗粒自身抗体特异性高，但阳性率低，为 4%～5%，主要见于 PM，临床表现呈异质性，可有肺间质病变，也可见于 DM 患者。抗 Mi-2 抗体在 PM/DM 患者中的阳性率约为 4%～20%，多见于 DM，与 DM 患者的皮疹有关，而 PM 中较少见。

抗合成酶
综合征
FR-17-1

（3）其他自身抗体：ANA 在 PM/DM 中阳性率为 20%~30%，对诊断不具有特异性。

2. 其他检查

（1）肌电图：肌电图提示肌源性损害，但无特异性，后期可出现神经源性损害。

（2）肌肉病理学检查：多累及三角肌、股四头肌等近端肌肉。病理表现为肌纤维变性、坏死、再生，肌细胞萎缩，炎症细胞浸润，但这些表现特异性不强，亦可见于其他原因引起的肌肉病变。典型的 PM 免疫组化可见肌细胞表达 MHC I 类分子明显上调，浸润炎症细胞主要为 $CD8^+$ T 淋巴细胞，在肌纤维周围及肌纤维内呈多灶性分布。"CD8/MHC-I 复合物"是诊断 PM 的重要病理标志。

肌肉活检
FR-17-2

知识点 3

多发性肌炎与皮肌炎的诊断标准

1975 年 Bohan 和 Peter 建议的诊断标准（简称 B/P 标准）：

1. 对称性近端肌无力表现：肩胛带肌和颈前伸肌对称性无力，持续数周至数月，伴或不伴食管或呼吸道肌肉受累。

2. 肌肉活检异常：肌纤维变性、坏死，细胞吞噬、再生、嗜碱变性，核膜变大，核仁明显，筋膜周围结构萎缩，纤维大小不一，伴炎性渗出。

3. 血清肌酶升高：如 CK、ALD、ALT、AST 和 LDH。

4. 肌电图示肌源性损害：肌电图有三联征改变，即时限短、小型的多相运动电位；纤颤电位，正弦波；插入性激惹和异常的高频放电。

5. 典型的皮肤损害：①眶周皮疹：眼睑呈淡紫色，眶周水肿；②Gottron 征：掌指关节及近指间关节背面红斑性鳞屑疹；③膝、肘、踝关节及面部、颈部、上半身出现红斑性皮疹。

判定标准：确诊 PM 应符合 1~4 条标准；拟诊 PM 应符合 1~4 条标准中的任何 3 条；可疑 PM 符合 1~4 条标准中的任何 2 条。确诊 DM 应符合第 5 条加 1~4 条标准中的任何 3 条；拟诊 DM 应符合第 5 条及 1~4 条标准中的任何 2 条；可疑 DM 应符合第 5 条及 1~4 条标准中的任何 1 条。

知识点 4

多发性肌炎与皮肌炎的鉴别诊断

1. 系统性红斑狼疮　系统性红斑狼疮和皮肌炎均有皮疹表现，前者以面部蝶形红斑、盘状红斑为主要特征，后者以眶周皮肤或面部水肿性紫红色斑或"V"领征为主要特征。前者抗 dsDNA 抗体或抗 Sm 抗体等阳性，后者抗 Jo-1 抗体、抗信号识别颗粒自身抗体或抗 Mi-2 抗体等肌炎抗体谱阳性，并伴有肌酶升高。

2. 风湿性多肌痛　发病年龄多在 50 岁以上,有肌肉疼痛、无力的表现,以肩胛带肌和骨盆带肌及颈肌疼痛为特征,并伴发热、ESR 增快等,但无 CK 升高,自身抗体阴性,肌电图无明显异常。

3. 纤维肌痛综合征　好发于女性,特征是弥漫性肌肉疼痛,全身有对称分布的压痛点,常伴有睡眠障碍、抑郁焦虑、疲劳等非特异性症状,无特异性实验室指征。

4. 重症肌无力　以眼外肌、延髓肌(面肌、咀嚼肌、咽喉肌等)受累为主,全身骨骼肌波动性肌无力,活动后加重、休息后减轻,晨轻暮重;疲劳试验阳性(疲劳试验:1 分钟内做眨眼或蹲起运动,观察肌肉无力情况),新斯的明试验阳性(包括上睑疲劳试验、睑裂大小、外展内收露白、屈颈抬头疲劳试验、上肢疲劳试验、下肢疲劳试验);血清抗乙酰胆碱受体抗体(AChR-Ab)水平增高,胆碱酯酶抑制剂有效;肌炎相关的自身抗体阴性,肌酶谱、肌电图及病理学检查均正常。

5. 急性炎性脱髓鞘性多发性神经病　急性起病,进行性加重,2 周左右到达高峰,对称性肢体和肌肉无力,脑脊液出现蛋白细胞分离现象,病程有自限性。

6. 周期性瘫痪　可累及单个、多个或全身的骨骼肌,出现弛缓性瘫痪,常因受冷、情绪压力、酗酒等诱发,肌肉无力以下肢为重,反复发作,发作期与间歇期交替出现,与钾代谢相关,临床可分为低钾型、正常钾型和高钾型周期性瘫痪,缓解期肌力和血钾正常,约 50% 的患者肌电图可出现肌强直。

7. 其他　营养障碍性肌病、神经肌肉肌病、代谢性肌病、感染性肌病、内分泌性肌病和药物相关性肌病等,需要多学科协作会诊才能进一步明确诊断。

知识点 5

多发性肌炎与皮肌炎的常用西药

多发性肌炎和皮肌炎治疗的主要药物为糖皮质激素和免疫抑制剂。

糖皮质激素是本病的首选药物,常用剂量为泼尼松 1.5~2mg/(kg·d),晨起一次口服,待症状缓解、肌酶明显下降开始逐渐递减,同时联合免疫抑制剂,如甲氨蝶呤、环磷酰胺、吗替麦考酚酯、硫唑嘌呤、环孢素等。

知识点 6

多发性肌炎与皮肌炎的病因病机

1. 感受外邪　外感风寒湿邪,痹阻经络;或风热毒邪从肌表而入,壅滞于肌肤腠理,日久化瘀酿毒,气血运行不畅,发为肌痹。

2. 饮食不节　饮食不节,伤及脾胃,脾失健运,湿浊内生,湿郁化热,湿热蕴结,肌肉失于濡养,而发肌痹。

3. 情志不舒 情志不舒则肝失条达,气机不畅,气滞血瘀,壅滞于肌肤腠理,而发肌痹。

4. 病久不愈 疾病迁延,日久不愈,内舍于五脏,肺虚则宗气渐虚于内,脾虚则失于运化濡养,肾虚不能主精生髓,则肌肉失于濡养,发为肌痹。

本病多因外感风寒湿或火毒之邪,饮食不节,情志不舒,内源于禀赋不足,脏腑精气衰弱,内外合邪,以致皮肉脏腑浊邪壅滞,气血痹阻。急性期邪气亢盛,正气尚充,主要以寒湿、湿热或热毒为患;缓解期则邪气渐减、正气渐复。本病可累及多个脏腑,早期以肺脾气虚为主,后期多为肝肾阴虚或脾肾两虚(图 17-5)。

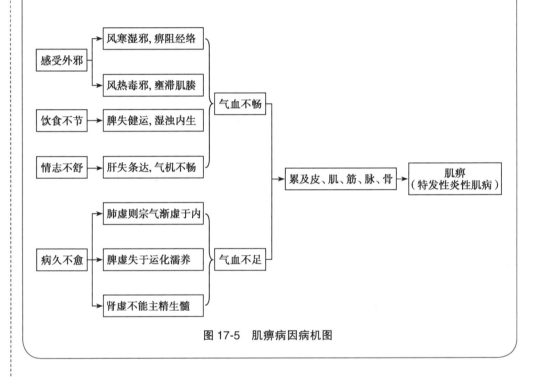

图 17-5 肌痹病因病机图

问题 2:该患者应如何辨证论治?

该患者为老年女性,素体脾肾不足;四肢无力为脾虚水谷精微化生不足,肌肉失养;吞咽困难为中气不足;颜面、下肢水肿为脾肾俱虚,脾失转输、肾失气化,水湿泛溢于肌表、流注下肢;舌质淡红、苔白,脉沉亦为脾肾两虚之象。中医辨证论治如下:

中医诊断:肌痹(脾肾两虚证)。

治法:益气健脾,温肾助阳。

方药:补中益气汤合金匮肾气丸加减。

黄芪 15g	党参 10g	白术 10g	茯苓 15g
升麻 6g	柴胡 6g	制附子 10g(先煎)	桂枝 6g
生地黄 15g	山茱萸 10g	山药 15g	牡丹皮 10g
薄树芝 15g	甘草 6g		

7剂,每日1剂,水煎400ml,早晚分2次温服。

并予口服甲泼尼龙片,每次40mg,每日1次;补充钙剂和维生素D。

患者服药1周后四肢无力、水肿症状较前稍缓解。服药4周后复查,CK 283U/L、CK-MB 52U/L、乳酸脱氢酶448U/L、RF 53IU/ml,原方加减继续服用。2个月后,四肢无力明显缓解,双下肢肌肉偶有疼痛,双下肢轻度水肿,复查CK 104U/L、CK-MB 31U/L、乳酸脱氢酶286U/L。

【病例2】

患者,女,55岁,就诊日期2010年7月28日。

主诉:面部及双手背红色皮疹2年,四肢关节疼痛1年余。

现病史:患者于2年前无明显诱因出现眶周、颧部、双手背皮疹潮红,伴颜面部、下肢水肿。1年前逐渐出现右侧第4指间关节、双手掌指关节、双腕、双肘、双肩、双膝及双踝关节疼痛,伴四肢乏力。

现症:眶周、颧部、双手背红色皮疹,皮肤瘙痒,面目水肿,四肢无力,多关节疼痛,纳可,寐欠安,二便调。

舌脉:舌质红,苔黄腻,脉滑数。

体格检查:眶周、颧部、双手掌指关节、近指间关节背面红色皮疹,少许脱屑。四肢肌力4级,肌张力正常,压痛关节3个,肿胀关节13个,无关节畸形。

辅助检查:CK 609U/L,CK-MB 79U/L,乳酸脱氢酶390U/L;α-羟丁酸脱氢酶253U/L;RF 27.8IU/ml;ESR 12mm/h;CRP 3.43mg/L。肌电图提示:左三角肌肌源性损害,左股四头肌可疑肌源性损害。皮肤肌肉病理学检查提示符合皮肌炎改变。

西医诊断:皮肌炎。

问题3:该患者应如何辨证论治?

肌痹分为有皮疹及无皮疹两大类型,本病例为有皮疹表现的肌痹。

皮疹、皮肤瘙痒为湿热熏蒸肌肤所致;关节疼痛为湿热之邪留滞于经脉,不通则痛;四肢无力为湿邪困脾,四肢失于濡养;面目水肿为水湿之邪浸淫于头面;舌质红、苔黄腻,脉滑数亦为湿热蕴结之象。中医辨证论治如下:

中医诊断:肌痹(湿热蕴结证)。

治法:清热化湿,通利经脉。

方药:四妙散合当归拈痛汤加减。

苍术10g	黄柏15g	薏苡仁30g	牛膝15g
当归30g	黄芩15g	葛根20g	七叶莲30g
半枫荷根30g	浮萍15g	地肤子15g	白花蛇舌草15g
防风10g	甘草6g		

5剂,每日1剂,水煎400ml,早晚分2次温服。

并予口服醋酸泼尼松片,每次30mg,每日1次;甲氨蝶呤片,每次10mg,每周1次。

患者服药后皮肤潮红及瘙痒症状减轻,关节疼痛稍缓解,后定期随诊。半年后复诊,肌力恢复正常,复查CK、CK-MB、LDH正常。

知识点 7

多发性肌炎与皮肌炎的辨证论治

1. 热毒炽盛证

主症:四肢近端肌肉疼痛无力,痛不可触,皮肤红斑满布,色鲜红,以眼睑周围和胸颈部为多,或伴痒、痛及烧灼感。

次症:全身无力,严重者吞咽受阻、举头乏力,时有呛咳,声音嘶哑,心悸烦躁,便结溲赤。

舌脉:舌质红绛或紫暗,苔黄厚,脉弦滑。

治法:清热解毒,清营凉血。

推荐方药:清瘟败毒饮合普济消毒饮加减。

组成:生地黄、水牛角、生石膏、知母、黄芩、黄连、牡丹皮、赤芍、金银花、连翘、板蓝根、秦艽、防己、白茅根、延胡索等。

加减:高热不退者,加羚羊角粉(冲服);毒热重者,加用安宫牛黄丸;水肿者,加车前子、泽泻;关节疼痛者,加忍冬藤、地龙。

2. 湿热蕴结证

主症:肢体重着无力,肌肤肿痛,上眼睑可见紫红色水肿斑。

次症:身热不扬,胸脘痞满,口黏口干,渴不多饮,动辄汗出,小便短赤,大便黏滞不爽。

舌脉:舌质红,苔黄腻,脉弦滑。

治法:清热化湿,通利经脉。

推荐方药:四妙散合当归拈痛汤加减。

组成:苍术、黄柏、牛膝、薏苡仁、当归、羌活、防风、升麻、葛根、白术、苦参、黄芩、知母、茵陈、猪苓、泽泻、甘草等。

加减:红斑明显者,加白茅根、紫草、牡丹皮。

3. 寒湿痹阻证

主症:周身肌肉疼痛,酸软无力,举臂、蹲起等动作困难,手足肿胀,吞咽不利,眼睑、面部及四肢可见暗红色肿胀斑疹。

次症:畏寒肢冷,神疲乏力,面色苍白,大便偏溏,四肢末端遇冷变白变紫,得温缓解。

舌脉:舌质淡红,苔薄白腻,脉浮紧或弦缓。

治法:散寒化湿,活血通络。

推荐方药:薏苡仁汤合防己黄芪汤加减。

组成:薏苡仁、当归、川芎、生姜、桂枝、羌活、独活、防风、白术、制草乌、制川乌、麻黄、防己、黄芪、甘草。

加减:畏寒重者,加干姜、肉桂;关节肿痛明显者,加姜黄、鸡血藤;四肢乏力明显者,加党参。

4. 肝肾阴虚证

主症:四肢肌肉酸痛隐隐,斑疹暗红或色素沉着。

次症:口干咽燥,头晕耳鸣,五心烦热,腰酸腿软,失眠多梦,潮热盗汗。

舌脉:舌质红,少苔或中剥有裂纹,脉细数。

治法:滋补肝肾,养阴清热。

推荐方药:知柏地黄丸合青蒿鳖甲汤加减。

组成:知母、黄柏、熟地黄、山茱萸、山药、泽泻、茯苓、牡丹皮、青蒿、制鳖甲、地骨皮、玄参、忍冬藤、丹参等。

加减:乏力、心悸者,加人参、五味子;脘满纳呆者,加陈皮、木香、神曲;失眠甚者,加炒酸枣仁、柏子仁。

5. 脾肾两虚证

主症:四肢肌肉酸痛、无力、重着,甚则肿痛不消,或肌肉萎缩,皮疹颜色淡红或暗淡,眼睑水肿。

次症:神疲乏力,少气懒言,自汗,纳呆,食少腹胀,时有心悸,喘咳,胸闷气短,甚则面色㿠白,形寒肢冷,下肢或全身水肿,唇甲青紫,小便清长,夜尿频,便溏甚则完谷不化。

舌脉:舌质淡,边有齿痕,苔薄白或白腻,脉沉细或弱。

治法:益气健脾,温肾助阳。

推荐方药:补中益气汤合金匮肾气丸加减。

组成:党参、白术、陈皮、黄芪、升麻、生地黄、山药、山茱萸、泽泻、茯苓、牡丹皮、桂枝、制附子(先煎)。

加减:气短喘息呛咳者,加人参、蛤蚧;面部红斑持续不退者,加鸡冠花、凌霄花、生槐花;腹胀者,加厚朴、苍术;关节疼痛者,加秦艽、木瓜。

知识点 8

多发性肌炎与皮肌炎的其他治疗方法

1. 针刺　根据病情辨证循经取穴或局部取穴,如肩背痛可选择肩髃、肩髎、肩前或阿是穴等。血小板减少及有出血倾向者慎用此方法。

2. 灸法　采用温针灸、直接灸或隔物灸法,根据病情辨证循经取穴或局部取穴,如脾肾不足者可取关元、命门、中脘、气海等。

3. 药物外治法　皮肤无破溃处可辨证选用药物外敷、穴位贴敷、中药定向透药、药物罐、中药熏蒸等治法。

4. 推拿治疗　根据病情和病变部位,可配合推拿治疗。先用揉法放松肌肉,然后用点、按、弹拨等手法,部位以膀胱经、局部穴位或阿是穴为主,再用㨰法、揉法放松肌肉,重复2~3遍,最后用拿法放松肌肉。

5. 运动康复疗法　根据患者具体情况适当进行肌肉锻炼,以达到防止肌肉萎缩、恢复肌力的目的,指导患者借助运动康复器械,进行上下肢屈伸、外展及提物、抬腿、踢腿、下蹲、起立、扩胸、举物等运动,注意循序渐进,缓解期可配合太极拳、八段锦、五禽戏等。

📖 知识点 9

多发性肌炎与皮肌炎的预后及调护

1. 预后　本病若早期诊断、合理治疗,预后较好。若病情持续进展,出现严重的肺间质病变,或合并恶性肿瘤,预后较差。

2. 调护

(1) 情志调护:给予患者心理安慰,减轻其心理负担,增强对抗疾病的信心。

(2) 生活调护:注意环境通风,保持温湿度适宜,避免感染,避免日光直接照射等。

(3) 饮食运动:宜清淡饮食,给予高热量、高蛋白饮食,忌食辛辣刺激食物。急性期宜卧床休息,并适当进行肢体被动运动,以防肌肉萎缩;症状控制后适当进行康复锻炼。

多发性肌炎
与皮肌炎合
并肺间质病
变 CT 表现
ER-17-3

临证要点

1. 辨证论治　肌痹急性发作期,以热毒炽盛、湿热蕴结或寒湿痹阻为主,常见发热、皮疹、肌肉疼痛无力等,此时应以祛邪为主,采用清热凉血解毒、活血通络散寒等法,迅速控制病情,延缓病情进展;后期以肝脾肾虚为主,表现为肌肉萎缩、痿软无力或合并其他脏器受累,此时应以扶正为主,通过补益肝脾肾,激发阳气,提高人体免疫功能;缓解期仍可继续选用温而不燥、滋而不腻的方药,使祛邪不伤正,扶正不恋邪。

2. 合并肺痹　若出现咳嗽气促,痰多清稀、色白,伴有鼻塞、流清涕、发热恶寒,舌苔薄白,脉浮或浮紧,多属风寒袭肺,治宜疏风散寒、宣肺止咳,选用三拗汤合止嗽散;若咳嗽咳痰不爽,痰黄,质黏稠,伴发热,流黄涕,口干,渴欲饮水,舌苔薄黄,脉浮数或浮滑,多属风热犯肺,治宜疏风清热、宣肺止咳,可选桑菊饮;若咳嗽咳痰反复发作,迁延不愈,咳声重浊,痰多质稠,胸闷憋气,疲倦无力,舌苔白腻,脉濡或滑,多属痰湿蕴肺,治宜燥湿化痰、理气止咳,选用二陈汤合三子养亲汤;若咳嗽,气息粗促,或喉中有痰声,痰黄黏稠,咳吐不爽,伴面赤、身热、口干等症,舌红,苔黄腻,脉滑数,多属痰热犯肺,治宜清热化痰、肃肺止咳,选用清金化痰汤;若干咳,痰少难咳,或夹有血丝,口干咽燥,舌红少苔,脉细数,属肺阴虚证,治宜养阴润肺,可选用沙参麦冬汤治疗。

经典论述

《金匮要略·中风历节病脉证并治》:"病历节,不可屈伸,疼痛,乌头汤主之。"

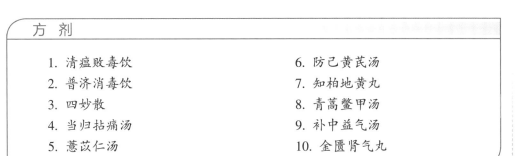

方 剂

1. 清瘟败毒饮
2. 普济消毒饮
3. 四妙散
4. 当归拈痛汤
5. 薏苡仁汤
6. 防己黄芪汤
7. 知柏地黄丸
8. 青蒿鳖甲汤
9. 补中益气汤
10. 金匮肾气丸

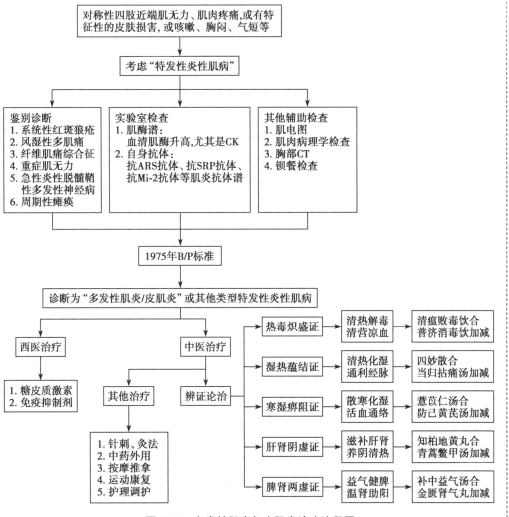

图 17-6 多发性肌炎与皮肌炎诊疗流程图

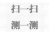

（林昌松）

复习思考题

1.《素问·痹论》云:"脾痹者,四肢解㑊,发咳呕汁,上为大塞。"如何理解原文?简述与肌痹临床表现的关系。

2. 抗合成酶综合征是肌炎的一个特殊临床亚型,请结合本章内容及相应拓展内容,简述抗合成酶综合征的临床表现。

3. 病案分析

患者,女,58 岁。主诉:全身肌肉酸痛伴乏力 4 个月,加重 7 天。现病史:患者于 4 个月前无明显诱因出现全身肌肉酸痛伴乏力。7 天前因受凉上述症状加重。现症见全身肌肉酸痛伴乏力,以四肢近端为甚,行走不稳,畏寒肢冷,恶风,口淡不渴,纳差,恶心欲呕,双下肢轻度凹陷性水肿,寐欠安,小便调,大便溏,舌质淡红,有齿痕,苔白腻,脉沉细。

体格检查:双肺呼吸音粗,手指掌面和侧缘呈"技工手"改变,四肢近端肌肉压痛 1 级,四肢近端肌力 3 级,四肢远端肌力 4 级,双下肢轻度凹陷性水肿。

辅助检查:肌电图提示肌源性损害;肌肉病理学检查符合多发性肌炎改变;AST 1 410U/L,CK 19 870U/L,CK-MB 387U/L,LDH 3 987U/L,HBDH 3 763U/L,Myo 10 803ng/ml;ANA(+)。

根据上述病例资料,试述该患者的西医诊断、中医诊断及辨证论治。

第十八章

成人斯蒂尔病

1. 掌握成人斯蒂尔病的概念及典型表现。
2. 掌握成人斯蒂尔病的病因病机。
3. 掌握成人斯蒂尔病的辨证论治。
4. 熟悉成人斯蒂尔病的诊断及鉴别诊断。
5. 了解成人斯蒂尔病的其他治疗方法及护理。

　　斯蒂尔病指系统型起病的幼年型关节炎,相似的疾病若发生于成年人,则称为成人斯蒂尔病(adult onset Still disease,AOSD),国内曾将本病称为"变应性亚败血症",1987年后统一称为成人斯蒂尔病。本病是一组病因和发病机制不明,以高热、皮疹、关节痛和/或关节炎、淋巴结肿大、白细胞和血清铁蛋白升高为主要临床表现的全身性自身免疫病,严重者可伴多系统损害。由于无特异性的诊断方法和标准,需排除感染、肿瘤及其他风湿免疫类疾病后才考虑成人斯蒂尔病。本病男女患病率相近,好发年龄为16~45岁,高龄发病亦可见到。成人斯蒂尔病全球患病率为(0.16~0.4)/10万。本病属于中医学"热疹痹""热痹""内伤发热"等范畴。

　　【病例1】

　　患者,女,34岁,就诊日期2018年10月24日。

　　主诉:多关节肿痛、皮疹1个月,加重伴发热1周。

　　现病史:患者于1个月前无明显诱因出现双手小关节肿痛,伴躯干、四肢淡红色皮疹,皮疹处瘙痒不适,逐渐发展为多关节肿痛。1周前劳累后出现四肢多关节疼痛加重,伴间断发热、咽痛,体温最高达40.5℃,高热多出现于晚间,皮疹多随发热出现或加重,呈昼伏夜现之特点(图18-1、图18-2,见书末彩图)。

　　现症:双手近指间关节、掌指关节、双腕关节、双肩关节、双膝关节肿痛,双上臂、双小腿肌肉酸痛,晨僵半小时。体温波动于36.5~39.5℃之间,多见晚间高热。

躯干、四肢散在皮疹,伴瘙痒,昼伏夜现,劳累及情志不畅可导致病情加重,咽痛,口苦,胸闷,纳少,寐欠安,小便黄,大便黏滞不爽。

舌脉:舌质红,苔黄腻,脉滑数。

体格检查:咽部稍充血,双侧扁桃体无肿大,躯干、四肢散在淡红色皮疹,略高出皮面,无明显鳞屑;双手第1~5掌指关节、近指间关节、双腕关节肿胀、压痛,双肩关节、双膝关节压痛,右肩关节抬举受限。

辅助检查:血常规:WBC 23.69×10⁹/L,PLT 508×10⁹/L,NEUT% 89.3%,NEUT 21.16×10⁹/L;CRP 168.57mg/L;ESR 101mm/h;血清铁蛋白>2 000ng/ml;病毒系列检查(-),T-SPOT 试验(-),布氏杆菌平板凝集试验(-);抗核抗体谱、ANCA、抗CCP 抗体、AKA、APF、RF、ASO、降钙素原、女性肿瘤标志物筛查、胸部 CT 均未见明显异常;血培养无细菌生长。

问题 1:该患者以发热、皮疹、多关节肿痛为主诉,如何根据其症状特征进行诊断?

患者为青年女性,以发热、皮疹、多关节肿痛为主诉就诊,诊断应以此为主线展开。临床诊治不明原因发热,应在详细查体的基础上,结合实验室检查,逐一进行排除诊断。首先应排除感染,病毒感染可见发热,伴有血白细胞减少,病毒系列检查阳性,故可排除;细菌感染可见发热,伴有降钙素原升高,超声或影像学检查可见感染灶,血培养阳性,故可排除;布鲁氏菌感染可见发热,布氏杆菌平板凝集试验为阳性,故可排除;结核分枝杆菌感染可见发热,T-SPOT 试验阳性,若为肺结核,胸部 CT 还可见结核病灶,故可排除。系统性红斑狼疮可见发热,自身抗体(抗 dsDNA 抗体、抗 Sm 抗体等)为阳性,故可排除。ANCA 相关性血管炎可见发热,ANCA 谱为阳性,故可排除。淋巴瘤可见发热,伴有淋巴结肿大,成人斯蒂尔病也可出现淋巴结肿大,必要时需进行淋巴结活检以鉴别。此外,多关节肿痛应与类风湿关节炎相鉴别,类风湿关节炎以对称性小关节肿痛为特征,伴晨僵,且 RF、抗 CCP 抗体多为阳性,故可排除。该患者高热(体温≥39℃)持续 1 周,多关节肿痛 1 个月,伴见皮疹、咽痛、WBC 升高,RF 及 ANA 阴性,同时排除了感染性疾病、恶性肿瘤、其他风湿病的可能,符合成人斯蒂尔病诊断标准的美国 Cush 标准和日本 Yamaguchi 标准,可以诊断为成人斯蒂尔病。

📋 **知识点 1**

成人斯蒂尔病的临床表现

1. **发热** 发热是本病最常见的临床表现。体温一般≥39℃,热型以弛张热多见,反复发作,发热持续时间>1 周。

2. **皮疹** 典型的皮疹表现为弥漫性充血性红色斑丘疹,主要分布于肢体近端、躯干及面部。皮疹与发热相伴随,表现为发热疹出,热退疹退。

3. **关节痛或关节炎** 可为多关节或单关节炎,与发热有一定相关性,发热时加重,热退后缓解。任何关节均可受累,以膝、腕关节最为常见。

4. **咽痛** 多数患者可在早期出现咽痛,部分患者可持续存在于整个病程。

5. **其他临床表现** 可见淋巴结肿大、肝脾肿大、腹痛、胸膜炎、心包积液等表现。

知识点 2

成人斯蒂尔病的实验室检查（表 18-1）

表 18-1　成人斯蒂尔病的实验室检查

检查项目	意义
血清铁蛋白	成人斯蒂尔病患者血清铁蛋白明显升高，且升高程度与疾病活动度呈正相关
CRP、ESR	与疾病活动度呈正相关
血常规	白细胞计数≥$10×10^9$/L，呈类白血病反应
血培养	阴性
肝功能	约 81.3% 的成人斯蒂尔病患者可见肝脏肿大或肝酶升高

知识点 3

成人斯蒂尔病的诊断标准（表 18-2，表 18-3）

表 18-2　成人斯蒂尔病诊断的美国 Cush 标准

必备条件	次要条件
发热≥39℃	血白细胞计数≥$15×10^9$/L
关节痛或关节炎	皮疹
RF<1∶80	胸膜炎或心包炎
ANA<1∶100	肝大或脾大或淋巴结肿大

注：符合 4 项必备条件及任何 2 项次要条件，可做出诊断。

表 18-3　成人斯蒂尔病诊断的日本 Yamaguchi 标准

主要条件	次要条件
发热≥39℃并持续 1 周以上	咽炎或咽痛
关节痛持续 2 周以上	淋巴结和/或脾肿大
典型皮疹	肝功能异常
白细胞计数≥$10×10^9$/L 且中性粒细胞百分比>80%	类风湿因子和抗核抗体阴性

注：此标准需排除感染性疾病（尤其是败血症和 EB 病毒感染）、恶性肿瘤（尤其是淋巴瘤）、其他风湿性疾病（尤其是系统性血管炎）。符合 5 项或更多条件（至少含 2 项主要条件），可做出诊断。

问题 2：诊断成人斯蒂尔病需排除哪些疾病？

成人斯蒂尔病的诊断是一种排除诊断，在诊断成人斯蒂尔病之前应注意排除下列疾病（表 18-4）：

表 18-4　诊断成人斯蒂尔病需要排除的疾病列表

疾病分类	疾病名称
感染性疾病	病毒感染、亚急性细菌性心内膜炎、结核病、风湿热、莱姆病、布鲁氏菌感染等
风湿免疫类疾病	系统性红斑狼疮、类风湿关节炎、皮肌炎、原发性干燥综合征、风湿性多肌痛、肉芽肿性血管炎、大动脉炎、结节性多动脉炎等
恶性肿瘤	白血病、淋巴瘤等
其他疾病	药物性皮疹、血清病、结节病、克罗恩病等

知识点 4

成人斯蒂尔病的鉴别诊断

1. 淋巴瘤　淋巴瘤可出现发热、皮疹、关节肌肉疼痛等症状,查体可见淋巴结、肝、脾肿大等与成人斯蒂尔病相似的临床表现,但骨髓穿刺、涂片可见淋巴瘤细胞,部分患者血清中可检测到单克隆免疫球蛋白。

2. 噬血细胞综合征　临床表现有发热、肝脾肿大,还可伴有皮肤红斑、紫癜、瘀斑,但易导致多系统受累,甚至脏器衰竭。骨髓穿刺可发现噬血现象而无恶变证据。

3. 急性白血病　临床表现有发热、皮肤蓝灰色斑丘疹、关节骨骼疼痛、淋巴结和/或肝脾肿大,但实验室检查可见白细胞增多,正常细胞性贫血,血小板减少,骨髓象有核细胞显著增生,以原始细胞为主。

4. 系统性红斑狼疮　临床表现为发热、颊部盘状或蝶状红斑、关节肌肉疼痛、淋巴结和/或脾肿大,还可见光过敏、口腔溃疡、浆膜炎等,并累及肾脏、神经系统、血液系统等。实验室检查可见 ANA 阳性、抗 dsDNA 抗体阳性、抗 Sm 抗体阳性。

5. 病毒感染　临床表现亦可见发热、皮疹、淋巴结肿大,但多数病毒性感染有自限性,且血常规检查显示白细胞计数下降,血清铁蛋白升高不明显。

知识点 5

成人斯蒂尔病的常用西药

1. 非甾体抗炎药　用于缓解发热及关节疼痛症状,如布洛芬、双氯芬酸钠、洛索洛芬钠、塞来昔布等。

2. 糖皮质激素　泼尼松 0.5~1mg/(kg·d),待症状控制、病情稳定 1 个月后可逐渐减量,以最小有效剂量维持。对于危重症患者,可予甲泼尼龙冲击治疗。长期服用糖皮质激素者应注意预防感染、代谢紊乱、骨质疏松等并发症。

3. 改善病情抗风湿药　应用糖皮质激素后仍不能控制发热,或糖皮质激素减量病情即复发者,可加用甲氨蝶呤、羟氯喹或来氟米特等。

4. 生物制剂　成人斯蒂尔病在使用非甾体抗炎药、糖皮质激素、改善病情抗风湿药疗效不佳时,可考虑使用生物制剂,如 TNF-α 抑制剂、抗 CD20 单抗、IL-6 受体拮抗剂等。

知识点 6

成人斯蒂尔病的病因病机

1. 感受外邪　外感风湿热邪,或素体阳盛之人感受风寒湿邪,郁积日久从阳化热,潜伏于体内。

2. 饮食不节　脾胃受损,水湿痰饮内停,日久郁而化热蕴毒,致使湿热毒邪潜伏于体内。

3. 情志失调　情志不畅,肝郁气滞,郁而化热,肝气横逆犯脾,脾失健运,痰湿内停,湿热互结潜伏于体内。

4. 劳倦过度　阴血匮乏,虚火内生,炼津为痰,痰热互结,潜伏于体内。

各种病因导致湿热蕴毒潜伏于体内,复感外邪,引动伏邪,攻于关节,流注经络,波及脏腑,发为本病。湿热毒蕴,痹阻气血为本病的基本病机。本病初发之时,肺卫不固,感受外邪,引动伏邪,卫气同病。渐则热入营阴,伤津耗血,心神被扰。后期热邪羁留,耗气伤津,阴血不足,阻滞经脉。本病初期以邪实为主,多为风、湿、热、毒、痰、瘀;后期伤及正气,可致本虚标实,以气阴两虚、湿热痰瘀互结尤为多见(图 18-3)。

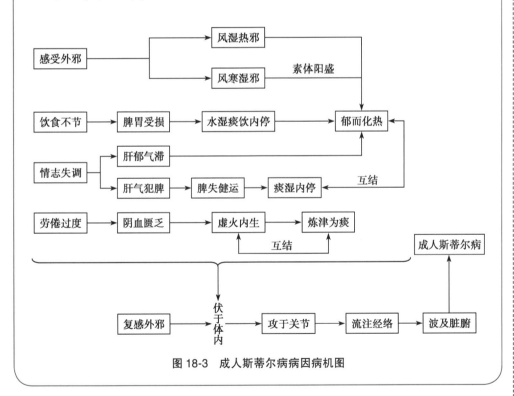

图 18-3　成人斯蒂尔病病因病机图

问题 3:该患者应如何辨证论治?

患者多关节肿痛伴肌肉酸痛为湿热蕴毒攻于关节肌肉,流注经络,不通则痛;躯干、四肢散在皮疹为热毒灼津伤络,发于肌表;发热亦为湿热毒邪蕴蒸所致;舌质红、苔黄腻,脉滑数亦符合湿热毒蕴之象。中医辨证论治如下:

中医诊断:热痹(湿热毒蕴证)。

治法:清热解毒,利湿通络。

方药:四妙丸合宣痹汤加减。

黄柏 10g	苍术 10g	牛膝 15g	薏苡仁 30g
防己 12g	杏仁 10g	土茯苓 30g	连翘 10g
栀子 10g	大血藤 20g	忍冬藤 20g	姜黄 12g
银柴胡 15g	地肤子 20g	青蒿 20g(后下)	

7剂,每日1剂,水煎400ml,早晚分2次温服。

并予口服甲泼尼龙片,早8点16mg、晚8点12mg;碳酸钙 D_3 片,每次0.75g,每日2次;骨化三醇软胶囊,每次0.25μg,每日2次。

患者服药1周后无发热,皮疹消退,关节肿痛已不明显。原方去地肤子继服;甲泼尼龙片每日28mg,晨起顿服。治疗2周后,患者无发热、皮疹、关节疼痛,守方随症加减继服;甲泼尼龙片每日24mg,晨起顿服。治疗3周后,患者无发热、皮疹、关节疼痛,复查 WBC 15.32×10⁹/L,CRP 86.75mg/L,ESR 62mm/h,血清铁蛋白1 600ng/ml。嘱每2周甲泼尼龙片用量递减4mg,配合中药汤剂继续治疗,定期随诊。

【病例2】

患者,女,38岁,就诊日期2018年11月16日。

主诉:反复发热、关节疼痛8年余,加重2周。

现病史:患者于8年前无明显诱因出现发热,体温最高40℃,伴面颈部皮疹、咽痛、全身多关节疼痛,发热时症状加重。经检查诊断为"成人斯蒂尔病",予口服醋酸泼尼松片,每次60mg,每日1次;甲氨蝶呤片,每次10mg,每周1次,症状缓解。出院后规律撤减糖皮质激素,现服用醋酸泼尼松片每次45mg,每日1次。1个月前患者无明显诱因再次出现发热,体温最高39.9℃,后逐渐出现咽痛、双膝关节疼痛,伴腰痛、腹痛、口干,时感胸闷气短,发热时症状加重。

现症:发热,体温波动于37.3~39.9℃之间,咽痛,腰部、双膝关节疼痛,腹痛,口干、胸闷气短,乏力,夜间汗出较多,纳少,寐欠安,二便调。

舌脉:舌质红,苔薄黄,脉弦细。

体格检查:全身未见皮疹,无明显关节压痛,诸关节活动度正常。

辅助检查:血常规:WBC 10.05×10⁹/L,PLT 76×10⁹/L,NEUT% 76.7%,LYMP% 18.1%,余无异常;血清铁蛋白>2 000ng/ml;血生化:ALT 290.4U/L,AST 205.4U/L,TG 2.35mmol/L;纤维蛋白原1.58g/L。

西医诊断:成人斯蒂尔病,肝损害,血小板减少。

问题4:该患者目前有无发生严重并发症的危险? 应如何辨证论治?

该患者为成人斯蒂尔病伴有肝损害及血小板减少,且有发生严重并发症——噬血细胞综合征的危险(血清铁蛋白、转氨酶显著升高,甘油三酯明显升高,血小板及纤维蛋白原明显降低),预后不良。发热、咽痛、口干为湿热蕴蒸所致;腰部、双膝关节疼痛为湿热毒邪痹阻经络;胸闷气短、乏力、夜间汗出较多为气虚之象;舌质红、苔薄黄,脉弦细亦符合气阴两虚、湿热毒蕴之证。中医辨证论治如下：

中医诊断：热痹(气阴两虚,湿热毒蕴证)。

治法：益气养阴,清热解毒。

方药：青蒿鳖甲汤合竹叶石膏汤加减。

青蒿 30g(后下)	醋鳖甲 15g(先煎)	地骨皮 20g	牡丹皮 12g
知母 10g	生石膏 30g(先煎)	竹叶 12g	太子参 12g
银柴胡 15g	葛根 20g	金荞麦 30g	垂盆草 30g
败酱草 30g	薏苡仁 30g	炒白术 12g	甘草 6g

7 剂,每日 1 剂,水煎 400ml,早晚分 2 次温服。

口服糖皮质激素维持原剂量。

患者服药 3 天后发热、关节疼痛好转,10 天后已无发热及关节疼痛,复查血清铁蛋白 223.9ng/ml;血生化：ALT 24U/L, AST 13.2U/L, TG 1.56mmol/L;血常规：PLT 186×10⁹/L;纤维蛋白原 1.57g/L(图 18-4)。患者经治疗好转出院,嘱规律用药,定期复查。

检查指标	2018年10月29日	2018年11月14日	2018年11月16日	2018年11月20日	2018年11月26日
WBC(×10⁹/L)	11.33	10.05	11.07	10.87	7.33
RBC(×10¹²/L)	3.88	4.86	4.51	4.17	4.02
Hb(g/L)	114	139	128	118	115
PLT(×10⁹/L)	137	76	94	155	186
AST(U/L)	105	205.4	137.9	20.7	13.2
ALT(U/L)	179	290.4	234.1	66.5	24
SF(μg/L)	945.9	2000		724	223.9
Fib(g/L)		1.58	1.72	1.48	1.57
TG(mmol/L)	–	2.35	–	–	1.56

图 18-4 该患者治疗前后化验指标对比

知识点 7

成人斯蒂尔病的辨证论治

1. 卫气同病证

主症：恶寒发热,肌肤红疹,咽喉肿痛,瘰疬肿大,关节、肌肉酸楚疼痛。

次症：口干,口渴,头痛,汗出,恶风或恶寒。

舌脉：舌质红,苔薄黄,脉浮数。

治法：疏风清热,宣肺透邪。

推荐方药：柴葛解肌汤合银翘散加减。

组成：柴胡、葛根、黄芩、羌活、白芷、芍药、生石膏(先煎)、金银花、连翘、桔梗、薄荷(后下)、竹叶、淡豆豉、牛蒡子、甘草。

加减：发热不退者,加寒水石、玄参;关节肌肉疼痛明显者,加忍冬藤、僵蚕;皮疹明显者,加防风、荆芥。

2. 气营两燔证

主症:高热起伏,斑疹红赤,热出疹出、热退疹退,咽喉肿痛,瘰疬肿痛,关节灼痛剧烈。

次症:颜面红赤,渴喜冷饮,烦躁不安,汗出,小便黄赤,大便干结。

舌脉:舌质红,苔黄,脉滑数或洪数。

治法:清气凉血,泻火解毒。

推荐方药:清瘟败毒饮合清营汤加减。

组成:生石膏(先煎)、生地黄、水牛角(先煎)、黄连、栀子、桔梗、黄芩、知母、赤芍、玄参、连翘、牡丹皮、竹叶、麦冬、丹参、金银花、甘草。

加减:口渴甚者,加天花粉、石斛;咽痛明显者,加牛蒡子、马勃;大便硬结难下者,加大黄、蒲公英;关节痛甚者,加姜黄、徐长卿;烦躁不安者,加莲子心、淡豆豉;无力者,加黄芪;皮肤瘙痒明显者,加地肤子、荆芥。

3. 湿热毒蕴证

主症:壮热或日晡潮热,皮疹显露,咽痛剧烈,瘰疬肿痛,关节红肿热痛。

次症:口苦,纳呆,或面目发黄,小便黄赤,大便黏腻不爽。

舌脉:舌质红,苔黄腻,脉滑数。

治法:清热利湿,解毒通络。

推荐方药:四妙丸合宣痹汤加减。

组成:黄柏、苍术、牛膝、薏苡仁、防己、杏仁、连翘、栀子、半夏、忍冬藤、赤小豆、生石膏(先煎)、知母。

加减:关节肿胀明显者,加泽泻、萆薢;发热明显者,重用栀子,加青蒿(后下);关节肿痛明显者,加金银花、蒲公英、半枝莲、大血藤。

4. 气阴两虚证

主症:午后或夜间发热,斑疹隐隐,咽干,关节隐隐作痛。

次症:口干、咽干,纳呆,便溏或便干,面色潮红,瘰疬渐消,自汗或盗汗,神疲乏力,手足心热。

舌脉:舌质红,少苔,脉沉细。

治法:益气生津,养阴清热。

推荐方药:青蒿鳖甲汤合生脉散加减。

组成:青蒿(后下)、醋鳖甲(先煎)、生地黄、知母、牡丹皮、太子参、麦冬、五味子、丹参。

加减:虚热骨蒸者,加银柴胡、地骨皮;乏力明显者,加黄芪、红景天;口干渴者,加天冬、沙参;关节疼痛明显者,加徐长卿、姜黄。

知识点8

成人斯蒂尔病的其他治疗方法

1. 针灸　高热者,取合谷、曲池、大椎、太冲、内庭、丰隆等,行针刺泻法;关节疼痛者,取局部阿是穴或腕踝部压痛点。

2. 中药熏洗　关节红肿热痛者,可选用伸筋草、透骨草、忍冬藤、地肤子、海桐皮、莪术、红花、大黄、黄柏等清热解毒、活血通络类中药,加水煎煮 30 分钟,将药温控制在 40℃左右,然后熏洗关节部位,每日 1~2 次。

3. 离子导入法　关节红肿热痛者,可将上述药液外敷于患处,进行直流电离子导入。

知识点 9

成人斯蒂尔病的预后及调护

1. 预后　本病多数患者预后较好,但易反复发作。少数患者出现急性肝衰竭或噬血细胞综合征等,则病情凶险,预后较差。

2. 调护

(1) 关节护理:关节肿痛时,应减少关节负重。关节肿痛缓解后,应适当进行功能锻炼,增强体质,提高机体抵抗力。

(2) 皮肤护理:保持皮肤清洁,勿搔抓皮肤,以防皮肤破损感染。

(3) 高热护理:密切观察体温、脉搏、呼吸、意识等生命体征。高热时卧床休息,物理降温;使用药物退热时及时补充水分,防止汗出过多导致虚脱。

临证要点

辨发热、循病位。发热是本病的典型表现,要辨明卫、气、营、血之病位所在。本病初期邪犯卫表,应疏风清热,宣卫透邪;热入气分应清热利湿解毒,祛风通络;热入营血当清营凉血;但由于壮火食气伤阴,治疗过程中应注意顾护气阴。正如《温热经纬·叶香岩外感温热篇》所言:"在卫汗之可也,到气才可清气,入营犹可透热转气,如犀角、元参、羚羊角等物。入血就恐耗血动血,直须凉血散血,加生地、丹皮、阿胶、赤芍等物。"

经典论述

1.《素问·四时刺逆从论》:"厥阴有余,病阴痹;不足,病生热痹。"

2.《素问·痹论》:"阳气多,阴气少,病气胜,阳遭阴,故为痹热。"

3.《诸病源候论·时气病诸候》:"热毒气从脏腑出,攻于手足,手足则焮热赤肿疼痛也。"

4.《顾松园医镜校注》:"邪郁病久,风变为火,寒变为热,湿变为痛。"

方　剂

1. 柴葛解肌汤
2. 银翘散
3. 清瘟败毒饮
4. 清营汤
5. 四妙丸
6. 宣痹汤
7. 青蒿鳖甲汤
8. 生脉散
9. 竹叶石膏汤

成人斯蒂尔
病的拓展
ER-18-1

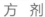

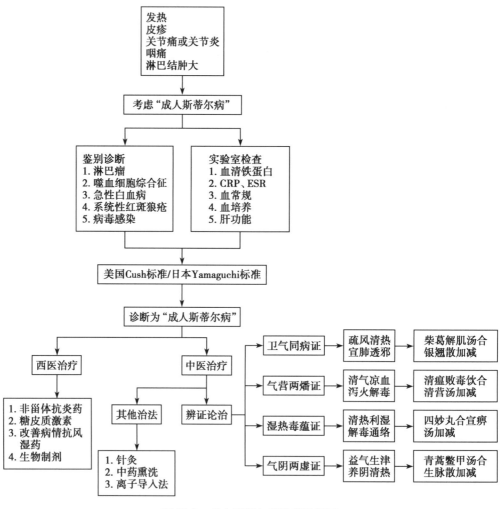

图 18-5　成人斯蒂尔病诊疗流程图

扫一扫
测一测

（唐先平）

复习思考题

1. 如何理解卫气同病证中"在卫汗之可也,到气才可清气"的含义?

2. 如何理解气营两燔证中"入营犹可透热转气"的含义?

3. 病案分析

患者,男,43岁。主诉:皮疹伴发热、关节肿痛2周。现病史:患者于2周前感受风寒后出现四肢皮疹伴发热,体温最高40℃,伴双膝关节肿痛,未进行系统诊治。现症见发热,体温波动于37.5~39.5℃,口干喜冷饮,口苦,咽喉肿痛,双下肢散见红色皮疹,发热时皮疹加重,热退后减轻,无瘙痒,局部皮温升高,多关节肿痛伴灼热感,以双膝、踝、腕关节为甚,纳差,寐可,小便黄,大便干,舌质红,苔黄,脉滑数。

辅助检查:血常规:WBC 11.81×10^9/L, PLT 425×10^9/L, NEUT% 82.3%, NEUT 9.72×10^9/L,余无异常。CRP 47mg/L;ESR 93mm/h;血清铁蛋白>2 000ng/ml。病毒系列检查(−),T-SPOT试验(−),传染病相关检查(−),抗核抗体谱、AN-CA、RF、抗CCP抗体、降钙素原、男性肿瘤标志物筛查未见异常。

根据上述病例资料,试述该患者的西医诊断、中医诊断及辨证论治。

第十九章

强直性脊柱炎

 培训目标

1. 掌握强直性脊柱炎的典型关节表现及关节外表现。
2. 掌握强直性脊柱炎的相关实验室检查及影像学检查。
3. 掌握强直性脊柱炎的辨证论治。
4. 熟悉强直性脊柱炎的病因病机。
5. 了解强直性脊柱炎的外治法及日常调护。

强直性脊柱炎(ankylosing spondylitis,AS)是以骶髂、脊柱等中轴关节炎为主要表现的慢性炎性疾病,是脊柱关节炎(脊柱关节病)中的一种。强直性脊柱炎基本病理改变为附着点炎,最终可导致关节强直、畸形和功能丧失,并可伴发关节外表现。本病与 *HLA-B27* 相关,白种人患病率为(68~197)/10 万,我国患病率为 0.29% 左右。好发于 20~30 岁男性,男女患病比例为(2~3)∶1。本病属中医学"痹证""大偻""脊痹"范畴。

【病例1】

患者,男,30 岁,就诊日期 2010 年 11 月 15 日。

主诉:腰背部僵痛 2 年,加重 1 个月。

现病史:患者于 2 年前受寒后出现腰背部疼痛,晨起僵硬,活动 5 分钟后可缓解,休息后不能缓解,久坐、久站后症状加重。自行服用双氯芬酸钠缓释片后症状减轻。1 个月前因劳累腰部僵痛加重。

现症:腰背部疼痛,昼轻夜重,夜间翻身困难,晨僵约 1 小时,活动后减轻,畏寒喜暖,纳可,寐欠安,小便调,大便溏。

舌脉:舌质暗红,苔薄白,脉沉细。

专科检查:胸廓活动度 4.6cm,Schober 试验 3.2cm,骨盆挤压试验(+),双侧"4"字试验(−)。

辅助检查:ESR 23mm/h,CRP 19.1mg/L,*HLA-B27*(+),RF(−),血常规、尿常

规、肝肾功能等未见异常。骶髂关节 X 线示：两侧骶髂关节间隙变窄，关节面模糊（图 19-1）。骶髂关节 MRI 示：双侧骶髂关节对位良好，关节面毛糙，可见虫蚀状骨质破坏；脂肪抑制序列上，双侧骶骨及髂骨关节面下斑片状高信号（图 19-2）。

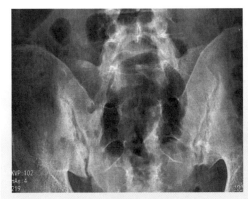

图 19-1　骶髂关节 X 线

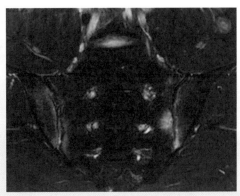

图 19-2　骶髂关节 MRI

问题 1：该患者以腰背部僵痛为主诉，如何根据其症状特征进行诊断？

患者为青年男性，以腰背部僵痛为主诉就诊，诊断应以此为主线展开。临床诊治腰背部疼痛的患者，应根据发作特点进行鉴别。该患者腰背部疼痛特点为昼轻夜重，活动后减轻，休息后不能缓解。首先应与慢性腰肌劳损相鉴别，慢性腰肌劳损是由累积性外力等原因导致的腰部肌肉、韧带、筋膜等软组织无菌性炎症，其疼痛特点为腰部隐痛，反复发作，劳累后加重，休息后缓解，弯腰困难，故可排除。还应与腰椎间盘突出症相鉴别，腰椎间盘突出症是由于腰椎间盘膨出或突出压迫神经而导致的机械性腰背痛，可合并下肢坐骨神经放射性疼痛，起病急骤，活动后加重，CT 或 MRI 提示腰椎间盘膨出或突出，故可排除。此外，还应与腰椎肿瘤和腰椎结核相鉴别，腰椎肿瘤和腰椎结核均以腰痛剧烈、夜间尤甚为特点，并有相应的影像学改变，腰椎转移性骨肿瘤可有碱性磷酸酶及肿瘤标志物异常，腰椎结核可出现 T-SPOT 试验阳性，故可排除。本例患者年龄<40 岁，腰背疼痛持续 2 年，晨起僵硬，活动后疼痛减轻，昼轻夜重，符合炎性腰背痛表现。查体 Schober 试验及骨盆挤压试验阳性，*HLA-B27* 阳性，ESR、CRP 升高，双侧骶髂关节 X 线分级Ⅲ级，符合 1984 年修订的 AS 纽约标准，可诊断为强直性脊柱炎。

知识点 1

强直性脊柱炎的临床表现

强直性脊柱炎常以炎性腰背痛为首发症状，多为隐匿起病，腰背、骶髂关节、臀部疼痛和/或发僵，休息时加重，活动后改善。后期可由腰椎向胸椎、颈椎上行性进展，出现相应部位的疼痛、活动受限或脊柱畸形，最终形成"竹节样变"。

本病最常见的关节外表现为急性前葡萄膜炎，少数患者可出现心血管系统受累、肺间质病变、肾损害、神经系统病变及骨质疏松。

知识点2

炎性腰背痛的诊断标准及与机械性腰背痛的鉴别

1. 炎性腰背痛的诊断标准 对于持续超过3个月的腰背痛,如符合以下5项中的4项,可以考虑为炎性腰背痛(2009年国际脊柱关节炎评估工作组专家建议诊断标准):①发病年龄<40岁;②隐匿起病;③症状活动后好转;④休息时加重;⑤夜间痛(起床后好转)。

2. 炎性腰背痛与机械性腰背痛的鉴别(表19-1)

表19-1 炎性腰背痛与机械性腰背痛鉴别表

	炎性腰背痛	机械性腰背痛
发病年龄	<40岁	任何年龄
发病形式	隐匿	急骤
晨僵	≥30分钟	<30分钟
持续时间	≥3个月	<6周
夜间疼痛	常见	少见
脊背活动度	晚期强直	屈曲不正常
胸廓活动度	可减少	正常
神经功能受损	少见	可能

知识点3

强直性脊柱炎的专科查体

1. Schober试验 于双侧髂后上棘连线中点的上方10cm及下方5cm处分别做标记,嘱患者弯腰(保持双膝伸直),测量脊柱最大前屈度,若增加<4cm即为阳性,提示脊柱关节活动受限。

2. 胸廓活动度 患者直立,测量其第4肋间隙水平(女性为乳房下缘)深呼气和深吸气之胸围差,胸廓活动度<5cm为异常。

3. 骨盆挤压试验 患者侧卧,检查者从另一侧按压骨盆,出现骶髂关节疼痛为异常。

4. 骶髂关节分离试验 又称"4"字试验。患者仰卧,一侧膝屈曲并将足跟放置于对侧伸直的膝上,检查者一手下压屈曲的膝关节(此时髋关节在屈曲、外展和外旋位),另一手压对侧髂嵴,对侧骶髂关节疼痛为阳性。

5. 枕墙距 患者靠墙直立,双足跟贴墙,双腿伸直,背贴墙,收颌,眼平视,测量枕骨结节与墙之间的垂直距离。枕墙距正常为0cm,枕部触不到墙者为异常。

6. 屏墙距　患者靠墙直立,双足跟贴墙,双腿伸直,背贴墙,收颌,眼平视,测量耳屏距墙的距离,屏墙距≥15cm 为异常。

7. 颈椎旋转度　患者坐位,挺直上身,收颌,双手平放于膝,用一量角器向患者鼻尖方向置于患者头顶,嘱患者向左右转头,分别测量两侧旋转角度,计算平均值,旋转度≤70°为异常。

8. 颌柄距　嘱患者下颌贴向胸骨柄,测量两者间的距离。颌柄距正常为 0cm,下颌触不到胸骨柄为异常。

9. 指地距　患者直立,弯腰、伸臂,指尖与地面的距离>0cm 为异常。

10. 踝间距　患者仰卧,双膝伸直,双腿外展至最大限度,测量两踝间的距离。也可让患者直立,双膝伸直,双脚分开至最大限度,测量两踝间的距离。踝间距≤100cm 为异常。

11. 侧位腰椎活动度　患者直立,双臂自然下垂贴紧体侧,双手指伸直,测量中指距地的距离,然后嘱患者先后向左、右侧弯腰(保持双膝伸直),分别测量左右两侧中指距地的距离,其平均值为最后值,若≤10cm 为异常。

强直性脊柱炎专科查体视频

ER-19-1

知识点 4

强直性脊柱炎的实验室检查和其他辅助检查

1. 实验室检查　强直性脊柱炎患者活动期可见 ESR、CRP 升高,IgA 可轻至中度升高。*HLA-B27* 与本病强相关,阳性率达 90%,对诊断有较大参考价值。RF、抗 CCP 抗体、ANA、抗 ENA 抗体多为阴性。

2. 影像学检查

(1) X 线:强直性脊柱炎最早的影像学变化通常发生在骶髂关节,随病情进展,病变可自下而上累及腰椎至颈椎。X 线可显示骶髂关节软骨下骨板囊性变、侵蚀、硬化,关节间隙模糊、变窄及关节融合,多为双侧对称性。强直性脊柱炎纽约标准将骶髂关节 X 线分级分为 0~Ⅳ级(表 19-2,图 19-3)。晚期患者 X 线可见脊柱骨赘、骨桥形成,呈典型的"竹节样脊柱"(图 19-4)。

表 19-2　骶髂关节 X 线分级(1966 年纽约标准)

0 级:正常
Ⅰ级:可疑变化
Ⅱ级:轻度异常,可见局限性侵蚀、硬化,但关节间隙无变化
Ⅲ级:明显异常,为中度或进展性骶髂关节炎,伴有以下 1 项或 1 项以上改变:侵蚀、硬化、关节间隙增宽或狭窄,或部分强直
Ⅳ级:严重异常,完全性关节强直

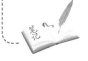

笔记

（2）高分辨率 CT：有利于观察骶髂关节软骨下骨板的微小改变，能先于 X 线检测骨质异常，增加敏感性且具有特异性（图 19-5）。但 CT 检查存在放射暴露，也不能检测软组织和骨髓变化，因此有一定的局限性。

（3）MRI：可以显示早期骶髂关节炎、脊柱炎的变化，如软骨异常、骨髓水肿等（图 19-6）。活动性炎症病变的特征为 MRI 显示骨髓水肿。因此，MRI 有利于早期诊断和炎症缓解评估。

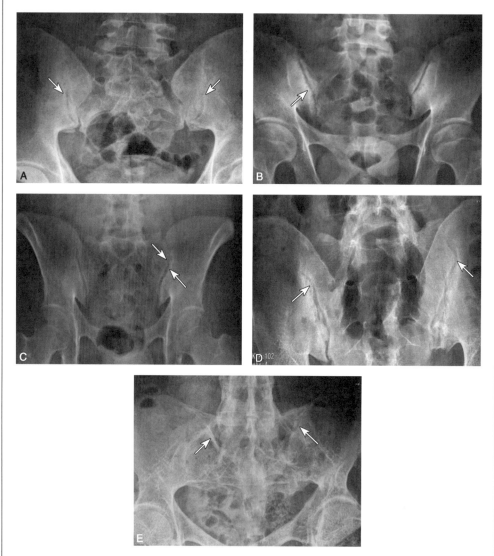

图 19-3　骶髂关节 X 线分级

A. 0 级，关节面光整，关节间隙正常；B. Ⅰ 级，关节面欠光整，关节面局部密度不均；C. Ⅱ 级，关节面可见骨侵蚀；D. Ⅲ 级，局部关节间隙变窄，局部可见骨侵蚀；E. Ⅳ 级，关节间隙消失融合。

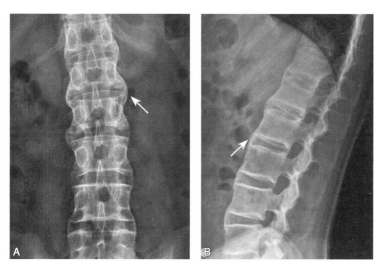

图 19-4　"竹节样脊柱"
A.正位,脊柱韧带骨赘;B.侧位,前纵韧带骨化。

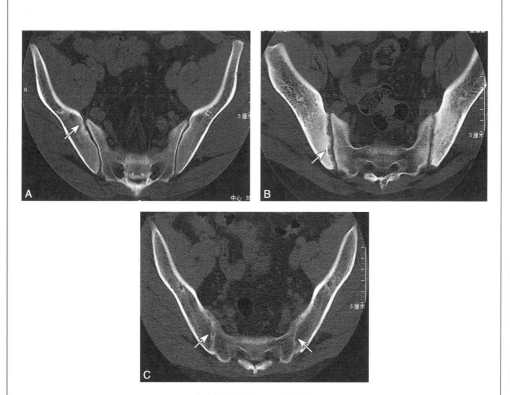

图 19-5　骶髂关节 CT
A.轻度,骶髂关节局部关节面破坏、骨侵蚀,关节面密度增高;B.中度,骶髂关节关节面明显骨侵蚀,关节间隙假性增宽,局部关节间隙变窄;C.重度,骶髂关节间隙消失融合。

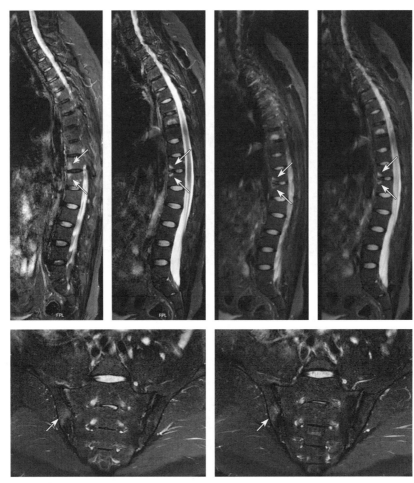

图 19-6 脊柱及骶髂关节 MRI 示骨髓水肿

知识点 5

强直性脊柱炎的分类标准

1. 建议使用 1984 年修订的 AS 纽约标准(表 19-3),但由于影像学显示骶髂关节炎通常滞后于发病数月甚至数年,因而不适用于早期诊断。

2. 对于腰背痛≥3 个月,且发病年龄<45 岁的患者,如无影像学骶髂关节炎,建议使用 2009 年 ASAS 中轴型脊柱关节炎分类标准(表 19-4)。对于以外周关节炎表现为首发症状的患者,建议使用 2010 年 ASAS 外周型脊柱关节炎分类标准。

表 19-3 1984 年修订的 AS 纽约标准

①下腰背痛持续至少 3 个月,疼痛随活动改善,但休息不减轻
②腰椎在前后和侧屈方向活动受限
③胸廓扩展范围小于同年龄和性别的正常值
④双侧骶髂关节炎Ⅱ~Ⅳ级或单侧骶髂关节炎Ⅲ~Ⅳ级
如患者具备④并分别附加①~③中的任何 1 条,可确诊为 AS。

中轴型脊柱关节炎与强直性脊柱炎的区别图
ER-19-2

表 19-4 2009 年 ASAS 中轴型脊柱关节炎分类标准

起病年龄<45 岁和腰背痛≥3 个月的患者,符合下述标准中的 1 项:①影像学提示骶髂关节炎加上≥1 个下述的脊柱关节炎特征;②HLA-B27 阳性加上≥2 个下述的其他脊柱关节炎特征。

脊柱关节炎特征包括:炎性背痛;关节炎;起止点炎(跟腱);眼葡萄膜炎;指/趾炎;银屑病;克罗恩病/溃疡性结肠炎;对非甾体抗炎药反应良好;脊柱关节炎家族史;HLA-B27 阳性;CRP 升高。

影像学提示骶髂关节炎指:MRI 提示骶髂关节活动性(急性)炎症,高度提示与脊柱关节炎相关的骶髂关节炎;或明确的骶髂关节炎影像学改变(根据 1984 年修订的纽约标准)。

外周型脊柱关节炎诊断标准
ER-19-3

知识点 6

强直性脊柱炎的鉴别诊断

1. 弥漫性特发性骨肥厚　两者均可出现脊柱韧带骨化。但弥漫性特发性骨肥厚是骨关节炎的一种特殊类型,好发于 50 岁以上男性,脊柱 X 线可见韧带骨化厚而浓密,外缘呈水波样,椎弓关节及骶髂关节无受累,椎体一般无方形改变,HLA-B27 阴性。

弥漫性特发性骨肥厚影像学表现
ER-19-4

2. 髂骨致密性骨炎　两者均可出现骶髂关节炎。但髂骨致密性骨炎好发于青年女性,常有多次妊娠、分娩史,或长期从事站立职业。骶髂关节炎以硬化为主,X 线(或 CT)可见双侧骶髂关节中下 2/3 部位有明显骨硬化区,病变致密,均匀一致,略呈三角形,尖端向上,无侵蚀及糜烂,HLA-B27 阴性。

SAPHO 综合征影像学表现
ER-19-5

3. SAPHO 综合征　临床表现为滑膜炎、痤疮、脓疱病、骨肥厚和骨髓炎,最常累及胸锁关节(牛头征)、胸肋关节、肩关节、髂骨、耻骨等,若累及骶髂关节,多为单侧受累。

髂骨致密性骨炎影像学表现
ER-19-6

问题 2:如何评估强直性脊柱炎患者的病情活动度及脊柱功能?

强直性脊柱炎疾病活动度可采用 Bath 强直性脊柱炎病情活动性指数(BASDAI)、强直性脊柱炎疾病活动度评分(ASDAS),并结合 ESR 和 CRP 指标进行综合评估。脊柱功能可采用 Bath 强直性脊柱炎功能指数(BASFI)进行评估。

知识点 7

强直性脊柱炎的常用西药

1. 非甾体抗炎药　是治疗强直性脊柱炎的首选药物。可减缓疼痛、僵硬感等症状。常用药物包括双氯芬酸钠、洛索洛芬钠等非选择性 COX 抑制剂及塞来昔布、艾瑞昔布等选择性 COX-2 抑制剂。但应注意此类药物可导致消化道损伤和心血管不良事件。

强直性脊柱炎疾病活动度、脊柱功能评价方法
ER-19-7

2. 生物制剂　对强直性脊柱炎有显著疗效。常用于治疗强直性脊柱炎的生物制剂有TNF-α抑制剂和白介素17A抑制剂。TNF-α抑制剂包括依那西普、阿达木单抗、英夫利西单抗、戈利木单抗、培塞利珠单抗,白介素17A抑制剂有司库奇尤单抗。生物制剂有可能增加感染和肿瘤的风险,因此用药前应注意排查结核病,除外活动性感染和肿瘤。

3. 改善病情抗风湿药　外周关节受累患者可选用柳氮磺吡啶或甲氨蝶呤。

4. 糖皮质激素　强直性脊柱炎患者出现虹膜睫状体炎可选择局部使用糖皮质激素,对于顽固性外周关节炎患者可选择关节腔内注射,但不推荐全身用药。

知识点 8

强直性脊柱炎的病因病机

1. 禀赋不足　先天禀赋不足,肾精亏虚,骨髓失充,督脉失养,发为本病。

2. 感受外邪　风寒湿热等外邪乘虚而入,腰背经腧不利,气血阻滞,经脉痹阻,不通则痛。

先天禀赋不足,复感外邪,痹阻于督脉,而致督脉强急,筋脉失调,日久邪着骨骱,骨骱畸变,脊背弯曲。督脉行于脊背通于肾,总督人体诸阳,督脉受邪则阳气开阖不得,布化失司。肾藏精主骨生髓,肾受邪则骨失淖泽,母病及子,不能养肝荣筋,筋脉失养。如《素问·生气通天论》所云:"阳气者,精则养神,柔则养筋。开阖不得,寒气从之,乃生大偻。"督脉为阳脉之海,肾阳为一身之元阳。阳气不足,开阖不得是本病发生的内在条件;邪气从之,风寒湿热等邪气乘虚而入是本病的外在致病因素。内外相合共同导致本病的发生(图 19-7)。

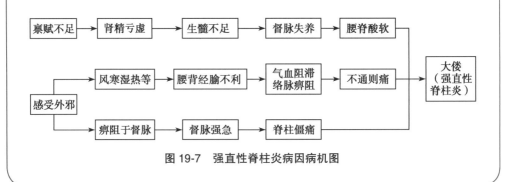

图 19-7　强直性脊柱炎病因病机图

问题3:该患者应如何辨证论治?

患者腰背疼痛、僵硬不舒,劳累时加重,畏寒喜暖,得热则舒为风寒湿之邪深侵肾督之象;舌质暗红、苔薄白,脉沉细亦为肾督亏虚、寒湿痹阻之象。中医辨证论治如下:

中医诊断:大偻(肾虚督寒证)。

治法:补肾强督,散寒除湿。

方药:补肾强督祛寒汤加减。

狗脊 30g	熟地黄 20g	骨碎补 18g	鹿角霜 10g
杜仲 12g	桂枝 10g	白芍 10g	知母 10g
独活 10g	羌活 12g	续断 20g	制附子 10g(先煎)
威灵仙 15g	牛膝 10g	土鳖虫 6g	防风 15g

14剂,每日1剂,水煎400ml,早晚分2次温服。

并予中药热敷、穴位贴敷,每日1次。

治疗2周后,患者腰背僵痛减轻,守方再服14剂。后患者连续复诊4次,守方随症加减,症状持续减轻。服药3个月后,复查 ESR 12mm/h,CRP 6.1mg/L,症状缓解。嘱患者定期随诊。

【病例2】

患者,男,38岁,复诊日期2018年11月20日。

主诉:腰背僵痛反复发作10年,颈项僵痛2年,加重1个月。

现病史:患者于10年前出现腰背僵痛,8年前初诊,诊断为"强直性脊柱炎",予中药治疗,病情缓解后停药。此后腰背僵痛每因工作劳累发作,自服非甾体抗炎药后症状缓解。2年前出现颈项僵痛,活动受限,1个月前感冒后症状加重。

现症:腰背及颈项僵痛、困重、屈伸不利,无畏寒,喜凉爽,伴五心烦热、口干咽燥,小便黄,大便干。

舌脉:舌质红,苔薄黄,脉细数。

体格检查:枕墙距10cm,颌柄距5cm,指地距15cm,胸廓活动度4cm,Schober 试验2cm,"4"字试验(-),骨盆挤压试验(-)。

辅助检查:ESR 45mm/h,CRP 20.13mg/L,*HLA-B27*(+),RF(-),抗核抗体谱、血常规、血生化等未见明显异常。X线提示:颈椎及腰椎曲度变直,椎体呈竹节样改变,椎间隙显示不清,椎小关节间隙变窄,部分融合;双侧骶髂关节面密度增高,关节面模糊,关节间隙不均匀变窄(图19-8)。骶髂关节 CT 提示:双侧骶髂关节对位尚可,关节间隙变窄,局部关节间隙消失,关节面毛糙不整,呈虫蚀状改变(图19-9)。

西医诊断:强直性脊柱炎。

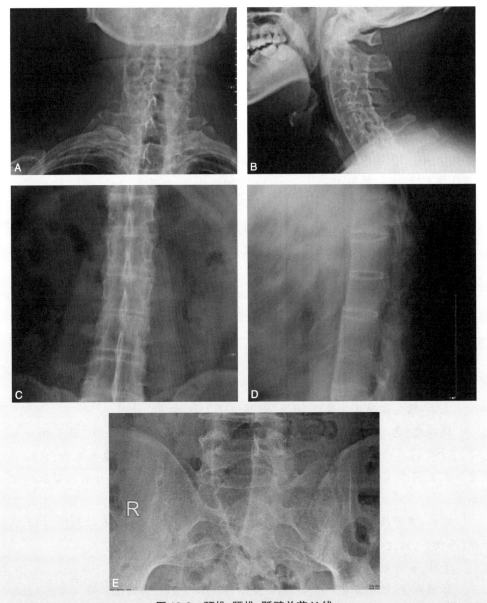

图 19-8　颈椎、腰椎、骶髂关节 X 线

A.颈椎正位 X 线;B.颈椎侧位 X 线;C.腰椎正位 X 线;D.腰椎侧位 X 线;E.骶髂关节正位 X 线。

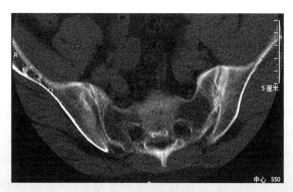

图 19-9　骶髂关节 CT

问题 4：患者此次就诊临床表现有何变化？

患者自行停药，未规范治疗，导致病情进展。此次症见腰背部及颈项僵痛、困重、屈伸不利，颈部活动受限。ESR、CRP 等炎症标志物较前显著增高，影像学检查提示颈椎、腰椎呈"竹节样"变，韧带骨化，皆为结构损伤加重，病情进展的表现。采用 ASDAS-CRP 工具评估病情可知此时疾病活动度较高（ASDAS-CRP = 3.6）。

问题 5：该患者此阶段应如何辨证论治？

患者初次就诊时，中医辨证为肾虚督寒证，治以补肾强督、散寒除湿，症状得以缓解。然而患者并未规律复诊，病情逐渐进展。腰背及颈项僵痛、屈伸不利，喜凉爽为风寒湿深侵肾督，邪气郁久化热；五心烦热、口干咽燥、小便色黄、大便干为热灼津液的表现；舌质红、苔薄黄，脉细数亦为邪郁化热之象。中医辨证论治如下：

中医诊断：大偻（肾虚湿热证）。

治法：补肾强督，清热化湿。

方药：补肾强督清化汤加减。

知母 12g	桂枝 12g	生地黄 15g	生石膏 25g（先煎）
炒黄柏 10g	苍术 10g	赤芍 10g	狗脊 25g
骨碎补 18g	醋鳖甲 20g（先煎）	土鳖虫 10g	桑寄生 25g
续断 25g	防风 10g	秦艽 15g	延胡索 15g
防己 10g	薏苡仁 20g		

14 剂，每日 1 剂，水煎 400ml，早晚分 2 次温服。

另予中药热敷、穴位贴敷，每日 1 次。

并予口服美洛昔康片，每次 15mg，每日 1 次。

治疗 2 周后，患者颈项僵痛、五心烦热、口干咽燥、小便黄、大便干等症均减轻，原方加减继续服用，停用美洛昔康片。复诊 8 次，服药 4 个月后，复查 ESR 10mm/h，CRP 4.2mg/L，症状缓解。嘱患者定期随诊。

【病例3】

患者,男,28岁,就诊日期2018年2月9日。

主诉:腰骶部疼痛反复发作5年,双髋疼痛3年,加重1个月。

现病史:患者于5年前无明显诱因出现腰骶部疼痛,伴左下肢无力,后出现双髋疼痛,诊断为"强直性脊柱炎",口服柳氮磺吡啶片每次1.0g,每日2次,双氯芬酸钠缓释片每次75mg,每日1次,效果不佳,腰骶部及双髋疼痛反复发作,晨起腰背僵硬,活动后好转,夜间痛重,逐渐出现不能平卧,翻身困难,改用塞来昔布胶囊每次0.2g,每日2次,疼痛缓解不明显。1个月前,腰骶部及双髋疼痛加重,活动受限,晨僵1小时,活动后缓解,夜间痛重,不能平卧,翻身困难。

现症:腰骶部及双髋疼痛,夜间明显,腰部屈伸受限,晨起腰背发僵约1小时,活动后减轻,畏寒喜暖,纳可,寐欠安,二便调。

舌脉:舌质暗红,苔薄白,脉沉细。

专科检查:枕墙距16cm,屏墙距22cm,颌柄距8cm,指地距37cm,胸廓活动度4cm,Schober试验3cm,左侧位腰椎活动度4cm,右侧位腰椎活动度2cm,骨盆挤压试验(+),双侧"4"字试验(+)。

辅助检查:ESR 26mm/h,CRP 9.74mg/L,*HLA-B27*(+),RF(-),血尿常规、肝肾功能等无异常;T-SPOT(-),乙肝表面抗原、丙肝病毒抗体、艾滋病毒、梅毒螺旋体抗体均未见明显异常。胸部CT未见明显异常。腰椎X线提示:腰椎呈竹节状,椎小关节显示不清,双侧骶髂关节面密度增高,关节间隙变窄,部分强直(图19-10)。骶髂关节MRI提示:双侧骶髂关节对位良好,关节面欠光整,关节面下可见斑片状长T2信号影,DWI上呈高信号,周围软组织无肿胀(图19-11)。髋关节MRI提示:双侧股骨头关节面欠光滑;双髋关节间隙未见

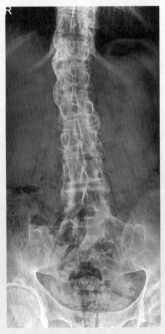

图19-10　腰椎X线

明显狭窄或增宽,关节腔内见积液;周围软组织无肿胀;考虑双髋关节受累可能(图 19-12)。

西医诊断:强直性脊柱炎。

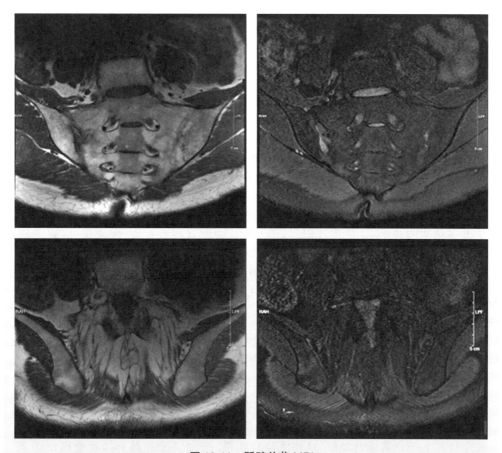
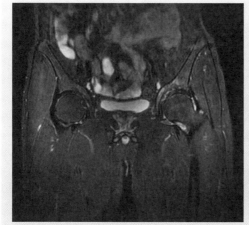
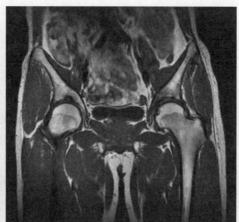

图 19-11 骶髂关节 MRI

图 19-12 髋关节 MRI

问题 6:该患者应如何辨证论治?

肾督二脉与肝、胆、膀胱等经脉相贯通,足少阴肾、足太阳膀胱之经筋循行于踝、膝、髋,行于脊背。因此,肾督失于充养,加之感受外邪,邪气不但痹阻于腰背,还累及经脉循行之处,波及肝、胆、膀胱等经,故见腰骶部疼痛及双髋僵痛;畏寒喜暖为感受寒湿之邪为主;舌质暗红、苔薄白,脉沉细亦为肾虚督寒证之象。中医辨证论治如下:

中医诊断:大偻(肾虚督寒证)。

治法:补肾祛寒,强筋壮骨。

方药:补肾强督祛寒汤加减。

骨碎补 18g	补骨脂 15g	桂枝 10g	续断 25g
桑寄生 20g	羌活 15g	独活 12g	烫狗脊 30g
土鳖虫 6g	川楝子 10g	延胡索 30g	青风藤 20g
炒白术 12g	豨莶草 15g	鹿角霜 10g	防风 15g

14 剂,每日 1 剂,水煎 400ml,早晚分 2 次温服。

并予依那西普 25mg 皮下注射,每周 2 次。定期复查血常规、尿常规、肝肾功能及 ESR、CRP 等炎症指标。

治疗 2 周后,患者腰骶部及双髋疼痛明显减轻,守方加减继服。复诊 6 次,应用中药联合依那西普治疗 3 个月后,复查 ESR 7mm/h,CRP 4.66mg/L,症状缓解。嘱患者定期随诊。

【病例 4】

患者,男,35 岁,就诊日期 2018 年 1 月 28 日。

主诉:腰骶及双侧臀部疼痛 13 年,左眼红痛伴视物模糊 10 天。

现病史:患者于 13 年前无明显诱因出现腰骶及双侧臀部交替性疼痛,晨起腰部发僵,活动后减轻,休息后无缓解。骨盆 X 线示双侧骶髂关节炎,诊断为“强直性脊柱炎”,予中药汤剂口服,症状减轻后停药。近 2 年出现腰部活动受限。10 天前出现左眼红痛,伴视物模糊。

现症:时感腰骶、双臀交替性疼痛,晨僵 20 分钟,腰部活动略受限,无畏寒,左眼红痛,迎风流泪,视物模糊,纳寐可,二便调。

舌脉:舌质红,苔黄,脉浮数。

体格检查:指地距 28cm,胸廓活动度 4.5cm,Schober 试验 3.2cm,“4”字试验(+),骨盆挤压试验(+)。

辅助检查:ESR 12mm/h,CRP 7mg/L,*HLA-B27*(+),RF(-),抗核抗体谱、血常规、血生化等无明显异常。X 线提示:腰椎呈“竹节样”变,双侧骶髂关节间隙消失。

眼科检查:视力:左眼 0.03,矫正视力 0.25;右眼 0.25,矫正视力 0.6。左眼睫状充血(+),角膜后壁有羊脂状沉着物,房水混浊,瞳孔小(图 19-13,见书末彩图)。眼压:右眼 14mmHg,左眼 10mmHg。

西医诊断:强直性脊柱炎,急性虹膜睫状体炎。

问题 7：该患者应如何辨证论治？

该患者临床特征为关节症状合并眼部受累。腰骶及双侧臀部交替性疼痛、腰部发僵为肾督亏虚，外感风寒湿热邪，邪气深侵肾督所致；目睛红赤、疼痛为母病及子，郁热循经上攻于目所致。肝开窍于目，眼目病变均可责之于肝，同时目与五脏六腑之精气亦密切相关，依据五轮学说，角膜、葡萄膜属"风轮"，为肝所主，葡萄膜病变当责之肝，迎风流泪当属肝经风热。舌质红、苔黄，脉浮数亦为肾督亏虚、肝经风热证之象。中医辨证论治如下：

中医诊断：大偻（肾督亏虚，肝经风热证）。

治法：清肝疏风，补肾强督。

方药：新制柴连汤加减。

柴胡 10g	黄芩 10g	蔓荆子 10g	焦栀子 10g
龙胆草 10g	荆芥 10g	防风 10g	黄连 10g
赤芍 10g	忍冬藤 10g	杜仲 10g	狗脊 10g
决明子 10g	甘草 6g		

14 剂，每日 1 剂，水煎 400ml，早晚分 2 次温服。

患者服药 14 剂后，左眼红痛及视物模糊较前好转，腰骶及双臀交替性疼痛减轻，原方加减继服 14 剂。4 周后眼部症状完全消失，腰骶部疼痛明显缓解。嘱患者定期随诊。

知识点 9

强直性脊柱炎合并眼部病变的辨证论治

若见目睛红赤，疼痛，畏光，流泪，乃风热之邪内侵肝肾，治宜祛风清热，方选新制柴连汤加减。若见目睛红痛，畏光流泪，目坠胀痛，痛连眉骨，视物模糊，伴口苦咽干，小便短赤，大便秘结，乃肝郁化火致肝胆火旺，循经上犯，治宜清泻肝胆，方选龙胆泻肝汤加减。若见眼目坠痛，眉棱骨胀痛，畏光流泪，视力下降，伴肢节肿胀、酸楚疼痛，乃风湿之邪夹热侵犯之证，治宜祛风除湿清热，方选抑阳酒连散加减。若见目睛反复红痛，时轻时重，视物昏蒙，伴头晕耳鸣、腰膝酸软，乃肝肾阴虚，虚火上炎证，治宜滋阴降火，方选知柏地黄丸加减。

知识点 10

强直性脊柱炎的辨证论治

1. 肾虚督寒证

主症：腰、臀、髋疼痛，僵硬不舒，仰俯不能，畏寒喜暖，得热则舒。

次症：男子阴囊寒冷，女子白带寒滑。

舌脉：舌质淡红或暗红，苔白，脉弦细。

治法：补肾祛寒，强筋壮骨。

推荐方药:补肾强督祛寒汤加减。

组成:熟地黄、淫羊藿、狗脊、制附子(先煎)、鹿角胶(或鹿角霜)、杜仲、骨碎补、补骨脂、羌活、独活、桂枝、续断、赤芍、白芍、知母、土鳖虫、防风、牛膝。

加减:肩、肘、足、踝等外周关节肿痛者,加青风藤、络石藤、海风藤、桑寄生;胸闷、气短者,加姜黄、丹参、瓜蒌。

2. 肾虚湿热证

主症:腰骶、脊背、臀部酸痛沉重、僵硬不适、仰俯不能,或见关节红肿灼热焮痛,屈伸活动受限。

次症:身热不扬,汗出,心烦,口苦黏腻或口干不欲饮,脘闷纳呆,大便黏滞。

舌脉:舌质红,苔黄腻,脉弦滑。

治法:补肾强督,清热利湿。

推荐方药:补肾强督清化汤加减。

组成:狗脊、苍术、黄柏、牛膝、薏苡仁、忍冬藤、桑枝、络石藤、豆蔻(后下)、藿香、防风、防己、草薢、泽泻、桑寄生、土鳖虫。

加减:低热无汗或微汗出而热不解、五心烦热者,加青蒿(后下)、醋鳖甲(先煎)、制龟甲(先煎)、知母;目赤疼痛者,加蔓荆子、决明子、黄连、菊花。

知识点 11

强直性脊柱炎的其他治疗方法

1. 针刺

主穴:华佗夹脊穴、肝俞、膈俞、肾俞、血海、足三里。

配穴:肩关节受累取天宗、肩贞、肩髃、肩髎;肘关节受累取曲池、尺泽;腕关节受累取阳池、外关、阳溪、腕骨;指关节受累取八邪;膝关节受累取阳陵泉、犊鼻、梁丘。

2. 中药外治 可选择中药外敷、中药离子导入、中药泡洗、中药熏蒸、中药全身浸浴、中药穴位贴敷等。偏寒证者,选用祛风散寒除湿、温经通络药物;偏热证者,选用清热除湿、宣痹通络之品;有瘀血者,选用活血通络之品。

知识点 12

强直性脊柱
炎医疗体操

ER-19-10

强直性脊柱炎的预后及调护

本病目前尚无根治方法,患者体质及病证特点不同则预后不同。若症状较轻,病情发展缓慢,则预后较好,可用中药控制。若症状较重,病情进展迅速,则预后较差,需要中西医结合治疗方可缓解。大多数患者病势缠绵,需中医综合治疗。目前的调护措施有保持乐观情绪、避免久居寒冷潮湿之地、饮食营养均衡、合理功能锻炼等。

临证要点

1. 禀赋不足为根本　本病病位主在肾与督脉，内因为肾督正气不足，故治疗上应把握肾督亏虚病机，补肾强督法贯穿治疗始终。

2. 感受外邪是诱因　本病外因为风寒湿热等邪气侵袭，临床辨证以寒热为纲，如以外感风、寒、湿邪为主，见关节冷痛、畏寒喜暖等，为肾虚督寒证，治以补肾祛寒、强壮筋骨，方用补肾强督祛寒汤加减；以外感风、湿、热邪为主，见关节红肿、灼热等，为肾虚湿热证，治以补肾强督、清热利湿，方用补肾强督清化汤加减。此外，可使用藤类药物以舒筋活络、通利关节。

经典论述

1.《素问·生气通天论》："阳气者，精则养神，柔则养筋。开阖不得，寒气从之，乃生大偻。"

2.《素问·痹论》："五脏皆有合，病久而不去者，内舍于其合也。故骨痹不已，复感于邪，内舍于肾……肾痹者，善胀，尻以代踵，脊以代头。"

3.《素问·骨空论》："督脉为病，脊强反折。"

4.《诸病源候论·腰背病诸候》："肝主筋而藏血。血为阴，气为阳。阳气精则养神，柔则养筋。阴阳和同，则气血调适，共相荣养也，邪不能伤。若虚则受风，风寒搏于脊膂之筋，冷则挛急，故令背偻。"

5.《静香楼医案·肢体诸痛门》："背脊为督脉所过之处，风冷乘之，脉不得通，则恶寒而痛。法宜通阳。"

方　剂

1. 补肾强督祛寒汤
2. 补肾强督清化汤
3. 新制柴连汤
4. 龙胆泻肝汤
5. 抑阳酒连散
6. 知柏地黄丸

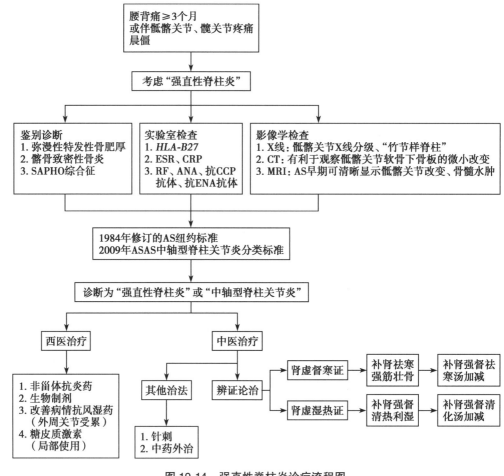

图 19-14 强直性脊柱炎诊疗流程图

（陶庆文）

复习思考题

1. 中医治疗强直性脊柱炎为何"以治督为要"?
2. 试述强直性脊柱炎炎性腰背痛的特点。

第二十章

银屑病关节炎

 培训目标

1. 掌握银屑病关节炎的典型皮疹、关节表现及关节外表现。
2. 掌握银屑病关节炎的影像学检查。
3. 掌握银屑病关节炎的辨证论治。
4. 熟悉银屑病关节炎的病因病机。
5. 了解银屑病关节炎的外治法及调护。

银屑病关节炎(psoriatic arthritis,PsA)是一种与银屑病相关的炎性关节病,具有银屑病皮疹并出现关节和周围软组织肿胀、压痛、功能障碍,部分患者可有骶髂关节炎和/或脊柱炎,晚期可见关节强直,导致残疾。银屑病患者中约5%~7%发生关节炎,约75%银屑病关节炎患者皮疹出现在关节炎之前,约10%出现在关节炎之后,约15%同时出现。该病可发生于任何年龄,高峰年龄为30~50岁,无性别差异,但脊柱受累以男性较多。美国银屑病关节炎患病率为0.1%,我国约为1.23‰。本病属中医学"痹证""白疕"等范畴。

【病例】

患者,女,27岁,就诊日期2017年11月23日。

主诉:额头斑块状皮疹,伴银白色鳞屑2年,多关节肿痛半年,加重1个月。

现病史:患者于2年前无明显诱因出现额头斑块状皮疹,伴银白色鳞屑,反复发作。半年前出现双手第5近指间关节肿胀、疼痛,间断服用双氯芬酸钠缓释片治疗,症状有所减轻。1个月前无明显诱因出现右手第1、5近指间关节,第2远指间关节,以及左手第2、4近指间关节,第2~5远指间关节肿痛,晨僵约1小时。否认银屑病及银屑病关节炎家族史。

现症:额头斑块状皮疹,伴银白色鳞屑,双手多个远指间关节、近指间关节红肿、疼痛,疼痛部位固定不移,关节皮色发红,皮温略高,有灼热感,晨僵约1小时,纳可,寐欠安,二便调。

舌脉:舌质淡红,苔黄腻,脉弦滑。

体格检查:额头上发际线内斑块状皮疹,伴银白色鳞屑,去除鳞屑后为发亮的薄膜,除去薄膜可见点状出血(奥斯皮茨征,Auspitz sign)。右手第1、5近指间关节,第2远指间关节,以及左手第2、4近指间关节,第2~5远指间关节肿胀、压痛。

辅助检查:ESR 45mm/h,CRP 35mg/L,抗核抗体谱、HLA-B27、RF、抗CCP抗体均为阴性,肌酶谱正常。骶髂关节MRI未见明显异常;X线示:双手末节指骨远端侵蚀破坏并基底骨质增生,形成铅笔帽样畸形。

问题1:该患者以皮疹及关节肿痛为主诉,如何根据其症状特征进行诊断?

该患者为青年女性,临床表现具有皮疹及关节炎两方面特征。皮疹表现应与湿疹相鉴别,慢性湿疹表现为皮肤浸润肥厚、苔藓样变,但鳞屑不呈银白色,无奥斯皮茨征,且常伴有剧烈瘙痒,故可排除。皮疹表现还应与皮肌炎相鉴别,皮肌炎的皮疹多出现在上眼睑、眶周、两颊、鼻梁等处,且无白色鳞屑,并多有肌肉疼痛、无力及肌酶升高等表现,故可排除。关节炎表现应与类风湿关节炎相鉴别,类风湿关节炎也可累及指间关节,但以累及近指间关节为主,很少累及远指间关节,且RF或抗CCP抗体阳性,故可排除。远指间关节受累还应与骨关节炎相鉴别,骨关节炎多见于中老年,关节局部压痛明显,晨僵不超过半小时,故可排除。该患者症状、体征及辅助检查均符合Moll和Wright的银屑病关节炎分类标准,根据CASPAR银屑病关节炎分类标准,评分为4分。综上所述,该患者可诊断为银屑病关节炎。

 知识点1

银屑病关节炎的临床表现

1. 皮肤与指甲 皮损好发于头部及肘、膝等四肢关节伸侧,表现为丘疹或斑块,表面有丰富的银白色鳞屑,去除鳞屑后为发亮的薄膜,除去薄膜可见点状出血;还可出现脓疱型和红皮型银屑病皮损(图20-1,见书末彩图)。指甲可表现为"顶针样"改变(甲板上有边界清晰的凹陷,因甲板细胞脱落所致),还可见指甲与甲床分离,需要与真菌感染鉴别(图20-2,见书末彩图)。

2. 关节炎 可累及外周关节和/或中轴关节。外周关节以远指间关节受累为主,也可累及趾间或跖趾关节,表现为非对称性关节肿胀、疼痛、功能障碍(图20-3,见书末彩图)。若累及中轴关节,表现为非对称性脊柱附着点炎,出现腰背痛和脊柱强直等症状。

3. 附着点炎 最常受累部位为跟腱和足底筋膜附着点,其他部位有脊柱、股四头肌、髌韧带、肩袖和肱骨上髁等。

4. 眼部受累 眼部病变可表现为葡萄膜炎、虹膜炎、结膜炎、干燥性角结膜炎等。

知识点 2

银屑病关节炎的实验室检查和其他辅助检查

1. 实验室检查　银屑病关节炎无特异性血清学指标,部分患者 HLA-B27 阳性,RF 与抗 CCP 抗体阴性,病情活动期可见 ESR 和 CRP 升高。

2. 影像学检查　X 线检查示外周关节典型改变,包括末端指/趾骨溶解、"笔帽征"畸形(图 20-4)、关节强直等。中轴关节影像学表现为不对称的骶髂关节炎和脊柱炎,骶髂关节间隙模糊、变窄、融合,脊柱韧带骨赘形成,椎旁骨化。MRI 可用于评估滑膜炎、腱鞘炎、附着点炎、骶髂关节及脊柱炎症,有益于银屑病关节炎的早期诊断和病情评估。

3. 皮肤病理　表现为表皮过度增生,真皮乳头层单个核细胞浸润,角质层中性粒细胞浸润及树突状细胞增生。

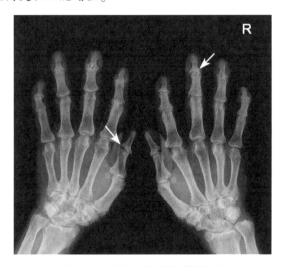

图 20-4　银屑病关节炎"笔帽征"

知识点 3

银屑病关节炎的分类标准

目前常用的分类标准是 1973 年 Moll 和 Wright 提出的银屑病关节炎分类标准和 2006 年的 CASPAR 分类标准。

1. Moll 和 Wright 的银屑病关节炎分类标准:

同时符合以下(1)(2)(3)者诊断为银屑病关节炎。

(1) 至少有 1 个关节炎并持续 3 个月以上。

(2) 至少有银屑病皮损和/或 1 个指/趾甲上有 20 个以上顶针样凹陷的小坑或甲剥离。

(3) 血清 IgM 型 RF 阴性(滴度<1:80)。

2. 银屑病关节炎 CASPAR 分类标准(表 20-1)

表 20-1　银屑病关节炎 CASPAR 分类标准

炎性肌肉骨骼疾病(外周关节炎、脊柱炎或附着点炎)患者按照以下表现评分,总分≥3 分,可分类诊断为银屑病关节炎	
(1) 银屑病证据(①、②、③中 1 个)	
①现存银屑病(2 分)	由风湿科或皮肤科医师诊断具有银屑病性皮肤或头皮病变
②银屑病既往史(1 分)	由患者本人、医师(包括家庭医师、皮肤科或风湿科医师等或其他可信任医疗中心的医师)证实
③银屑病家族史(1 分)	其一级或二级亲属曾患银屑病
(2) 典型的银屑病指甲改变(1 分)	包括甲剥离、顶针样凹陷、过度角化等表现
(3) 类风湿因子阴性(1 分)	除凝胶法外的其他方法检测,最好采用 ELISA 或比浊法
(4) 指/趾炎(①或②)	
①现存症(1 分)	全指/趾肿胀
②既往史(1 分)	由风湿科医师记录的指/趾炎病史
(5) 影像学(1 分)	关节周围新骨形成,手足 X 线可见关节周围异常骨化(但需排除骨赘形成)

📑 **知识点 4**

银屑病关节炎的鉴别诊断

1. 反应性关节炎　两者都可表现为不对称性寡关节炎、附着点炎、腊肠指/趾、脊柱炎、眼炎和皮损,但反应性关节炎常有肠道或尿路感染病史,无银屑病皮损及"顶针样"指甲病变。

2. 强直性脊柱炎　两者都可累及中轴关节,但银屑病关节炎有特征性银屑病皮损,多表现为非对称性韧带骨赘,而强直性脊柱炎骨赘多为对称性。

3. SAPHO 综合征　两者都可出现关节滑膜炎、骨炎、皮损等表现,但 SAPHO 综合征骨关节损伤多表现为骨肥厚、骨髓炎等,皮损为痤疮、脓疱,而非银白色鳞屑。

SAPHO
综合征
ER-20-1

📑 **知识点 5**

银屑病关节炎的常用西药

1. 非甾体抗炎药　参见第十九章治疗强直性脊柱炎的常用非甾体抗炎药。

2. 改善病情抗风湿药 甲氨蝶呤对皮损和关节炎有效，剂量为 7.5~20mg，每周 1 次。来氟米特每日 20mg。柳氮磺吡啶每次 0.25~1g，每日 3 次，对外周关节炎有效。使用过程中应注意观察胃肠道反应，监测肝肾功能、血尿常规等。

3. 生物制剂

（1）IL-17A 抑制剂：司库奇尤单抗是靶向 IL-17A 的全人源 IgG1/κ 单克隆抗体，可以有效抑制附着点炎、关节损伤的进展，对皮肤损害有显著疗效。

（2）TNF-α 抑制剂：包括全人可溶性受体融合蛋白依那西普和单克隆抗体如英夫利西单抗、阿达木单抗、戈利木单抗和培塞利珠单抗。以上药物通过阻断 TNF-α 的生物学效应，改善银屑病关节炎症状，对皮肤损害和指甲病变也有效。

（3）IL-12/IL-23 抑制剂：乌司奴单抗可用于皮损表现为斑块状银屑病特征者。

（4）JAK 激酶抑制剂：对至少 1 种改善病情抗风湿药和至少 1 种生物制剂应答不佳的外周关节炎患者，可考虑使用 JAK 激酶抑制剂。

4. 糖皮质激素 停用糖皮质激素可诱发严重的银屑病，故不建议使用糖皮质激素治疗本病。

5. 局部用药 以还原剂、角质剥脱剂和细胞抑制剂为主，急性期及皮肤破损处避免使用刺激性强的药物，稳定期可以使用水杨酸软膏、焦油类油膏、地蒽酚软膏等，还可使用卡泊三醇和维甲酸 A 等药物。

📋 知识点 6

银屑病关节炎疾病活动度和皮损严重程度的评估方法

本病评估包括外周和中轴关节炎、附着点炎和指/趾炎、皮肤病变等，评估方法包括银屑病关节炎疾病活动指数（DAPSA）、银屑病面积和严重程度指数（PASI）等。

📋 知识点 7

银屑病关节炎的病因病机

1. 感受外邪 平素体虚，卫外不固，感受风寒湿热之邪，痹阻皮肤、关节；或风寒侵袭，脉络瘀阻，表皮失荣，发为白疕，风寒阻滞关节，不通则痛，发为痹证；或感受风热，热伤阴液，表皮失润，发为白疕，风热侵袭筋骨肢节，发为痹证；或感受热毒，热毒炽盛，直中肌肤，侵扰关节，引发本病。

2. 情志所伤 情志不遂，郁怒伤肝，肝气郁结，郁久化火，火热伤阴，阴虚血燥，不能濡养肌表及关节筋骨，发为本病。

3. 饮食所伤 体内素有蕴热，恣食辛辣肥甘或荤腥发物，脾胃运化失司，痰湿内盛，湿热熏蒸于内，耗气伤血，日久成瘀，痰瘀互结，阻于经络关节，导致气血运行痹阻，发为本病。

银屑病关节炎疾病活动指数
ER-20-2

银屑病面积和严重程度指数
ER-20-3

本病因于热者十居八九,因于寒者为数不多。外邪痹阻皮肤关节,酝酿日久,化为湿毒、瘀血,攻于皮肤、关节,发为本病。早期以风、寒、湿、热之邪痹阻皮肤和关节为主,随着病情进展,邪气渐盛,内热愈炽,耗血伤阴,形成瘀血。然而风为百病之长,风邪入侵为本病常见之因,瘀血阻络贯穿病程始终。病程日久,耗伤正气,营血亏虚,可见阴虚血燥、肝肾亏虚之象(图20-5)。

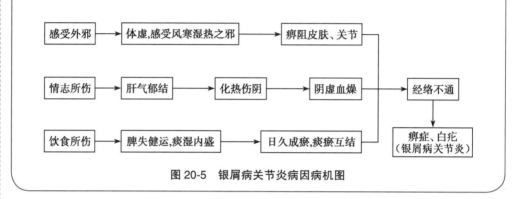

图20-5　银屑病关节炎病因病机图

问题2:该患者应如何辨证论治?

该患者额头皮损、皮色发红、表皮脱屑为湿热蕴结,熏蒸于皮肤;双手关节灼热感、红肿、疼痛,皮温升高为湿热内盛,痹阻关节;疼痛固定不移、晨僵为痹病日久,瘀血阻滞;舌质淡红、苔黄腻,脉弦滑亦为湿热痹阻之象。中医辨证论治如下:

中医诊断:痹证、白疕(湿热痹阻证)。

治法:清热利湿,疏风活血。

方药:四妙散合身痛逐瘀汤加减。

苍术 12g	黄柏 12g	薏苡仁 30g	秦艽 15g
羌活 15g	防己 12g	白鲜皮 20g	苦参 12g
茯苓 30g	猪苓 15g	桃仁 12g	红花 12g
牛膝 20g	土茯苓 20g	生地黄 20g	牡丹皮 12g

14剂,每日1剂,水煎400ml,早晚分2次温服。

患者服药14剂后关节肿痛好转,皮疹减轻。复诊3次,服中药2个月后,复查ESR 25mm/h,CRP 12.5mg/L,关节肿痛基本缓解。

知识点8

银屑病关节炎的辨证论治

1. 寒湿痹阻证

主症:皮损颜色淡红,鳞屑色白而厚,皮损多散见于头皮或四肢,冬季易加重或复发,夏季多减轻或消退;关节冷痛,遇冷加重,得热则舒。

次症:畏寒肢冷,小便清长,大便溏。

舌脉:舌质淡红,苔薄白,脉弦紧。

治法:祛风散寒,除湿通络。

推荐方药:黄芪桂枝五物汤合羌活胜湿汤加减。

组成:黄芪、桂枝、白芍、干姜、羌活、当归、牛膝、独活、防风、川芎、荆芥、青风藤、地肤子、炙甘草。

加减:鳞屑厚而瘙痒重者,加土茯苓、白鲜皮、乌梢蛇;关节疼痛严重者,加苏木、稀莶草、透骨草等;恶风寒,关节冷痛甚者,加细辛、制附子(先煎)等。

2. 湿热痹阻证

主症:皮损多发于掌跖及关节屈侧和皮肤皱褶处,皮损发红,表皮湿烂或起脓疱;关节红肿,灼热疼痛。

次症:低热,下肢浮肿或有关节积液,神疲乏力,纳呆,下肢酸胀沉重。

舌脉:舌质暗红,苔黄腻,脉滑数。

治法:清热利湿,疏风活血。

推荐方药:四妙散合身痛逐瘀汤加减。

组成:苍术、黄柏、薏苡仁、牛膝、秦艽、川芎、桃仁、红花、醋没药、白鲜皮、苦参、土茯苓。

加减:皮损严重者,加土大黄、虎杖、黄芩等;关节疼痛严重者,加防己、徐长卿、忍冬藤、络石藤。

3. 风热化燥证

主症:皮损基底部皮色鲜红,鳞屑增厚,瘙痒;关节红肿,痛无定处。

次症:夏季加重,常有低热,得热痛增,小便黄赤,大便干结。

舌脉:舌质红,苔黄,脉弦数。

治法:散风清热,凉血润燥。

推荐方药:消风散合犀角地黄汤加减。

组成:防风、荆芥、蝉蜕、苦参、苍术、知母、生石膏(先煎)、水牛角(先煎)、生地黄、牡丹皮、赤芍、金银花、蒲公英、丹参、地肤子。

加减:皮损扩大或新起者,加鬼箭羽、大青叶、紫草;咽喉肿痛者,加板蓝根;风盛痒甚者,加白鲜皮、当归。

4. 热毒炽盛证

主症:全身皮肤鲜红或呈暗红色,或有表皮剥脱,或有密集小脓点;四肢大小关节疼痛剧烈,屈伸困难。

次症:皮肤发热,或有高热,口渴喜冷饮,小便黄赤,大便干。

舌脉:舌质红绛,少苔,脉洪数。

治法:清热解毒,凉血活血。

推荐方药:黄连解毒汤合清营汤加减。

组成:黄芩、黄连、黄柏、栀子、金银花、连翘、生地黄、牡丹皮、知母、石斛、赤芍、丹参、生石膏(先煎)、薏苡仁。

加减:皮疹鲜红者,加羚羊角粉(冲服)、白花蛇舌草、白茅根、槐花、紫草、大青叶;口干便秘者,加大黄(后下)、玄明粉(冲服);关节疼痛明显者,加土鳖虫、秦艽。

5. 肝郁气滞证

主症:皮损及关节疼痛每于情绪波动时加重。

次症:心烦易怒,胁肋胀痛,脘闷纳呆,女子闭经或痛经。

舌脉:舌质暗红,苔白,脉弦。

治法:疏肝解郁,理气止痛。

推荐方药:逍遥散合柴胡疏肝散加减。

组成:柴胡、当归、白芍、川芎、香附、枳壳、陈皮、郁金、茯苓、生姜、薄荷(后下)、炙甘草。

加减:皮肤瘙痒者,加地肤子、苦参、白芷、地龙等;鳞屑较厚者,加紫草、莪术、侧柏叶等;关节疼痛明显者,加防风、秦艽、威灵仙、桑枝等。

6. 阴虚血燥证

主症:皮损处干燥、瘙痒、皮色暗红,表面鳞屑少;关节隐隐作痛,入夜痛甚。

次症:口干舌燥,大便干结。

舌脉:舌质红,苔薄黄,脉细数。

治法:养血润燥,滋阴通络。

推荐方药:四物汤合玉女煎加减。

组成:生地黄、赤芍、当归、川芎、生石膏(先煎)、知母、麦冬、牛膝、防风、秦艽、忍冬藤。

加减:皮损加重或有新发皮疹者,加水牛角(先煎)、白芍;关节痛甚者,加鸡血藤、延胡索。

知识点 9

银屑病关节炎的其他治疗方法

1. 针灸 选穴:大椎、肺俞、曲池、合谷、血海、三阴交。

2. 光疗 包括紫外线治疗、光化学疗法(口服光敏感药物和长波紫外线照射)。

3. 其他 中药热敷、中药熏洗、水浴、超声药物透入、红外线治疗、中药穴位贴敷、中药涂擦等。应注意避开皮肤破溃部位。

知识点 10

银屑病关节炎的预后及调护

1. 预后 银屑病关节炎多数预后良好。20 岁之前发病、有银屑病家族史、广泛皮肤病变、合并肝损害者预后不良。

2. 调护

（1）心理调护：对患者进行心理疏导，树立战胜疾病的信心。

（2）生活调护：尽量保持皮损处干燥与清洁，着衣宽松；适当进行关节功能锻炼；饮食宜清淡，保证营养充足。

临证要点

1. 血虚风燥为本，养血疏风为要　本病多由血分燥热内伏或风热之邪乘虚而入，留于血分，日久耗血生燥而成血虚风燥之证。故养血疏风之法应贯穿治疗始终，用药如当归、生地黄、白芍、防风、荆芥之类。

2. 气血同病，责之肝郁　本病发病多与情志怫郁、肝郁气滞有关。气滞则血瘀，瘀血阻于关节、经络、皮肤，发为本病。因此，治疗要重视疏肝理气，活血化瘀。选用柴胡疏肝散和逍遥散等。

经典论述

1.《医宗金鉴·外科心法要诀》："白疕之形如疹疥，色白而痒多不快。固由风邪客皮肤，亦由血燥难荣外。"

2.《外科正宗·杂疮毒门》云："白屑风多生于头、面、耳、项、发中，初起微痒，久则渐生白屑，叠叠飞起，脱之又生，此皆起于热体当风，风热所化，治当消风散，面以玉肌散擦洗，次以当归膏润之。发中作痒有脂水者，宜翠云散搽之自愈。"

方 剂

1. 羌活胜湿汤
2. 黄芪桂枝五物汤
3. 消风散
4. 犀角地黄汤
5. 四妙散
6. 身痛逐瘀汤
7. 黄连解毒汤
8. 清营汤
9. 玉女煎
10. 四物汤
11. 逍遥散
12. 柴胡疏肝散

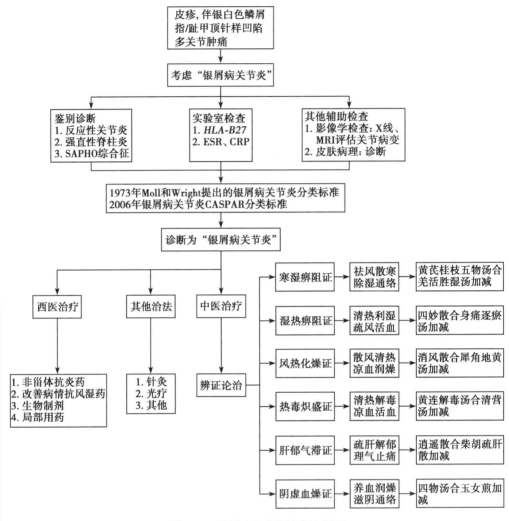

图 20-6　银屑病关节炎诊疗流程图

（陶庆文）

❓ 复习思考题

1. 试述银屑病关节炎周围关节与中轴关节的 X 线表现。

2. 病案分析

患者，女，48 岁。主诉：双手第 3~5 远指间关节肿痛，伴头面、四肢皮疹瘙痒、脱屑 3 年，加重 1 个月。现病史：患者于 3 年前因"双手远指间关节肿痛，额部皮疹，严重瘙痒、脱屑"就诊于某医院，诊断为"银屑病关节炎"，予外涂药膏（具体不详）缓解瘙痒症状，停药或食腥膻辛辣食物时复发。近 1 个月来，患者双手远指间关节红肿、疼痛，关节屈伸不利，头面及四肢出现皮疹，伴瘙痒、皮屑增厚。现症见双手第 3~5 远指间关节红肿、疼痛,屈伸不利,关节处皮温略高,头面、四肢处皮损干燥,皮色暗红,伴瘙痒、脱屑,口干咽燥,纳尚可,寐欠安,小便调,大便干,舌质红,苔薄黄,脉细数。

辅助检查:ESR 65mm/h,RF(-),ASO(-)。

根据上述病例资料,试述该患者的西医诊断、中医诊断及辨证论治。

第二十一章

反应性关节炎

 培训目标

1. 掌握反应性关节炎的典型临床特征。
2. 掌握反应性关节炎的相关实验室检查及影像学检查。
3. 掌握反应性关节炎的辨证论治。
4. 熟悉反应性关节炎的病因病机。
5. 熟悉反应性关节炎的外治法及日常调护。

反应性关节炎(reactive arthritis,ReA)指身体特定部位(肠道和泌尿生殖道)感染后出现的无菌性关节炎。因与 *HLA-B27* 有一定相关性,起病以非对称性、下肢关节受累为主,且可累及脊柱,故被归为脊柱关节炎范畴。1916 年,由 Hans Reiter 报道的赖特综合征(以无菌性尿道炎、眼结膜炎和多发性关节炎为基本特征的综合征)实际上是反应性关节炎的一种类型。反应性关节炎多见于青年男性,成人的年发病率为(9.3~13)/10 万,患病率为 91.3/10 万。本病属于中医学"痹证""热痹""肠痹""痢后风"等范畴。

【病例1】

患者,男,28 岁,就诊日期 2009 年 10 月 26 日。

主诉:右膝关节肿痛 4 个月。

现病史:患者于 4 个月前因腹泻 2 天诊断为急性感染性腹泻,3 周后出现右膝关节红肿、疼痛,伴无痛性口腔溃疡,无发热,口服布洛芬缓释片后关节疼痛缓解,后右膝关节肿痛反复发作。

现症:右膝关节肿痛,触之灼热,压痛,伴晨僵约 5 分钟,心烦,口渴,咽痛,纳可,寐欠安,小便短赤,大便黏腻不爽,无黏液脓血,无腰痛、皮疹、生殖器溃疡、眼炎及腊肠指/趾,指/趾甲正常,否认银屑病病史和家族史。

舌脉:舌质红,苔黄腻,脉滑数。

辅助检查:ESR 31mm/h,CRP 56mg/L,*HLA-B27*(+),血、尿、便常规正常,血尿酸 350μmol/L,抗核抗体(-),抗 CCP 抗体(-),RF(-),ASO(-)。右膝 X 线提示:右膝关节周围软组织肿胀。骶髂关节 CT 未见明显异常。关节超声提示:右膝关节滑膜炎。关节穿刺滑液检查:白细胞计数 $30×10^9$/L,细菌培养(-)。

问题 1:该患者以关节肿痛为主诉,如何根据其临床特征进行诊断?

患者为青年男性,以关节肿痛为主诉就诊,诊断应以此为主线展开。首先应排除感染性关节炎,感染性关节炎表现为单关节炎,本例患者关节滑液白细胞计数较正常升高,但未高于 $50×10^9$/L,细菌培养阴性,故可排除;患者为青年男性,右膝关节肿痛,血尿酸正常,关节超声未见关节内点状强回声及"双轨征",故可排除痛风;还应与半月板损伤相鉴别,半月板损伤表现为膝关节肿痛,通常有明显的外伤史,伴有膝关节交锁、运动障碍,影像学表现为半月板形态异常,故可排除。该患者右膝单关节肿痛,急性起病,起病前 3 周有腹泻史,ESR 和 CRP 升高,*HLA-B27* 阳性,RF、抗 CCP 抗体阴性,关节超声提示滑膜炎,符合 1996 年反应性关节炎的分类标准。

知识点 1

反应性关节炎的临床表现

1. 感染病史　多数患者于发病前数周有肠道或泌尿生殖道感染史。

2. 关节症状　常见下肢(膝、踝关节多见)非对称性单/寡关节炎,急性起病,红肿热痛(图 21-1,见书末彩图),可伴腊肠样指/趾炎、肌腱附着点炎,部分患者可累及脊柱。

3. 全身症状　发热、乏力、多汗等;皮肤黏膜受累(如溢脓性皮肤角化、无痛性口腔溃疡);眼炎(如结膜炎、虹膜炎、视神经炎);心脏受累(主动脉瓣关闭不全、传导异常);少数患者可有肺脏、肾脏、周围神经受累。

反应性关节炎相关眼炎

ER-21-1

知识点 2

反应性关节炎的实验室检查和其他辅助检查

部分患者 *HLA-B27* 阳性,急性发作期可见 ESR、CRP 升高。有肠道或泌尿生殖道感染史者,可有病原微生物培养阳性。彩超显示关节积液、滑膜增生(图 21-2)。约 20% 的患者可出现影像学异常,如附着点炎、骨侵蚀等。部分患者可见非对称性骶髂关节炎。

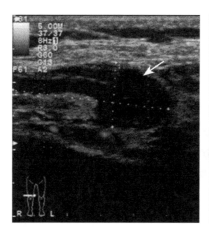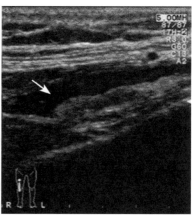

图 21-2 超声提示右膝关节滑膜炎

知识点 3

反应性关节炎的分类诊断标准

1996 年 Kingsley 和 Sieper 提出的反应性关节炎分类标准：

1. 外周关节炎：下肢为主的非对称性寡关节炎。

2. 前驱感染的证据

（1）如果 4 周前有临床典型的腹泻或尿道炎，则实验室证据可有可无。

（2）如果缺乏感染的临床证据，必须有感染的实验室证据。

3. 排除引起单或寡关节炎的其他原因，如其他脊柱关节病、感染性关节炎、莱姆病和链球菌反应性关节炎。

4. *HLA-B27* 阳性、反应性关节炎的关节外表现（如结膜炎、虹膜炎及皮肤、心脏、神经系统病变等）或典型脊柱关节病的临床表现（如炎性下腰痛、交替性臀区疼痛、肌腱端炎或虹膜炎）不是反应性关节炎确诊的必备条件。

知识点 4

反应性关节炎的鉴别诊断

1. 感染性关节炎 多为单关节炎，伴发热、乏力等感染中毒症状，受累关节局部红肿热痛，关节滑液呈炎性改变，白细胞计数多大于 $50×10^9/L$，以中性粒细胞升高为主，滑液培养有助于查找病原体。

2. 强直性脊柱炎 主要侵犯脊柱和骶髂关节，也可累及外周关节，但以炎性下腰痛和骶髂关节炎为主要临床特点，影像学表现为骶髂关节炎。

3. 肠病性关节炎 主要指溃疡性结肠炎和克罗恩病相关的关节炎，多伴有腹痛、腹泻等消化道表现，结肠镜可以帮助明确诊断。

4. 痛风 血尿酸升高,关节炎呈急性发作,常累及第1跖趾关节和跗骨间关节,关节滑液可见尿酸盐结晶,超声提示滑膜、软骨、骨及积液中点状强回声或"双轨征"等。

 知识点 5

反应性关节炎的常用西药

本病常用西药包括非甾体抗炎药、改善病情抗风湿药、生物制剂和糖皮质激素。

1. 非甾体抗炎药 参见第十九章治疗强直性脊柱炎的常用非甾体抗炎药。

2. 改善病情抗风湿药 参见第二十章治疗银屑病关节炎的常用改善病情抗风湿药。

3. 生物制剂 参见第十九章治疗强直性脊柱炎的常用生物制剂。

4. 局部使用糖皮质激素 当非甾体抗炎药疗效不充分时,在排除感染性关节炎后,可对主要受累关节进行关节腔内注射糖皮质激素。

知识点 6

反应性关节炎的病因病机

1. 素体正虚,感受外邪 素体正气不足,腠理不密,卫外不固,风、寒、湿、热之邪乘虚侵袭人体,与气血相搏,壅滞于关节、筋骨、肌肉可引发本病。

2. 饮食不节,伤及中焦 饮食不节,损伤脾胃,脾失健运,胃失和降,湿浊内生,留注于关节,引发本病。

3. 房事不洁,伤及下焦 房事不洁,秽浊之邪由下焦侵入机体,留注于经络关节,发为本病。

正气不足,不能抵御外邪,湿热秽浊之邪乘虚侵入机体,留注于经络关节,导致气血运行痹阻,发为本病(图 21-3)。临床上除关节症状外,还可因邪气侵袭病位不同,兼见邪气痹阻上焦、浸淫中焦、侵犯下焦的不同表现。

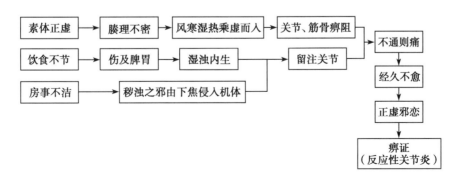

图 21-3 反应性关节炎病因病机图

问题 2:该患者应如何辨证论治?

该患者腹泻后出现膝关节红肿热痛,为感受湿热秽浊之邪,留注关节;心烦为湿热扰心;口腔溃疡、口渴、咽痛为湿热上攻;小便短赤、大便黏腻不爽为湿热蕴结之表现;舌质红、苔黄腻,脉滑数亦为湿热内蕴之象。中医辨证论治如下:

中医诊断:痹证(湿热蕴结证)。

治法:清热利湿,解毒通络。

方药:四妙丸合清瘟败毒饮加减。

苍术 15g	黄柏 15g	牛膝 10g	薏苡仁 20g
防风 10g	黄连 6g	赤芍 10g	生石膏 15g(先煎)
知母 10g	忍冬藤 20g	秦艽 10g	独活 10g
防己 10g	甘草 6g		

14 剂,每日 1 剂,水煎 400ml,早晚分 2 次温服。

患者服药 14 剂后关节肿痛明显减轻,复诊 2 次,服中药 1 个月余,复查 ESR 14mm/h,CRP 7.8mg/L。

【病例2】

患者,男,33 岁,复诊日期 2014 年 10 月 12 日。

主诉:右膝肿痛间断发作 5 年余,加重伴左踝肿痛 2 个月。

现病史:患者于 5 年前腹泻后出现右膝红肿疼痛,伴无痛性口腔溃疡,口服布洛芬缓释片后症状减轻,诊断为"反应性关节炎",给予中药汤剂口服 1 个月后症状缓解停药。此后关节疼痛反复发作,未规律诊治。2 个月前受凉后右膝肿痛复发加重,并伴左踝肿痛,晨僵约 15 分钟。

现症:右膝、左踝肿痛,活动受限,皮温略高,痛势绵绵,昼轻夜重,晨僵约 15 分钟,形体消瘦,腰膝酸软,面色萎黄,神疲乏力,纳呆,寐欠安,二便调。

舌脉:舌质暗淡,苔薄白,脉沉细。

辅助检查:ESR 22mm/h,CRP 26mg/L,HLA-B27(+),血尿便常规、肝肾功能均正常,抗 CCP 抗体(−)。X 线示:右膝关节骨赘形成、关节间隙变窄。右膝 MRI 提示:关节腔积液,滑膜增生,软骨下骨髓水肿和骨破坏。右膝关节穿刺滑液检查:白细胞计数 20×10⁹/L,细菌培养(−)。

西医诊断:反应性关节炎。

问题 3:患者此次就诊应如何辨证论治?

患者自行停药,未规律诊疗,临床表现由单关节肿痛(右膝)扩展至多关节(右膝、左踝),伴活动受限,晨僵时间延长,血清炎症指标升高,影像学检查提示骨破坏、关节间隙变窄,说明病情进展。

关节肿痛僵硬、活动受限为久病体虚,正气不足,外邪乘虚深入骨骱,阻滞气血,气滞血瘀所致;纳呆、形瘦、面色萎黄、神疲乏力、腰膝酸软为正气虚弱,气血不足;舌质暗淡,脉沉细亦符合正虚邪恋之象。中医辨证论治如下:

中医诊断:痹证(正虚邪恋证)。

治法:扶正祛邪,疏风通络。

方药:独活寄生汤合知柏地黄丸加减。

独活 10g	桑寄生 10g	防风 10g	秦艽 10g
杜仲 10g	牛膝 10g	生地黄 10g	茯苓 10g
当归 10g	川芎 10g	白芍 10g	黄柏 10g
山药 10g	知母 10g	甘草 6g	

14剂,每日1剂,水煎400ml,早晚分2次温服。

患者服药2周后复诊,右膝及左踝肿痛缓解,复查 ESR 20mm/h,CRP 13mg/L,原方随症加减继续服用,嘱定期复诊。

知识点 7

反应性关节炎的辨证论治

1. 湿热蕴结证

主症:关节肿痛,痛势剧烈,痛不可触,触之灼热。

次症:发热,烦渴,咽痛,目赤肿痛,外阴溃疡,小便短赤,大便黏腻不爽。

舌脉:舌质红,苔黄或腻,脉洪或滑数。

治法:清热利湿,解毒通络。

推荐方药:四妙丸合清瘟败毒饮加减。

组成:苍术、黄柏、牛膝、薏苡仁、生石膏、生地黄、黄连、栀子、赤芍、牡丹皮、防风、防己、秦艽、忍冬藤、甘草。

加减:口腔溃疡者,加莲子心、土茯苓;咽喉肿痛者,加金银花、板蓝根;目赤肿痛明显者,加菊花、蔓荆子;小便热赤频数,或见尿道口肿痛者,加萹蓄、瞿麦、车前草。

2. 风湿痹阻证

主症:关节肿痛,屈伸不利,痛处游走不定。

次症:身热恶风,咽干,咽痛。

舌脉:舌质淡红,苔白腻,脉弦滑。

治法:祛风除湿,通络止痛。

推荐方药:羌活胜湿汤加减。

组成:羌活、独活、秦艽、防风、川芎、青风藤、威灵仙、忍冬藤、豨莶草。

加减:关节冷痛者,加制附子(先煎)、桂枝、蜜麻黄;发热者,加生石膏(先煎)、知母;咽痛明显者,加玄参、赤芍。

3. 脾虚湿困证

主症:关节肿痛,屈伸不利,皮色正常。

次症:面色萎黄,脘腹胀满,纳呆,大便溏。

舌脉:舌质淡胖,或有齿痕,苔白腻,脉濡细。

治法:健脾利湿,通络止痛。

推荐方药:薏苡仁汤合参苓白术散加减。

组成：薏苡仁、防己、赤小豆、党参、茯苓、白术、苍术、山药、砂仁（后下）、防风、牛膝。

加减：关节肿胀明显者，加防己、秦艽；关节疼痛明显者，加全蝎、蜈蚣。

4. 正虚邪恋证

主症：关节肿痛，经久不愈，痛势绵绵，昼轻夜重。

次症：形体消瘦，面色萎黄，神疲乏力，腰膝酸软，五心烦热，胁肋隐痛。

舌脉：舌质淡或淡红，苔薄白，脉弦细或沉细。

治法：扶正祛邪，疏风通络。

推荐方药：独活寄生汤合知柏地黄丸加减。

组成：独活、桑寄生、杜仲、牛膝、秦艽、防风、川芎、当归、生地黄、知母、黄柏、牡丹皮、泽泻、甘草。

加减：乏力明显者，加黄芪、白术；食欲减退者，加砂仁（后下）、陈皮；畏寒肢冷者，加制附子（先煎）、桂枝。

知识点 8

反应性关节炎的其他治疗方法

1. 针刺

主穴：双膝眼、鹤顶。

配穴：大椎、外关、阳池、合谷、梁丘、血海、足三里、阴陵泉、昆仑、太溪、三阴交。热象重者，可选大椎穴，用三棱针点刺放血。

2. 中药外治　皮肤无皮疹、破溃者可根据辨证采用中药外敷、中药熏洗等治法。疼痛重者，选用活络酊外涂于痛处或相应穴位处；偏寒者，选用乌头汤加减熏洗；偏热者，选用新癀片研粉水调外敷或八仙逍遥汤加减熏洗。

知识点 9

反应性关节炎的预后及调护

部分患者经治疗可完全缓解。若病程超过 2 年，髋关节受累，持续性 ESR 升高及对非甾体抗炎药反应不佳者，预后不良。

肠道及泌尿生殖道感染者应积极治疗感染，注意饮食卫生，禁食辛辣寒凉食物；外阴溃疡者保持外阴清洁，防止反复感染。关节肿痛发作期，应卧床休息，避免关节负重，肿痛缓解后尽早开始关节功能锻炼，防止软组织粘连影响关节活动。

临证要点

1. 辨病位,定法则　本病多与感受外邪有关,邪气滞留经络关节,气血运行不畅,发为关节肿痛,根据感邪所伤部位不同,可出现上、中、下三焦受累的兼症,临床要辨明病位,确立治法。感受风热和热毒之邪易犯上焦,出现咽喉红肿,目赤肿痛,应采用疏风透表、清热解毒的药物以透邪外出,如银翘散、清瘟败毒饮等。感受湿热之邪易犯中焦,出现胃脘痞满,大便泄泻,应采用清热化湿、健脾和胃的方药,如藿香正气散、葛根芩连汤等。若湿热秽浊之邪流注下焦,出现小便不利,淋沥涩痛,应采用清热利湿、辟秽化浊的方药,如八正散、四妙丸等。

2. 祛邪务尽,谨防复发　本病初发之时,由感受外邪引起,但即使祛除外邪,也不得迅速痊愈,因外邪一旦深入经络、关节,波及三焦,便难以祛除殆尽,且风寒热之邪入侵,多与湿相合,而湿性黏腻,缠绵难去,故本病治疗不可急于求成。待疾病缓解后,需燮理三焦,祛邪务尽,扶助正气,谨防复发。

经典论述

1.《景岳全书·杂证谟》:"五脏六腑之痹,则虽以饮食居处皆能致之,然必重感于邪而内连脏气,则合而为痹矣。"

2.《严氏济生方·五痹论治》:"皆因体虚,腠理空疏,受风寒湿气而成痹也。"

3.《秘传证治要诀及类方·痢》:"痢后风,因痢后下虚,不善调将,或多行,或房劳,或感外邪,致两脚酸软,若痛若痹。"

方　剂

1. 四妙丸
2. 清瘟败毒饮
3. 羌活胜湿汤
4. 薏苡仁汤
5. 参苓白术散
6. 独活寄生汤
7. 知柏地黄丸
8. 银翘散
9. 藿香正气散
10. 葛根芩连汤
11. 八正散
12. 当归拈痛丸

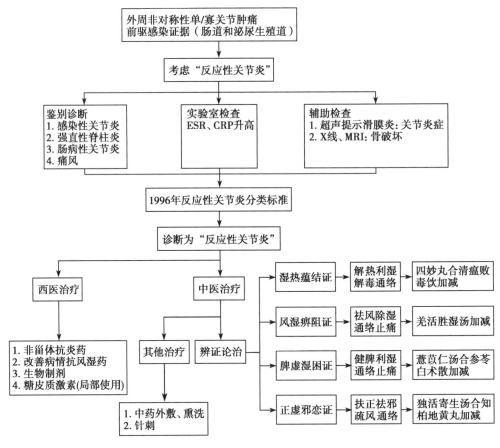

图 21-4　反应性关节炎诊疗流程图

（陶庆文）

复习思考题

1. 反应性关节炎与膝骨关节炎均发生于下肢关节,试述两者的鉴别诊断。

2. 病案分析

患者,男,35 岁。主诉:右膝关节肿痛 1 个月余。现病史:患者于 2 个月前患急性尿路感染,经治好转。1 个月前出现右膝关节肿胀疼痛,活动受限,痛处游走不定。现症见身热恶风,咽干,咽痛,小便可,大便黏滞不爽,舌淡红,苔白腻,脉滑。

辅助检查:尿白细胞(3+),提示细菌感染;ESR 31mm/h,CRP 20.1mg/L,RF(−),抗 CCP 抗体(−)。关节彩超提示:右膝关节滑膜炎。

根据上述病例资料,试述该患者的西医诊断、中医诊断及辨证论治。

第二十二章

大动脉炎

培训目标

1. 掌握大动脉炎的概念及临床表现。
2. 掌握大动脉炎的诊断及鉴别诊断。
3. 掌握大动脉炎的辨证论治。
4. 熟悉大动脉炎的病因病机。
5. 了解大动脉炎的其他治疗方法及护理。

大动脉炎(Takayasu arteritis,TAK)是累及主动脉及其主要分支的慢性、进行性、非特异性炎性疾病。受累的血管可表现为全层动脉炎,弥漫性血管内膜增厚,导致血管腔狭窄或闭塞,少数患者因炎症破坏动脉壁中层,弹力纤维及平滑肌纤维坏死而导致动脉扩张、假性动脉瘤或夹层动脉瘤等。本病常见于年轻女性,多在30岁以前发病。国外资料显示其患病率为2.6/100万。本病病因尚不明确,可能与感染(如链球菌、结核分枝杆菌、病毒或立克次体等)引起的动脉血管壁免疫损伤有关。

大动脉炎在中医学文献中无相似病名记载,根据本病的临床表现,可归属于中医学"脉痹"范畴。

【病例】

患者,女,21岁,就诊日期2018年12月20日。

主诉:头痛、头晕1个月,加重伴发热1周。

现病史:患者于1个月前无明显诱因出现头痛、头晕,1周前发热,体温38.7℃,伴乏力。

现症:头痛,头晕,发热,体温波动于36.5~38.7℃,烦躁,失眠,时有气短乏力,左肩臂抬举困难,小便黄赤,大便干结。

舌脉:舌质红,苔黄,脉滑。

体格检查:体温37.4℃,脉搏95次/min,呼吸22次/min,左臂血压120/80mmHg,右臂血压130/95mmHg。左肩臂抬举无力,左臂动脉搏动减弱。听诊可闻及双侧颈动脉Ⅱ级收缩期杂音,腹主动脉Ⅳ级收缩期杂音。双上肢肌力正常,生理反射存在,病理反射未引出。

辅助检查:ESR 106mm/h,CRP 116mg/L;血尿常规、肝肾功能、肌钙蛋白Ⅰ、降钙素原、补体和免疫球蛋白均无异常;抗核抗体谱、抗中性粒细胞胞浆抗体、结核抗体、抗心磷脂抗体均为阴性。血管超声示:双侧颈总动脉、双侧锁骨下动脉管壁弥漫性增厚;腹腔干起始段重度狭窄,考虑正中弓状韧带压迫所致;双肾动脉、腹主动脉未见明显异常;肠系膜上动脉起始段管壁稍增厚(图22-1、图22-2,见书末彩图)。

问题1:该患者以头痛、头晕伴发热、乏力为主诉,如何根据其症状特征进行诊断?

患者为青年女性,以头痛、头晕,伴发热、乏力为主要表现,诊断应以此为主线展开。首先应排除流行性乙型脑炎,该病可出现头痛、高热,多见于儿童及青少年,伴脑实质损伤表现,如意识障碍、惊厥、抽搐,浅反射减弱或消失、脑膜刺激征、巴宾斯基征阳性等,白细胞、免疫球蛋白升高,故可排除;其次应排除颈内动脉夹层,该病有头痛、脑或视网膜缺血表现,颈部血管杂音,累及神经系统出现霍纳综合征、脑神经麻痹等,动脉彩超示血管双腔改变及血管狭窄等,故可排除;还应排除其他风湿病,如系统性红斑狼疮累及神经系统表现为头痛、发热,抗核抗体、抗 dsDNA 抗体和/或抗 Sm 抗体阳性,补体降低等。最后应排除动脉硬化及纤维肌发育不良,前者彩超表现为动脉内膜斑块形成,后者彩超表现为中小动脉迂曲、多灶性"串珠样"狭窄、动脉瘤等,故可排除。该患者发病年龄<40 岁,左肩臂抬举困难,双侧上肢收缩压差>10mmHg,双侧颈动脉、腹主动脉可闻及血管杂音,血管彩超示腹腔干起始段重度狭窄,按照 1990 年 ACR 大动脉炎分类标准,可诊断为大动脉炎。

知识点 1

大动脉炎的临床表现及临床分型

1. **临床表现**　急性发作或隐匿起病,全身症状有疲劳、发热、食欲减退、恶心、出汗、体重下降、肌痛、关节炎和结节性红斑等。根据受累血管不同而出现相应器官缺血的症状与体征,如头晕、头痛、晕厥、脑卒中、视力减退、四肢间歇性运动障碍、肱动脉或股动脉搏动减弱或消失、血管杂音、双上肢收缩压差大于10mmHg 等。

2. **临床分型及表现**(表22-1)

表 22-1　大动脉炎分型及表现

分型	受累血管	临床表现
头臂动脉型(主动脉弓综合征)	主动脉弓、主动脉根部、颈动脉、椎动脉和锁骨下动脉	脑缺血症状:头痛,头晕,记忆力减退,视力下降,咀嚼肌无力等
		上肢缺血症状:上肢无力、酸痛、麻木,肌肉萎缩等

续表

分型	受累血管	临床表现
胸-腹主动脉型	腹主动脉、髂动脉	下肢无力、酸痛,间歇性跛行
	肾动脉	高血压,头痛,头晕,心悸
	胸主动脉	上肢血压升高
广泛型	以上2种累及动脉	具有上述2种类型特征
肺动脉型	肺动脉	心悸,气短,心力衰竭

知识点 2

大动脉炎的实验室检查和其他辅助检查

大动脉炎无特异性血清学诊断指标,临床需检查血常规、肝肾功能、ESR、CRP、免疫球蛋白、抗核抗体谱及抗中性粒细胞胞浆抗体以除外其他风湿病,血管超声检查有助于发现大动脉炎累及的部位及动脉狭窄的程度,CT 血管成像(CTA)、磁共振血管成像(MRA)或 PET/CT 对诊断大动脉炎有重要价值,数字减影血管造影(DSA)是诊断大动脉炎的金标准。

知识点 3

大动脉炎的分类标准

目前多采用 1990 年 ACR 大动脉炎的分类标准(表 22-2)。

表 22-2 1990 年 ACR 大动脉炎分类标准

条目	定义
发病年龄≤40 岁	40 岁前出现症状或体征
肢体间歇性运动障碍	活动时 1 个或多个肢体出现逐渐加重的乏力和肌肉不适,尤以上肢明显
肱动脉搏动减弱	一侧或双侧肱动脉搏动减弱
血压差>10mmHg	双侧上肢收缩压差>10mmHg
锁骨下动脉或主动脉杂音	一侧或双侧锁骨下动脉或腹主动脉闻及杂音
血管造影异常	主动脉一级分支或上下肢近端的大动脉狭窄或闭塞,病变常为局灶性或节段性,且不是由动脉硬化、纤维肌发育不良或类似原因引起

注:符合上述 6 项中的 3 项可诊断为大动脉炎。

知识点 4

大动脉炎的鉴别诊断

1. 巨细胞动脉炎　本病的头痛、关节肌肉疼痛等症状与大动脉炎的头臂动脉型症状相类似,但巨细胞动脉炎常见于老年人,且常合并风湿性多肌痛。颞动脉彩超或活检有助于鉴别诊断。

2. 纤维肌发育不良　本病与大动脉炎均多见于女性,主要累及中、小动脉,累及椎动脉、肾动脉、髂外动脉和股动脉时与大动脉炎临床表现相似,但其病理过程与炎症无关,很少出现血管闭塞,CTA 或 MRA 表现为局灶性(如动脉狭窄、弯曲)和多灶性("串珠样"改变),甚至可见动脉夹层和动脉瘤。

3. 血栓闭塞性脉管炎　本病与胸-腹主动脉型大动脉炎均有肢体缺血、疼痛、间歇性跛行的表现,但血栓闭塞性脉管炎好发于有吸烟史的青年男性,主要累及四肢中、小动脉和静脉,下肢常见。病理改变为慢性血管闭塞性炎症。主要临床表现为肢体缺血、剧痛、间歇性跛行,足背动脉搏动减弱或消失等,重者可有肢端溃疡或坏死。

4. 胸廓出口综合征　本病与胸-腹主动脉型大动脉炎均可出现上肢疼痛、无力、桡动脉搏动减弱等表现,但胸廓出口综合征由于解剖结构异常压迫锁骨下动、静脉及臂丛神经引起患侧上肢发凉无力、桡动脉搏动减弱,同时有手部放射痛、感觉异常等臂丛神经受压的表现,若锁骨下静脉受压则出现颈部和上肢静脉怒张。X 线有时可显示颈肋畸形。

 知识点 5

大动脉炎的西医治疗

糖皮质激素是大动脉炎活动期的主要治疗药物,常与免疫抑制剂联合应用,如环磷酰胺、甲氨蝶呤、吗替麦考酚酯、硫唑嘌呤等。疗效不佳者,可使用生物制剂,如 TNF-α 抑制剂及 JAK 激酶抑制剂等。血管狭窄导致器官缺血时可行血管内介入治疗或外科手术治疗。

知识点 6

大动脉炎的病因病机

1. 正气不足,感受外邪　禀赋不足,气血失充,风热之邪乘虚而入,或感受风寒湿邪,郁而化热,蕴久成毒,热毒蕴结经脉,经脉痹阻而发病。

2. 饮食不节,痰浊内生　素体脾虚,或饮食不节,损伤脾胃,导致脾胃气机升降失常,脾失运化,聚湿生痰,痰浊内生,壅滞经脉而发病。

3. 情志怫郁,气滞血瘀　情志怫郁,肝失疏泄,肝气郁滞,气滞血瘀,经脉痹阻而发病。

4. 脏腑亏虚，血脉失荣　久病体虚，形体失充，或强劳过度，或久病耗伤阴液，伤及肝、脾、肾，肝虚则气血运行失常，脾虚则气血生化无源，肾虚则元气振奋无力，血脉失于荣养而发病。

总之，本病因正气不足，外感六淫邪气乘虚而入，导致瘀血痰浊内生。气血阴阳不足为其本，风、寒、湿、热、瘀、痰、毒为其标，基本病机以经脉痹阻和经脉失荣为特征(图 22-3)。

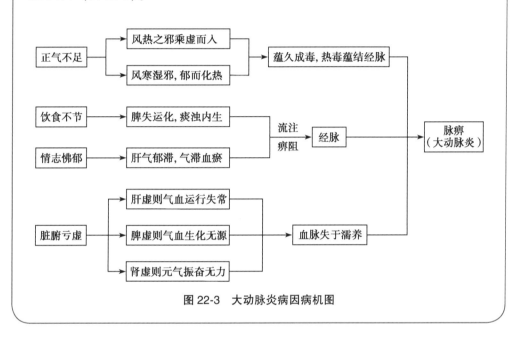

图 22-3　大动脉炎病因病机图

问题 2：该患者应如何辨证论治？

该患者头痛、头晕为感受外邪，从热而化，流注血脉，气血瘀滞，运行不畅；发热为热毒燔灼，气血沸涌之象；烦躁、失眠为热扰心神，心神难安；气短、体倦乏力为热毒耗气，肺与四肢失于荣养；小便黄赤、大便干结为热毒伤津耗液，脏腑失于濡养；舌红、苔黄，脉滑亦为热毒蕴结之象。中医辨证论治如下：

中医诊断：脉痹(热毒蕴结证)。

治法：清热解毒，活血通络。

方药：仙方活命饮加减。

金银花 20g	当归尾 15g	赤芍 15g	醋没药 10g
陈皮 10g	防风 10g	白芷 10g	皂角刺 10g
蚤休 10g	蒲公英 10g	知母 10g	牡丹皮 10g
生龙骨 10g(先煎)	生牡蛎 10g(先煎)	甘草 6g	

14 剂，每日 1 剂，水煎 400ml，早晚分 2 次温服。

并予口服甲泼尼龙片，每次 28mg，每日 1 次；同时补充钙剂及维生素 D。

患者服药 2 周后发热、头痛、头晕逐渐减轻。后每 4 周复诊 1 次，甲泼尼龙用量递减。2019 年 3 月 15 日复诊时，已无发热，偶有头痛、头晕，复查血管超声提示病变无进展。继续给予中药汤剂口服，随症加减。

知识点 7

大动脉炎的辨证论治

1. 寒湿痹阻证

主症:肢体冷痛、沉重、麻木。

次症:头痛,头晕,遇寒加重,得温痛减,脘痞。

舌脉:舌质淡红,苔白腻,脉沉细或无脉。

治法:散寒祛湿,通经活络。

推荐方药:麻黄附子细辛汤合当归四逆汤加减。

组成:炙麻黄、制附子(先煎)、细辛、当归、桂枝、白芍、通草、羌活、大枣、甘草。

加减:神疲、乏力者,加黄芪、党参;肢体痛甚者,加延胡索、姜黄、川芎、地龙、水蛭。

2. 热毒蕴结证

主症:发热,汗出,头痛,眩晕。

次症:心烦,失眠,气短,纳呆,小便黄,大便干结。

舌脉:舌质红绛,苔黄,脉滑数或无脉。

治法:清热解毒,活血通络。

推荐方药:仙方活命饮加减。

组成:金银花、防风、白芷、当归尾、赤芍、醋没药、陈皮、皂角刺、蚤休、蒲公英、甘草。

加减:发热甚者,加生石膏(先煎)、知母;胸闷憋气者,加丹参、瓜蒌;失眠甚者,加生龙骨(先煎)、生牡蛎(先煎)。

3. 痰瘀痹阻证

主症:肢体酸重、刺痛、麻木不仁。

次症:头痛,眩晕,胸闷,心悸,咳嗽,咳痰,纳呆,大便黏滞不爽。

舌脉:舌质暗淡或有瘀斑,苔白腻,脉滑或无脉。

治法:理气化痰,活血化瘀。

推荐方药:双合汤加减。

组成:陈皮、半夏、茯苓、当归、生地黄、川芎、白芍、桃仁、红花、地龙、白芥子、甘草。

加减:头痛、眩晕明显者,加天麻、钩藤(后下);咳吐黄痰者,加鱼腥草、黄芩;脘痞、纳呆明显者,加枳壳、木香;胸背胀痛、胸闷者,加柴胡、枳壳、薤白;胸痛伴气短者,加丹参、檀香。

4. 气血亏虚证

主症:肢体无力、发凉、麻木,活动后加重,倦怠乏力。

次症:面色少华,头痛绵绵,头晕眼花,心悸,气短。

舌脉:舌质淡,苔薄白,脉弱或无脉。

治法:益气养血,活血通络。

推荐方药:三痹汤加减。

组成:黄芪、党参、当归、川芎、生地黄、白芍、牛膝、杜仲、秦艽、细辛、防风、茯苓、丹参、鸡血藤、甘草。

加减:纳呆者,加山楂、神曲;肢体冷痛者,加制附子(先煎)、桂枝。

5. 肝肾阴虚证

主症:肢体酸痛无力、麻木,肌肉不充。

次症:口干咽燥,五心烦热,健忘,头晕目眩,耳鸣,视物不清,女子月经先期,量少色暗、质黏稠或闭经。

舌脉:舌质红,少苔,脉细数或细涩或无脉。

治法:滋阴降火,活血通络。

推荐方药:知柏地黄丸加减。

组成:知母、黄柏、山茱萸、山药、泽泻、枸杞子、首乌藤、丹参、玄参、赤芍、白芍。

加减:潮热、盗汗者,加五味子、浮小麦;腰膝酸软者,加杜仲、牛膝、狗脊;视物模糊者,加菊花、茺蔚子。

6. 脾肾阳虚证

主症:肢体无力、麻木,四末不温。

次症:神疲,面色㿠白,肢体浮肿,腰膝酸软,腹部冷痛,纳呆,便溏。

舌脉:舌淡胖大,有齿痕,苔白滑,脉沉细涩或无脉。

治法:温肾健脾,散寒通络。

推荐方药:附子理中丸合阳和汤加减。

组成:制附子(先煎)、干姜、炒白术、党参、熟地黄、白芥子、鹿角胶(烊冲)、肉桂、蜜麻黄、黄芪、鸡血藤、牛膝、地龙、炙甘草。

加减:畏寒肢冷者,加巴戟天、淫羊藿;便溏明显者,加薏苡仁、莲子肉;双下肢浮肿明显者,加茯苓、泽泻。

知识点 8

大动脉炎的其他治疗方法

1. 针刺

主穴:内关、合谷、手三里、血海、足三里、三阴交。

随症配穴:

(1) 头臂动脉型:上肢无力取极泉、肩髃、肩髎、臂臑、侠白、曲池、养老、阳溪;上肢无脉或脉弱取极泉、尺泽、太渊;视力减退取睛明、四白、攒竹;头晕、头痛取百会、太阳、印堂、头维、风池、完骨。

(2) 胸-腹主动脉型及肺动脉型:下肢无力、疼痛取委中、阴陵泉、阳陵泉、解溪、太冲、伏兔;心悸、胸闷取内关、膻中、心俞、肺俞、膈俞。

(3) 广泛型:根据临床表现参考以上配穴。

2. 推拿 采用循经推拿的方法舒筋通络,手法需做到"持久、有力、均匀、柔和、深透"。

知识点 9

大动脉炎的预后及调护

1. 预后 若受累动脉周围形成侧支循环则预后良好;若血管炎症持续进展,出现肢体或器官严重出血或梗死,则预后不良,致死原因主要为脑出血、肾衰竭、心功能不全、心肌梗死、动脉瘤破裂等。

2. 调护

(1) 乏力护理:对患者进行健康教育,嘱其避免长时间劳动,注意充分休息。推荐进食优质蛋白质及高维生素、低盐低脂食物。当患者运动耐力明显降低,并出现劳力性呼吸困难或夜间阵发性呼吸困难时,要警惕心功能不全。

(2) 头痛、眩晕护理:评估头痛、眩晕发生的时间及诱因,避免不良因素,嘱患者症状发作时卧床休息。

(3) 发热护理:密切观察体温、脉搏、呼吸、意识等生命体征,嘱患者卧床休息,采取物理降温,使用药物退热时防止汗出过多引起虚脱。

(4) 中医调护:避风寒,适劳逸,调情志。可使用推拿手法畅通血脉,助力血行。

临证要点

1. 病证结合,分期制宜 本病治疗应将中医辨证与疾病分期相结合。活动期多以实证为主,常见寒湿痹阻证、热毒蕴结证、痰瘀痹阻证,治宜散寒祛湿、清热解毒、化痰通络。稳定期以虚证为主,常见气血亏虚证、肝肾阴虚证、脾肾阳虚证,治宜益气养血、滋补肝肾、温肾健脾。本病全程存在不同程度的血脉瘀阻,应在辨证论治的基础上注重活血化瘀、养血通脉。

2. 针药并用,杂合以治 在中医药辨证论治的基础上,配合针灸温阳益气,通经复脉。还可使用中药外敷、理疗等中医综合治疗方法。

 当代名中医治疗大动脉炎验案赏析 ER-22-1

大动脉炎微课视频 ER-22-2

经典论述

1.《中藏经·论血痹》:"血痹者,饮酒过多,怀热太盛,或寒折于经络,或湿犯于荣卫,因而血抟,遂成其咎。故使人血不能荣于外,气不能养于内。"

2.《素问·调经论》:"血气者,喜温而恶寒,寒则泣不能流,温则消而去之。"

3.《诸病源候论·妇人杂病诸候》:"寒则血结,温则血消。"

4.《脉理求真·新着脉法心要》:"伏为阻隔闭塞之候。"

5.《医学心悟·太阳经证》:"里证脉伏,惟直中有之,亦寒气闭塞也。"

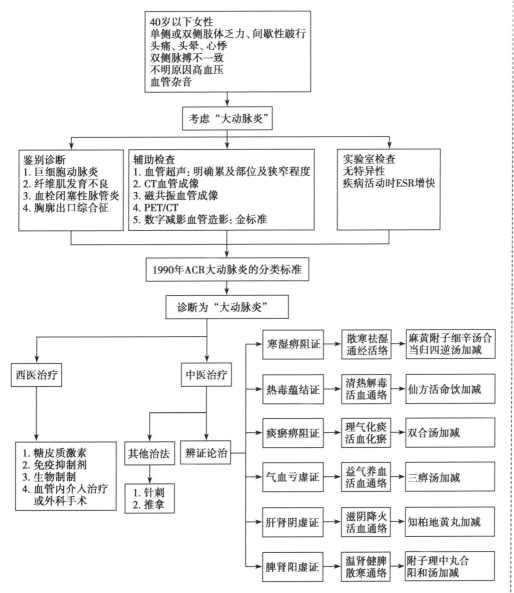

方　剂

1. 麻黄附子细辛汤
2. 当归四逆汤
3. 仙方活命饮
4. 双合汤

5. 三痹汤
6. 知柏地黄丸
7. 附子理中丸
8. 阳和汤

40岁以下女性
单侧或双侧肢体乏力、间歇性跛行
头痛、头晕、心悸
双侧脉搏不一致
不明原因高血压
血管杂音

考虑"大动脉炎"

鉴别诊断
1. 巨细胞动脉炎
2. 纤维肌发育不良
3. 血栓闭塞性脉管炎
4. 胸廓出口综合征

辅助检查
1. 血管超声：明确累及部位及狭窄程度
2. CT血管成像
3. 磁共振血管成像
4. PET/CT
5. 数字减影血管造影：金标准

实验室检查
无特异性
疾病活动时ESR增快

1990年ACR大动脉炎的分类标准

诊断为"大动脉炎"

西医治疗

中医治疗

1. 糖皮质激素
2. 免疫抑制剂
3. 生物制制
4. 血管内介入治疗或外科手术

其他治法

辨证论治

1. 针刺
2. 推拿

寒湿痹阻证	散寒祛湿通经活络	麻黄附子细辛汤合当归四逆汤加减
热毒蕴结证	清热解毒活血通络	仙方活命饮加减
痰瘀痹阻证	理气化痰活血化瘀	双合汤加减
气血亏虚证	益气养血活血通络	三痹汤加减
肝肾阴虚证	滋阴降火活血通络	知柏地黄丸加减
脾肾阳虚证	温肾健脾散寒通络	附子理中丸合阳和汤加减

图 22-4　大动脉炎诊疗流程图

（吴沅皞）

复习思考题

1. 结合大动脉炎的病因病机,谈谈你对《金匮要略》关于"血痹"论述的理解。

2. 病案分析

患者,女,30 岁。主诉:双下肢麻木 1 个月,头晕 1 周。现病史:患者于 1 个月前无明显诱因出现双下肢麻木,1 周前头晕。现症见双下肢麻木、无力,四末不温,头晕,倦怠乏力,舌质淡,苔薄白,无脉。

体格检查:血压 140/110mmHg,听诊可闻及腹主动脉Ⅲ级收缩期杂音。

辅助检查:血管彩超示腹主动脉中度狭窄,双侧肾动脉管壁弥漫性增厚。

根据上述病例资料,试述该患者的西医诊断、中医诊断及辨证论治。

第二十三章

风湿性多肌痛

课件

23章PPT

笔记

培训目标

1. 掌握风湿性多肌痛的诊断及鉴别诊断。
2. 掌握风湿性多肌痛的辨证论治。
3. 掌握风湿性多肌痛的临床表现。
4. 熟悉风湿性多肌痛的病因病机。
5. 了解风湿性多肌痛的日常调护。

风湿性多肌痛(polymyalgia rheumatica,PMR)是以颈、肩胛带和骨盆带肌肉疼痛、僵硬伴发热、ESR 升高等全身反应为特点的综合征。本病发病呈明显区域性分布,欧美发病率较高,多见于 50 岁以上人群,发病率约为 58.7/10 万,男女比例为 1:(1.2~3.8)。本病属中医学"肌痹""痹证"范畴。

【病例】

患者,女,57 岁,就诊日期 2018 年 8 月 19 日。

主诉:肌肉僵痛 5 个月,加重 10 天。

现病史:患者于 5 个月前受寒后肩胛、腰背及髋部肌肉僵痛,活动受限,伴低热、乏力,体温最高 37.6℃。3 个月前就诊于某医院,予泼尼松治疗,症状缓解,10天前停药后加重。

现症:双侧肩胛、腰背及髋部肌肉僵痛,晨僵 2 小时,肢体沉重伴活动受限,畏风寒,咳嗽、咳白痰,纳可,寐安,二便调。

舌脉:舌质淡,苔薄白,脉浮紧。

体格检查:体温 37.8℃,脉搏 90 次/min,呼吸 20 次/min,血压 125/85mmHg,四肢肌力正常,骨骼、肌肉未触及压痛。

辅助检查:ESR 54mm/h,CRP 35.58mg/L,RF 5.4IU/ml;血常规、血清肌酶、肌电图未见明显异常;抗核抗体谱、肌炎自身抗体谱、病毒抗原相关检测、肿瘤标志物均为阴性;影像学检查未见明显异常。

问题1:该患者以肌肉僵痛为主诉,如何根据其症状特征进行诊断?

患者为中年女性,以肌肉僵痛为主诉,其诊断应以此为主线展开。首先应排除纤维肌痛综合征,该病的肌肉疼痛以广泛性、固定性和对称性为特点,伴疲劳、睡眠障碍等,糖皮质激素治疗不敏感,故可排除;其次应排除多发性肌炎,该病多见四肢近端,表现为肌肉无力、疼痛,伴活动受限,肌力下降,血清肌酶升高,抗核抗体与抗 Jo-1 抗体阳性,肌电图示活动性肌源性损害,故可排除。患者发病年龄>50 岁,双侧肩胛、腰背及双侧髋部肌肉僵痛持续 5 个月(超过 1 个月),晨僵时间>1 小时,ESR>40mm/h,小剂量糖皮质激素治疗有效,按照 1984 年 Healey 提出的风湿性多肌痛分类标准,可诊断为风湿性多肌痛。

 知识点 1

风湿性多肌痛的常见临床表现

全身症状以低热为主,还包括全身酸痛不适、乏力、消瘦、失眠等,少数患者也可见高热,可突然起病或隐匿发病。典型症状可见颈、肩及髋部肌肉僵痛,肌痛多对称性分布,严重者活动受限,生活不能自理,但肌力正常。晚期可发展为肌肉萎缩及关节运动困难,可见一过性滑膜炎。

 知识点 2

风湿性多肌痛的实验室检查和其他辅助检查

风湿性多肌痛无特异性实验室指标,ESR 显著增快是其主要特征,且与病情活动成正相关,此外还可出现 CRP 升高、轻或中度贫血。肌酶、肌电图、ANA、RF阴性,彩超与 MRI 可见肩、膝、髋关节滑膜炎。

 知识点 3

风湿性多肌痛的诊断标准

1984 年 Healey 提出的风湿性多肌痛诊断标准:

1. 疼痛持续至少 1 个月并累及下列至少 2 个部位:颈部、肩、骨盆带。

2. 晨僵持续>1 小时。

3. 对泼尼松治疗反应迅速(小于 20mg/d)。

4. 排除其他能引起骨骼肌肉系统症状的疾病。

5. 年龄>50 岁。

6. ESR>40mm/h。

诊断标准所描述的表现必须全部存在时才可诊断风湿性多肌痛。

知识点 4

风湿性多肌痛的鉴别诊断

1. 巨细胞动脉炎　有颞动脉受累的症状,如颞动脉怒张、搏动增强或减弱并有触痛,伴头皮痛、头痛或视觉异常等,小剂量糖皮质激素治疗反应不佳。颞动脉活检是确诊的金标准。

2. 纤维肌痛综合征　有固定对称的 18 个压痛点,并伴有睡眠障碍、紧张性头痛等,ESR 正常,糖皮质激素治疗反应不佳。

知识点 5

风湿性多肌痛的常用西药

1. 糖皮质激素　首选小剂量泼尼松 10~15mg/d 口服。一般 2~4 周,CRP、ESR 下降,泼尼松逐渐减量。发热、肌痛者,泼尼松用量从 15~30mg/d 起。多数患者在 2 年内可停用糖皮质激素,少数患者小剂量维持多年。

2. 非甾体抗炎药　可用于初发或轻型病例。

3. 免疫抑制剂　适用于有糖皮质激素禁忌证、效果不佳或有不良反应者,联合甲氨蝶呤 7.5~15mg/周,或来氟米特、环磷酰胺、环孢素、硫唑嘌呤等。

知识点 6

风湿性多肌痛的病因病机

1. 感受外邪　久居炎热潮湿之地、严寒冻伤、贪凉露宿、暴雨浇淋等,外邪入侵,流注肌肉经络,导致气血痹阻,运行不畅,不通则痛。

2. 饮食不节　嗜食辛辣肥甘或暴饮暴食,损伤脾胃,胃失和降,脾失健运,痰浊内生,痹阻肌肉、经络,或水湿内停,郁久化热,湿热内蕴,熏蒸于肌腠经络,发为本病。

3. 情志失调　肝失疏泄,不能调畅气机,气机郁滞,血行不畅,遂生痹痛。

4. 禀赋不足或年老久病　素体亏虚或久病、大病,致肝肾亏虚,气血不足,不荣则痛。且腠理空疏,外邪乘虚而入,病程迁延,不易痊愈。

本病的病理性质多为本虚标实。早期为风寒湿热等外邪痹阻于肢体、筋骨、肌肉、经络,气血运行不畅,经络不通,不通则痛,属标实。日久脏腑受损,多累及肝、脾、肾三脏,导致气血亏虚,肢体筋脉失养,不荣则痛,属本虚(图 23-1)。

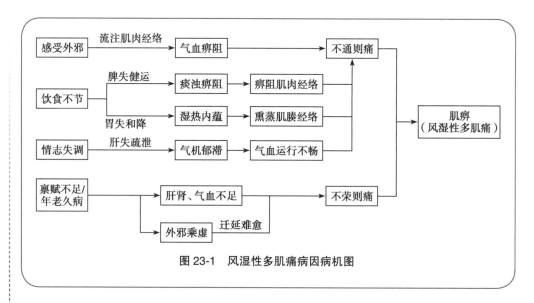

图 23-1　风湿性多肌痛病因病机图

问题2:该患者应如何辨证论治?

肌肉僵痛为寒邪痹阻筋脉关节,不通则痛;肢体沉重、屈伸不利为湿邪流注肌肉、经络;咳嗽为外感风寒,肺卫失宣;咳白痰为寒邪郁肺,凝液成痰;舌质淡、苔薄白,脉浮紧亦为风寒湿痹之象。中医辨证论治如下:

中医诊断:肌痹(风寒湿痹证)。

治法:祛风散寒,化湿通络。

方药:蠲痹汤合乌头汤加减。

羌活 10g	独活 10g	桂枝 12g	秦艽 15g
当归 10g	川芎 12g	海风藤 15g	桑枝 15g
蜜麻黄 10g	白芍 10g	黄芪 15g	制川乌 3g(先煎)
杏仁 10g	炒薏苡仁 15g	炙甘草 6g	

14 剂,每日 1 剂,水煎 400ml,早晚分 2 次温服。

患者服药 2 周后复诊,肌肉疼痛缓解,原方随症加减继服。随诊 2 个月,复查 CRP 和 ESR 恢复正常,嘱定期随诊。

知识点 7

风湿性多肌痛的辨证论治

1. 风寒湿痹证

主症:周身肌肉冷痛,遇寒加重。

次症:肢体抬举受限,晨僵,畏寒发热。

舌脉:舌质淡红,苔薄白,脉沉弦。

治法:祛风散寒,化湿通络。

推荐方药:蠲痹汤合乌头汤加减。

组成:羌活、独活、桂枝、秦艽、当归、川芎、海风藤、桑枝、醋乳香、木香、制川乌(先煎)、蜜麻黄、白芍、黄芪、炙甘草。

加减:疼痛游走不定者,加防风;四肢重着明显者,加防己、苍术、薏苡仁;上肢痛者,加威灵仙、姜黄;肌肉痛甚者,加牛膝、木瓜、续断;肢体麻木者,加鸡血藤。

2. 湿热痹阻证

主症:周身肌肉酸痛、沉重,甚则发热。

次症:口干、口苦,烦闷不安,胸闷,恶心,纳呆,小便黄,大便黏滞不爽。

舌脉:舌质红,苔黄腻,脉滑或细数。

治法:清热通络,宣痹除湿。

推荐方药:白虎桂枝汤合宣痹汤加减。

组成:生石膏(先煎)、桂枝、知母、粳米、防己、连翘、薏苡仁、半夏、赤小豆、栀子、忍冬藤、甘草。

加减:高热汗出、烦闷者,加寒水石(先煎)、羚羊角粉(冲服);壮热不退、便秘腑实者,加大黄(后下)、芒硝(冲服);关节疼痛者,加豨莶草、络石藤、威灵仙。

3. 痰瘀痹阻证

主症:周身肌肉刺痛或胀痛,肢体活动不利,肌肤色暗,麻木不仁。

次症:或见痰核硬结,胸闷,脘痞,纳呆。

舌脉:舌质暗胖大,有瘀点或瘀斑,苔白腻,脉沉弦滑。

治法:豁痰散结,活血祛瘀。

推荐方药:导痰汤合身痛逐瘀汤加减。

组成:半夏、红花、陈皮、枳实、茯苓、制南星、秦艽、桃仁、川芎、羌活、醋没药、香附、五灵脂、牛膝、地龙、当归、甘草。

加减:瘀血不散、疼痛不已者,加地龙、水蛭、蜈蚣;关节屈伸不利者,加鸡血藤、透骨草。

4. 肝肾亏虚证

主症:周身肌肉酸痛、僵硬不适,痛势绵绵,晨起或休息后加重。

次症:腰膝酸软,神疲乏力,小便短赤。

舌脉:舌质红,苔薄白,脉沉细。

治法:滋补肝肾,通络止痛。

推荐方药:左归丸合独活寄生汤加减。

组成:熟地黄、山茱萸、枸杞子、山药、菟丝子、牛膝、鹿角胶(烊冲)、龟甲胶(烊冲)、独活、桑寄生、秦艽、防风、细辛、当归、白芍、川芎、茯苓、杜仲、甘草。

加减:五心烦热者,加知母、黄柏;关节肿胀者,加苍术、薏苡仁;关节强直者,加全蝎、蜈蚣。

> **知识点 8**
>
> 风湿性多肌痛的其他治疗方法
>
> 1. 针灸
>
> 主穴:足三里、上巨虚、下巨虚、肩髎、曲池、合谷、阴陵泉、阳陵泉。
>
> 随症配穴:风寒湿痹者加风池、风门;湿热痹阻者加大椎、曲池;痰瘀痹阻以痰湿为主者加丰隆、支正,以瘀血为主者加血海、膈俞;肝肾亏虚者加太溪、肝俞、肾俞。偏寒者宜用温针、温灸法;偏热者宜针刺泄热。
>
> 2. 中药蒸汽浴　将中药加水煮沸后熏蒸患处,通过皮肤吸收局部给药,以祛风除湿、消肿止痛(图23-2)。
>
> 3. 中药离子导入　将煎好的中药药液通过直流电渗透到皮肤局部吸收,发挥药物作用(图23-3)。
>
> 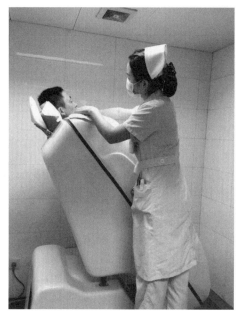　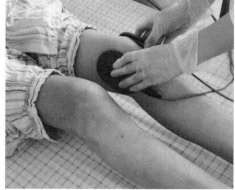
>
> 图23-2　中药蒸汽浴　　　　　图23-3　中药离子导入
>
> 4. 中药外敷　将膏状或糊状中药敷于皮肤局部,发挥活血消肿止痛等作用(图23-4)。
>
> 5. 中药熏洗　将中药煎水,熏洗皮肤局部,达到治疗作用(图23-5)。
>
> 6. 电磁波疗法　在电和热的作用下,释放出与生物体波长相似的稳定电磁波,达到消肿止痛目的(图23-6)。

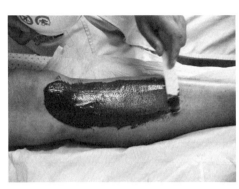

图 23-4　中药外敷

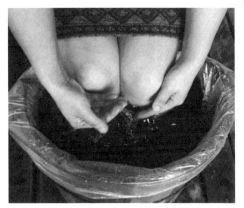

图 23-5　中药熏洗

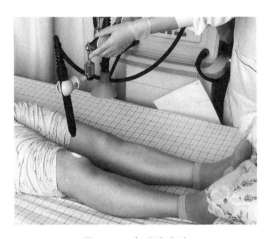

图 23-6　电磁波疗法

知识点 9

风湿性多肌痛的预后及调护

本病多数患者预后良好,若反复发作,迁延不愈,则预后较差。

改善生活环境,避免潮湿、寒冷,注意保暖;心情放松,饮食节制,适当锻炼。

临证要点

1. 重视滋阴清热　本病患者多为中老年体虚消瘦之人,常见阴虚内热体质,初起即有发热表现,低热缠绵,呈阴虚内热之象,故治疗应重视滋阴清热。

2. 中西医结合增效减毒　本病西医治疗主要应用小剂量糖皮质激素,使用中药治疗有两方面作用:一是对疾病的治疗作用,使糖皮质激素撤减过程中病情不反弹;二是减少糖皮质激素的不良反应,糖皮质激素助湿生热,在辨证论治的基础上加用四妙丸等以利清热化湿,使用中药补肾壮骨、活血化瘀,还能减少激素导致的骨质疏松。

经典论述

1.《素问·长刺节论》："病在肌肤,肌肤尽痛,名曰肌痹。"

2.《诸病源候论·风病诸候》："长夏遇痹者为肌痹,在肉则不仁。"

3.《症因脉治·痹证论》："脾痹之症即肌痹也,四肢怠惰,中州痞塞,隐隐而痛,大便时泻,面黄足肿,不能饮食,肌肉痹而不仁,此脾痹之症也。"

4.《严氏济生方·诸痹门》："肌痹之为病,应乎脾,其状四肢懈怠,发咳呕吐。"

方　剂

1. 蠲痹汤
2. 乌头汤
3. 白虎桂枝汤
4. 宣痹汤

5. 导痰汤
6. 身痛逐瘀汤
7. 左归丸
8. 独活寄生汤

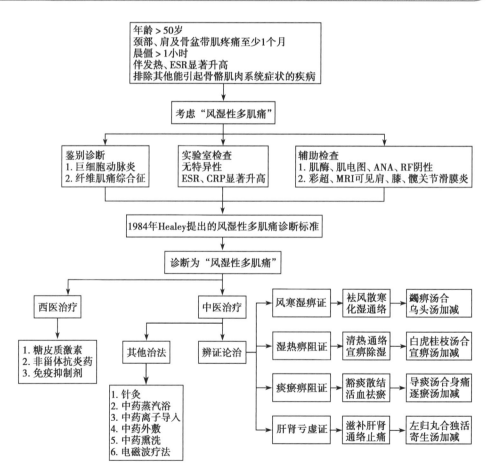

图 23-7　风湿性多肌痛诊疗流程图

（刘　健）

复习思考题

1. 风湿性多肌痛与多发性肌炎如何鉴别？

2. 病案分析

患者，女，60岁。主诉：颈肩肌肉酸痛伴晨僵3个月。现病史：患者于3个月前劳累后出现颈肩肌肉酸痛伴晨僵，活动受限，敷贴膏药后症状未完全缓解，曾予泼尼松治疗后症状缓解明显，停药后复发。现症见颈部及肩胛带肌肉酸胀疼痛，晨僵1.5小时，乏力，腰膝酸软，纳呆，小便黄，大便干，舌质红，少苔，脉细数。

体格检查：肌力正常。

辅助检查：ESR 53mm/h，血生化及风湿免疫检查未见明显异常。

根据上述病例资料，试述该患者的西医诊断、中医诊断及辨证论治。

第二十四章

白塞综合征

1. 掌握白塞综合征的诊断。
2. 掌握白塞综合征的辨证论治。
3. 熟悉白塞综合征的临床表现。
4. 熟悉白塞综合征的病因病机。
5. 了解白塞综合征的日常调护。

白塞综合征(Behcet syndrome,BS)是 1937 年由土耳其人 Behcet 首先报道的一种以复发性口腔溃疡、外阴溃疡、眼炎和皮肤损害等为特征,可累及多个系统的慢性全身性疾病。其基本病理改变为血管炎。本病地域分布差异较大,中国北方人群患病率为 110/10 万,男性发病略高于女性。本病属中医学"狐惑"范畴。

【病例】

患者,男,42 岁,就诊日期 2019 年 1 月 12 日。

主诉:反复口腔溃疡 7 年余,加重伴外阴溃疡 3 个月。

现病史:患者于 7 年前无明显诱因出现口腔溃疡,以舌尖、口腔黏膜处多见,使用维生素 B_2、西瓜霜喷剂治疗,效果不佳。后口腔溃疡发作频次逐渐增加,3 个月前病情明显加重,并出现外阴溃疡及双下肢结节红斑。

现症:口腔及外阴溃疡,疡面红肿,疼痛明显,双下肢结节红斑,口渴喜饮,纳可,寐安,小便黄赤,大便干燥。

舌脉:舌质红,苔黄燥,脉滑数。

既往史:否认结核、乙肝等传染病病史。否认其他用药史。否认冶游史。

专科检查:针刺试验(+)。

辅助检查:肝肾功能、血尿常规均未见异常,ANA(-),抗 dsDNA 抗体(-),梅毒螺旋体抗原血清试验(-),RF 9.1IU/ml,ASO 127IU/ml,CRP 4.19mg/L,ESR 6mm/h,C3 1.3g/L,C4 0.3g/L,IgA 3.56g/L,IgM 2.0g/L,IgG 15.70g/L。

问题 1：该患者以口腔及外阴溃疡为主诉，如何根据其症状特征进行诊断？

患者为中年男性，以口腔溃疡（图 24-1，见书末彩图）及外阴溃疡（图 24-2，见书末彩图）为主诉就诊，诊断应以此为主线展开。首先应排除传染性疾病，如梅毒，梅毒常有不洁性生活史，黏膜表现为硬下疳、肛周湿丘疹、扁平湿疣，故可排除；其次应排除系统性红斑狼疮，其黏膜病变以口腔溃疡为主，很少出现外阴溃疡，且常伴面部红斑、光过敏，故可排除。还应排除与药疹相关的重症型多形红斑（史-约综合征，Stevens-Johnson syndrome），由某些药物（如磺胺类、巴比妥、苯妥英钠等）引起，除口腔黏膜溃疡外，还有皮肤水疱、大疱、糜烂等表现，并伴发热等全身中毒症状，故可排除。该患者口腔溃疡、外阴溃疡，双下肢结节红斑，针刺试验阳性，依据 2014 年白塞综合征诊断标准，评分 6 分，诊断为白塞综合征。

 知识点 1

白塞综合征的临床表现

1. 口腔溃疡　反复发作的痛性口腔溃疡是诊断本病的必备症状，呈圆形或椭圆形，中间黄色或白色，周边红晕，消退后不留瘢痕。

2. 生殖器溃疡　病变与口腔溃疡相似，严重者溃疡深大，疼痛剧烈，难以愈合。

3. 眼炎　可累及眼部各组织，表现为眼球充血、疼痛、视力减退或视物模糊等，严重者可导致失明。常见葡萄膜炎、角膜炎和视网膜血管炎。

4. 皮肤病变　表现为结节红斑、疱疹、丘疹、痤疮样皮疹等。

5. 神经系统损害　又称神经白塞综合征，是致残及死亡的主要原因之一。中枢神经受累表现为头痛、偏瘫、感觉障碍、失语、假性球麻痹、视乳头水肿、精神异常。周围神经受累表现为四肢麻木无力、周围性感觉障碍等。

6. 消化系统损害　又称肠白塞综合征，常见腹痛，伴压痛和反跳痛，可有恶心、呕吐、腹胀、腹泻、消化性溃疡出血等，严重可致肠道缺血坏死。

7. 血管损害　血管炎是白塞综合征的基本病变，各级血管均可受累，是致残、致死的主要原因之一，可表现为动脉瘤、血栓性浅静脉炎和深静脉血栓形成。

8. 肺部损害　发生率低但病情严重，可出现肺出血或肺梗死，表现为咳嗽、咯血、胸痛、呼吸困难等。

知识点 2

白塞综合征的实验室检查和其他辅助检查

白塞综合征无特异性血清学指标，针刺试验是本病的特征性表现，具体方法是用 20 号无菌针头在前臂屈面中部斜行刺入约 0.5cm，沿纵向稍做捻转后退出，24~48 小时后局部出现直径>2mm 的毛囊炎样小红点或脓疱疹样改变为阳性。炎症活动期可有 ESR、CRP 升高。神经白塞综合征有脑脊液压力增高，MRI 在 T2WI 上见病变部位高信号。肠白塞综合征可通过内窥镜检查协助诊断。肺梗死时胸部 CT 显示楔形实变影，底朝外周，尖向肺门。

知识点 3

白塞综合征的诊断标准(表 24-1)

2014 年,白塞病国际研究小组对白塞病诊断/分类标准修订后提出白塞病评分系统。

表 24-1   2014 年白塞病评分系统

症状/体征	评分
眼部病变(前葡萄膜炎、后葡萄膜炎、视网膜血管炎)	2
生殖器阿弗他溃疡	2
口腔阿弗他溃疡	2
皮肤病变(结节性红斑、假性毛囊炎)	1
神经系统表现	1
血管受累(动静脉血栓、静脉炎或浅静脉炎)	1
针刺试验阳性*	1*

注:*针刺试验是可选项,主要评分系统不包括针刺试验,如果进行了针刺试验,且结果为阳性,则额外加 1 分,评分≥4 分提示白塞病。

 知识点 4

白塞综合征的鉴别诊断

1. **梅毒**   见于有不安全性行为的患者。临床表现为硬下疳(常见于外生殖器,典型表现为界限清楚,边缘略隆起)、掌跖部暗红斑、脱屑性斑丘疹、外阴及肛周湿丘疹或扁平湿疣,口腔可出现口腔黏膜斑。非梅毒螺旋体抗原血清试验阳性及梅毒螺旋体抗原血清试验阳性。

2. **口腔癌**   口腔癌是发生于口腔黏膜的鳞状上皮细胞癌,男性发病多于女性,溃疡部位固定(白塞综合征溃疡无固定部位),以原部位为基础向四周浸润,多数有白斑恶变,易发生淋巴结转移,病理活检可确诊。

3. **扁平苔藓**   口腔、颊、舌、牙龈可见白色或灰白色丘疹、网状、环状、斑块等表现,并伴充血、糜烂、水疱等。皮肤表现为紫红色多角形扁平丘疹,还可出现指/趾甲萎缩变薄或有沟裂形成。病理检查有基底细胞层液化变性,固有层淋巴细胞呈带状浸润的特征性改变。

 知识点 5

白塞综合征的常用西药

1. **非甾体抗炎药**   用于治疗发热、结节红斑及关节炎。

2. **免疫抑制剂**   有重要脏器损害时应选用此类药物,如沙利度胺、甲氨蝶呤、环磷酰胺、硫唑嘌呤等。

3. 糖皮质激素　出现中枢神经系统病变、严重血管炎及急性眼部病变时,可使用糖皮质激素治疗。

4. 外用药物　口腔溃疡可局部外用糖皮质激素贴膜;生殖器溃疡可用1:5 000 高锰酸钾溶液清洗后外用糖皮质激素软膏;结膜炎、角膜炎可应用糖皮质激素眼膏或滴眼液。

知识点 6

白塞综合征的病因病机

1. 感受外邪　时令不正,湿毒由口、鼻、咽喉而入,或久卧潮湿之地,湿毒侵袭肌肤,内侵脏腑。

2. 饮食不节　嗜食辛辣厚味,损伤脾胃,聚湿生热,湿热内蕴,熏蒸口眼及外阴。

3. 情志不畅　忧思郁怒,肝郁乘脾,致脾虚生湿,或肝郁化火,酿生湿热,蕴久成毒,湿毒搏结,弥漫三焦,内扰心神,上攻口眼,下注外阴。

4. 肝肾亏虚　素体禀赋不足,或失血伤津,或房劳伤精,真阴匮乏,虚火扰动,夹湿熏蒸口眼及外阴。

本病多因外感湿热毒邪,内由肝郁化火,灼伤津液,或脾虚生湿,郁久化热,或肝肾不足,阴虚内热,致湿热毒邪上熏口眼,下蚀外阴,发为本病。其主要病机在于湿、热、毒、虚、瘀,其中毒邪贯穿疾病始终。眼红目赤当责之于肝,口唇破溃、皮肤红疹当责之于脾,外阴溃疡当责之于肾。初起多以邪实为主,晚期形成本虚标实之证(图 24-3)。

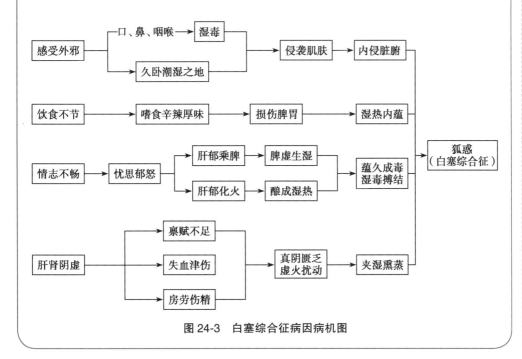

图 24-3　白塞综合征病因病机图

问题2:该患者应如何辨证论治?

患者口腔溃疡为热毒随经上蒸;外阴溃疡为热毒随经下注,蚀烂外阴;双下肢结节红斑为热毒熏蒸营血;口渴喜饮、小便黄赤、大便干燥为热邪灼伤津液;疡面红肿、疼痛明显、舌质红、苔黄燥、脉滑数亦为热毒炽盛之象。中医辨证论治如下:

中医诊断:狐惑病(热毒炽盛证)。

治法:清热解毒,凉血养阴。

方药:清营汤加减。

生地黄 15g	牡丹皮 15g	赤芍 15g	水牛角 15g(先煎)
知母 15g	金银花 15g	青蒿 20g(后下)	生石膏 15g(先煎)
玄参 15g	黄芩 15g	连翘 15g	甘草 6g

14剂,每日1剂,水煎400ml,早晚分2次温服。

患者服药14剂后未出现新发溃疡及结节红斑,原有溃疡较前好转,原方随症加减继续服用2个月余,溃疡逐渐愈合,结节红斑消失。嘱定期随诊。

知识点7

白塞综合征的辨证论治

1. 热毒炽盛证

主症:口舌、外阴溃疡,疡面焮热红肿,疼痛剧烈,皮肤结节红斑或痤疮。

次症:关节肿痛,高热,面红目赤,烦渴喜饮,小便短赤,大便秘结。

舌脉:舌质红,苔黄燥,脉滑数。

治法:清热解毒,凉血养阴。

推荐方药:清营汤加减。

组成:生地黄、牡丹皮、赤芍、水牛角(先煎)、生石膏(先煎)、知母、青蒿(后下)、金银花、玄参、黄芩、连翘、甘草。

加减:关节肿痛严重者,加牛膝、防己;咽喉肿痛者,加牛蒡子、板蓝根;结节红斑严重者,加土茯苓、栀子、蒲公英。

2. 肝脾湿热证

主症:口舌、外阴溃疡,疡面肿胀溃烂,目赤疼痛,畏光羞明,下肢结节红斑。

次症:时有低热,口苦黏腻,少腹胀满,男子阴囊潮湿瘙痒,女子外阴痒痛、带下黄臭,小便黄赤,大便黏滞不爽。

舌脉:舌质红,苔黄腻,脉弦数或滑数。

治法:疏肝健脾,清利湿热。

推荐方药:龙胆泻肝汤合甘草泻心汤加减。

组成:龙胆草、黄芩、炒栀子、生地黄、柴胡、甘草、黄连、半夏、苦参、车前子、茯苓、赤芍、牛膝、土茯苓、薏苡仁。

加减:关节肿痛者,加忍冬藤、秦艽;结节红斑明显者,加皂角刺、王不留行;双目红赤、视物模糊者,加菊花、青箱子。

3. 阴虚热毒证

主症:口舌、外阴溃疡,疡面暗红,双目干涩不适。

次症:午后低热,五心烦热,失眠多梦,腰膝酸软,口干口苦,小便黄赤,大便秘结。

舌脉:舌质红,少苔,脉细数。

治法:滋阴清热,解毒通络。

推荐方药:知柏地黄丸合四妙勇安汤加减。

组成:知母、黄柏、生地黄、龟甲(先煎)、女贞子、墨旱莲、玄参、金银花、当归、赤芍、牡丹皮、青蒿(后下)、甘草。

加减:目赤肿痛者,加青葙子、密蒙花;失眠者,加首乌藤、酸枣仁;关节肿痛者,加忍冬藤、牛膝、络石藤。

4. 气虚瘀毒证

主症:口舌、外阴、皮肤溃疡反复发作,疡面色暗淡,久不收口。

次症:头晕眼花,面色少华,倦怠无力,心悸,失眠,自汗,纳呆,便溏。

舌脉:舌质淡暗,边有齿痕,苔薄白,脉细缓或沉细。

治法:益气扶正,化瘀解毒。

推荐方药:托里消毒饮加减。

组成:党参、黄芪、白术、茯苓、当归、川芎、赤芍、金银花、白芷、薏苡仁、金雀根、升麻、甘草。

加减:纳呆明显者,加陈皮、山楂;乏力明显者,去党参加人参,重用黄芪。

知识点 8

神经白塞综合征、肠白塞综合征、血管白塞综合征的辨证论治

1. 神经白塞综合征(肝阳上亢证)

主症:口舌、外阴溃疡反复发作。

次症:半身不遂,偏身麻木,舌强言謇或不语,或口舌㖞斜,眩晕头痛,颈项强直。

舌脉:舌质红或红绛,苔薄黄,脉弦有力。

治法:清肝泻火,息风潜阳。

推荐方药:天麻钩藤饮加减。

组成:天麻、钩藤、石决明(先煎)、牛膝、黄芩、栀子、夏枯草、桑寄生、赤芍、丹参、川芎。

加减:头晕头痛明显者,加菊花、桑叶;心烦易怒者,加牡丹皮、合欢花;便秘者,加大黄(后下)。

2. 肠白塞综合征(湿热瘀滞证)

主症:口舌、外阴溃疡反复发作。

次症:腹痛,腹胀,腹泻,大便色黑带血。

舌脉：舌质红，苔黄燥或黄腻，脉滑数。

治法：行气通腑，清热化湿，凉血止血。

推荐方药：葛根芩连汤合地榆散加减。

组成：葛根、黄芩、黄连、木香、车前草、地榆、侧柏叶、茜草、通草、猪苓、泽泻、槐角、槐花、甘草。

加减：寒热往来者，加柴胡；恶心呕吐者，加半夏、陈皮、竹茹。

3. 血管白塞综合征（气滞血瘀证）

主症：口舌、外阴溃疡反复发作。

次症：心胸刺痛，部位固定，入夜尤甚，或伴胸闷心悸，日久不愈。

舌脉：舌质紫暗，或有瘀斑，脉沉涩或弦涩。

治法：活血化瘀，理气止痛。

推荐方药：血府逐瘀汤加减。

组成：川芎、桃仁、红花、赤芍、丹参、三七、柴胡、桔梗、枳壳、牛膝、当归、生地黄。

加减：胸闷憋气者，加郁金、降香、瓜蒌。

知识点 9

白塞综合征的外治法

1. 口腔溃疡　冰硼散、锡类散、珠黄散、六神丸（研磨）、外用溃疡散等外敷；中药（金银花、野菊花、薄荷、木蝴蝶、甘草）煎汤含漱。

2. 外阴溃疡　冰硼散、锡类散、珠黄散、青黛散等外敷；中药（黄柏、苦参、儿茶）煎汤外洗。

3. 皮肤损害　结节红斑可外敷金黄膏；痤疮样皮疹、丘疹样毛囊炎可用玉容膏敷搽；根据皮肤溃疡创面情况，辨证选用生肌散、地榆油等外用。

知识点 10

白塞综合征的预后及调护

本病以黏膜损害为主者，预后较好，如果损害心、肺、脑等重要器官者，预后较差。

在预防调护方面，保持皮肤清洁，避免皮肤感染与外伤；勤漱口，保持口腔清洁；勤换内衣裤，保持外阴清洁，避免不洁或频繁性生活；合并眼部病变者应减少用眼，户外活动戴护目眼镜，避免强光刺激；注意休息，饮食清淡，保持心情愉悦。

临证要点

1. 重视清热解毒除湿　在本病的发生发展过程中,湿热毒邪既为脾胃病变的病理产物,又为促进病情发展的致病因素。因此,应用清热解毒法以消除致病之源,阻断病情发展,解除热毒对机体潜在的或已经产生的损害。而除湿解毒之品,既能克制湿毒,又可截断其向热毒转化的病势。湿邪易与热邪黏滞胶结,湿去则热易清。若只清热则湿不退,只祛湿则热愈炽,唯有湿热两清,分消其势,才能湿去热清,从而杜绝生瘀、化毒之源。

2. 注意调气活血　湿为阴邪,其性黏滞,易阻遏阳气,闭塞气机,故本病多兼有气机郁滞。气机的调畅有利于湿热的宣泄。脾主运化而升清,胃主受纳而通降,为气机升降的枢纽。气行则水行,气滞则水停,调畅脾胃之气机,清升浊降,则水湿自消。本病瘀血的形成与湿热毒邪有着密切的关系,及时给予活血化瘀之品既可阻断瘀毒的形成或消除已成瘀滞,又可搜剔络邪,使邪无藏伏,祛邪务尽。

经典论述

1.《金匮要略·百合狐惑阴阳毒病证治》:"狐惑之为病,状如伤寒,默默欲眠,目不得闭,卧起不安,蚀于喉为惑,蚀于阴为狐。"

2.《诸病源候论·伤寒狐惑候》:"夫狐惑二病者,是喉、阴之为病也……或因伤寒而变成斯病……虫食于喉咽为惑,食于阴肛为狐……食于上部其声嘎,食于下部其咽干。此皆由湿毒气所为也。"

3.《医述·狐惑》:"狐惑,虫病也。虫因热生,热因虚生。然则狐惑者,阴虚血热之病也。"

4.《医宗金鉴·百合狐惑阴阳毒证治》:"狐惑,牙疳、下疳等疮之古名也,近时惟以疳呼之。下疳即狐也,蚀烂肛阴;牙疳即惑也,蚀咽腐龈,脱牙穿腮破唇……或生斑疹之后,或生癖疾下利之后,其为患亦同也。"

方　剂

1. 清营汤
2. 龙胆泻肝汤
3. 知柏地黄丸
4. 托里消毒饮
5. 天麻钩藤饮
6. 葛根芩连汤
7. 地榆散
8. 血府逐瘀汤

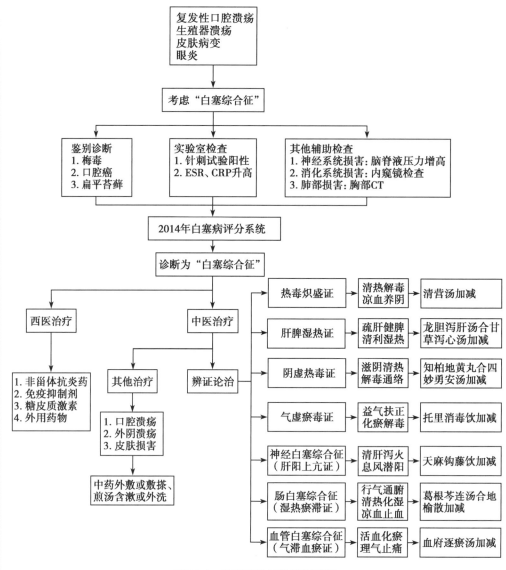

图 24-4　白塞综合征诊疗流程图

（刘　健）

？　复习思考题

　　1.《诸病源候论·伤寒狐惑候》提出："夫狐惑二病者……此皆由湿毒气所为也。"给我们带来什么启示？

　　2.《金匮要略·百合狐惑阴阳毒病证治》提出："蚀于上部则声喝,甘草泻心汤主之。"试述甘草泻心汤治疗狐惑病的辨治思路。

课件

第二十五章

骨 关 节 炎

 培训目标

1. 掌握骨关节炎的典型关节表现及关节检查方法。
2. 掌握骨关节炎的病因病机。
3. 掌握骨关节炎的辨证论治。
4. 熟悉骨关节炎的影像学检查。
5. 了解骨关节炎的外治法及日常调护。

骨关节炎(osteoarthritis, OA)是因骨质增生、软骨破坏等导致的以关节疼痛、活动受限为主要表现的慢性关节疾病。本病的发生与遗传、衰老、肥胖、炎症、创伤、关节过度使用、代谢障碍、性激素水平等因素有关。骨关节炎分为原发性骨关节炎和继发性骨关节炎。原发性骨关节炎多见于中老年人,与遗传和体质因素有关,我国40岁以上人群原发性骨关节炎患病率为46.3%。继发性骨关节炎继发于创伤、炎症、内分泌及代谢病等。骨关节炎属中医学"骨痹""痹证"等范畴。

【病例1】

患者,女,59岁,就诊日期2021年5月17日。

主诉:双膝关节疼痛3年,加重伴肿胀1个月。

现病史:患者于3年前劳累后双膝关节隐痛间作,外用双氯芬酸钠凝胶后疼痛短暂缓解,后关节症状呈持续性进展,1个月前双膝关节疼痛加重伴肿胀,用药同前,效不显。

现症:双膝关节冷痛、肿胀、屈伸不利,下蹲则痛如刀割,无明显晨僵,畏寒喜暖,纳可,寐欠安,二便调。

舌脉:舌质暗淡,苔白略厚,脉弦滑。

体格检查:双膝关节肿胀压痛,未见骨性膨大(图25-1),双侧浮髌试验(+),双膝关节活动时有骨摩擦音。

辅助检查:血尿常规、肝肾功能均未见异常;ESR 16mm/h,CRP 0.5mg/L;血尿酸 310μmol/L;RF、ASO、抗 CCP 抗体、ANA 均为阴性。膝关节 X 线片提示:右膝关节对位关系良好,关节间隙狭窄并可见骨性密度影;骨质密度减低;可见右侧股骨内外髁、胫骨髁间嵴及髌骨后缘骨赘形成;右侧髌上囊区软组织密度局限性增高。提示:右膝关节退行性骨关节病伴骨质疏松;右膝关节骨性游离体形成;右侧髌上囊肿胀(积液)(图 25-2)。

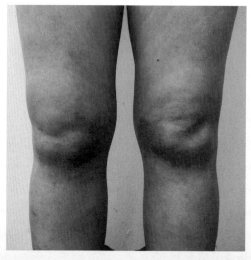

图 25-1　膝关节表现

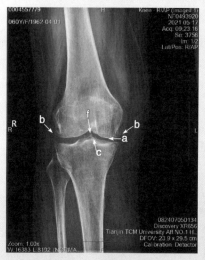
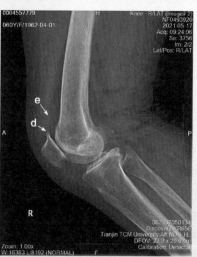

a.关节间隙狭窄　b.股骨内外髁骨赘　c.胫骨髁间嵴骨赘　d.髌骨后缘骨赘　e.右侧髌上囊区软组织密度局限性增高　f.右膝关节骨性游离体形成

图 25-2　膝关节 X 线表现

问题 1:该患者以关节肿痛为主诉,如何根据其症状特征进行诊断?

患者女性,年近六旬,以双膝关节肿痛为主诉,诊断应以此为主线展开。首先应排除类风湿关节炎,类风湿关节炎也可出现双侧膝关节肿痛,但以近指间关节及掌指关节等小关节炎为特征,晨僵超过 1 小时,RF 或抗 CCP 抗体阳性,故可排除;其次应排除痛风,

笔记

痛风男性多发,也可见于绝经后女性,但痛风起病急骤,疼痛剧烈,且常累及第 1 跖趾关节,血尿酸升高,故可排除。骨关节炎好发于中老年人,多累及膝、髋、手、足、脊柱等负重关节或活动较多的关节,晨僵不明显。该患者膝关节肿痛超过 1 个月,有骨摩擦音,晨僵时间<30 分钟,年龄>50 岁,X 线示关节间隙狭窄及股骨内外髁、胫骨髁间嵴骨赘形成,根据 2018 年《骨关节炎诊疗指南》膝骨关节炎的诊断标准,可诊断为膝骨关节炎。

知识点 1

常见膝关节畸形——膝外翻与膝内翻

膝外翻,又称 X 形腿,指两下肢自然伸直或站立时,两膝内缘相触,而两足内踝不能靠拢的膝部畸形。膝内翻,又称 O 形腿,指两下肢自然伸直或站立时,两足内踝相接触,而两膝内缘不能并拢的膝部畸形(图 25-3)。

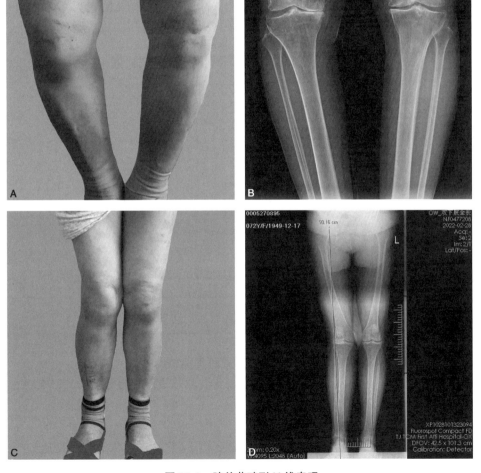

图 25-3 膝关节畸形 X 线表现
A、B.膝内翻;C、D.膝外翻

骨关节炎的
病史采集及
体检视频

ER-25-1

知识点 2

骨关节炎的临床表现与特征性骨性改变

1. 临床表现

（1）关节疼痛及压痛：早期为间断性隐痛，逐渐进展为持续性疼痛或夜间痛。

（2）关节活动受限：常见于髋、膝等负重关节。

（3）关节畸形：可见于指间关节、膝关节、脊柱关节等。

（4）骨摩擦音：常见于膝关节，因软骨破坏，关节表面粗糙，致关节活动时出现摩擦音。

（5）肌肉萎缩：因关节疼痛和活动能力下降导致受累关节周围肌肉萎缩。

2. 特征性骨性改变

（1）赫伯登结节：远指间关节伸侧面的两侧骨性膨大和屈曲畸形（图 25-4）。

（2）布夏尔结节：近指间关节伸侧面的两侧骨性膨大（图 25-4）。

（3）"方形手"畸形与"蛇样"畸形：第 1 腕掌关节受累后，骨质增生可出现"方形手"畸形；近指间关节及远指间关节侧向半脱位形成水平样弯曲导致"蛇样"畸形。

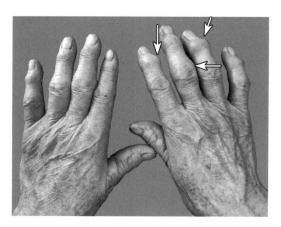

图 25-4　指间关节骨关节炎的赫伯登结节与布夏尔结节

知识点 3

骨关节炎的实验室检查和其他辅助检查

1. 实验室检查　ESR、CRP 在炎症活动期轻度升高，稳定期正常。RF、抗 CCP 抗体、抗核抗体等均阴性。必要时进行关节滑液检查以排除感染性关节炎。

2. 影像学检查

（1）X 线：为临床诊断骨关节炎的"金标准"。常用的分级方法是 Kellgren & Lawrence 法（表 25-1），其分级的主要依据是骨赘形成、关节间隙变窄、软骨下硬化。

表 25-1　骨关节炎的 Kellgren&Lawrence 分级方法

分级	描述
0 级	无改变（正常）
Ⅰ级	轻微骨赘
Ⅱ级	明显骨赘,但未累及关节间隙
Ⅲ级	关节间隙中度狭窄
Ⅳ级	关节间隙明显变窄,软骨下骨硬化

（2）MRI:适用于骨关节炎的早期诊断及评估。表现为受累关节的软骨厚度变薄、缺损,骨髓水肿,半月板损伤及变性,关节积液及腘窝囊肿。

（3）超声检查:有助于检测关节少量渗出积液、滑膜增生、骨赘、腘窝囊肿及软骨是否变薄,也有助于鉴别侵蚀性和非侵蚀性关节炎。

知识点 4

骨关节炎的诊断标准（表 25-2）

表 25-2　2018 年《骨关节炎诊疗指南》中髋、膝和指间关节骨关节炎的诊断标准

髋关节骨关节炎的诊断标准

1. 近 1 个月内反复的髋关节疼痛

2. 红细胞沉降率≤20mm/h

3. X 线片示骨赘形成,髋臼边缘增生

4. X 线片示髋关节间隙变窄

注:满足诊断标准 1+2+3 或 1+3+4,可诊断髋关节骨关节炎。

膝关节骨关节炎的诊断标准

1. 近 1 个月内反复的膝关节疼痛

2. X 线片(站立位或负重位)示关节间隙变窄、软骨下骨硬化和/或囊性变、关节边缘骨赘形成

3. 年龄≥50 岁

4. 晨僵时间≤30 分钟

5. 活动时有骨摩擦音(感)

注:满足诊断标准 1+(2、3、4、5 条中的任意 2 条)可诊断膝关节骨关节炎。

髋关节骨
关节炎的
X 线表现
ER-25-2

手指关节骨
关节炎的
X 线表现
ER-25-3

膝骨关节炎
的 X 线表现
ER-25-4

踝关节及跟
骨关节炎的
X 线表现
ER-25-5

足趾关节骨
关节炎的
X 线表现
ER-25-6

腰椎退行性
变正位片
ER-25-7

笔记

腰椎退行性
变侧位片
ER-25-8

膝骨关节炎
的X线及
MRI表现
ER-25-9

续表

指间关节骨关节炎的诊断标准
1. 指间关节疼痛、发酸、发僵
2. 10个指间关节中有骨性膨大的关节≥2个
3. 远指间关节骨性膨大≥2个
4. 掌指关节肿胀<3个
5. 10个指间关节中有畸形的关节≥1个

注:满足诊断标准1+(2、3、4、5条中的任意3条)可诊断指间关节骨关节炎;10个指间关节为双侧示、中指远端及近指间关节、双侧第一腕掌关节。

知识点5

骨关节炎的鉴别诊断

1. 类风湿关节炎　多累及近指间关节、掌指关节、腕关节,晨僵多在1小时以上,可有类风湿结节,RF或抗CCP抗体阳性,X线以关节侵蚀性改变为主。骨关节炎主要累及远指间关节,晨僵小于半小时,X线以骨质增生为特征。

2. 银屑病关节炎　皮肤损害为银屑病关节炎与骨关节炎的主要鉴别点,前者X线呈"笔帽征"畸形,后者X线表现为骨质增生。

3. 痛风　多发于男性,关节炎起病急骤,疼痛剧烈,最常累及第1跖趾关节,血尿酸水平升高,彩超显示线样高回声沉积,呈"双轨征"。

知识点6

骨关节炎的西医治疗

1. 健康教育　指导患者改善生活方式、合理运动、控制体重等。

2. 运动疗法　包括低强度的有氧训练、关节周围肌肉力量训练、关节本体感觉训练、膝关节非负重位的活动度训练。

3. 药物治疗　常用药物包括镇痛药(非甾体抗炎药、阿片类镇痛剂)、缓解骨关节炎症状的慢作用药物(硫酸氨基葡萄糖、硫酸软骨素)、关节腔注射药物(玻璃酸钠)等。局部可外用抗炎止痛药。

4. 外科治疗　经非手术治疗无效、关节功能障碍明显者,可考虑外科治疗,以矫正畸形和改善关节功能为主。治疗方法包括关节镜手术和关节置换。

知识点 7

骨关节炎的病因病机

1. 年老体虚　人过中年,肝肾亏虚,气血不足,筋骨失养,不荣则痛。

2. 感受外邪　久居湿地、涉水冒雨、气候骤变,风、寒、湿、热等外邪乘虚侵袭人体,痹阻关节。

3. 饮食不节　脾胃受损,运化失常,痰浊内生,痹阻经络,不通则痛。

本病以肝肾亏虚为本,感受外邪为标。肾主骨生髓,肝藏血主筋,肝肾亏虚、气血不足,则筋骨失养,不荣则痛。且气血不足则腠理空疏、卫外不固,易被邪气侵袭,痹阻经脉、骨节,致病情加重,肢节废用,发为骨痹(图 25-5)。

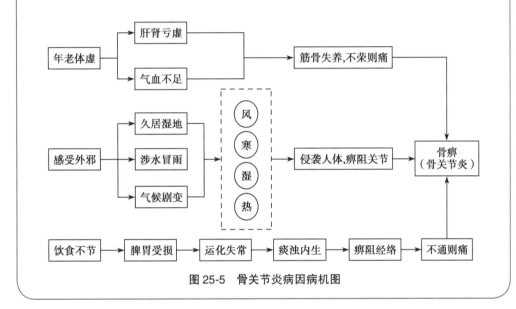

图 25-5　骨关节炎病因病机图

问题 2:该患者应如何辨证论治?

患者膝部冷痛、屈伸不利、畏寒喜暖为寒邪阻滞,筋脉不通;关节肿胀为湿邪流注于膝,阻滞筋脉;下蹲则痛如刀割为寒湿稽留,经络痹阻;舌质淡暗、苔白略厚,脉弦滑亦为寒湿痹阻之象。中医辨证论治如下:

中医诊断:骨痹(寒湿痹阻证)。

治法:散寒除湿,温经通络。

方药:乌头汤合蠲痹汤加减。

制附子 10g(先煎)	炙麻黄 10g	黄芪 15g	白芍 10g
独活 10g	杜仲 10g	威灵仙 15g	鸡血藤 30g
当归 15g	川芎 10g	木瓜 15g	牛膝 15g
秦艽 10g	甘草 6g		

14 剂,每日 1 剂,水煎 400ml,早晚分 2 次温服。

患者服药 14 剂后关节冷痛、肿胀好转,在原方基础上去制附子、炙麻黄、秦艽,复诊 4 次,服中药 2 个月后,患者下蹲时疼痛亦较轻微。原方加用白术 10g、淫羊藿 15g、骨碎补 10g,继续服用 2 周后膝部疼痛缓解,嘱定期复诊。

【病例 2】

患者,女,68 岁,就诊日期 2018 年 7 月 22 日。

主诉:双手指间关节肿痛 5 年。

现病史:患者于 5 年前无明显诱因出现双手近指间关节肿痛,后逐渐累及远指间关节,晨僵约 3 分钟。间断服用抗炎止痛药治疗,症状控制不佳。1 年前双手近指间关节、远指间关节出现骨性膨大并逐渐加重。

现症:双手指间关节隐隐作痛、屈伸不利,腰膝酸软乏力,形寒肢冷,纳可,寐安,二便调。

舌脉:舌质淡白,苔薄白,脉沉细。

体格检查:双手近指间关节、远指间关节骨性膨大,局部压痛Ⅰ级。

辅助检查:ESR 12mm/h,CRP 0.8mg/L;RF、抗 CCP 抗体、ANA 均为阴性;血尿常规、肝肾功能及血尿酸均未见异常。X 线片提示:远指间关节间隙狭窄,关节面硬化、略毛糙,指间关节周围软组织轻度肿胀,双手骨质密度减低、骨皮质变薄、骨小梁稀疏,掌指关节及腕关节未见明显异常。提示:双手关节骨质增生(图25-6)。

西医诊断:手关节骨关节炎。

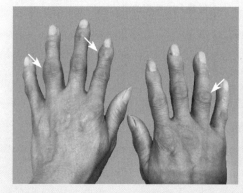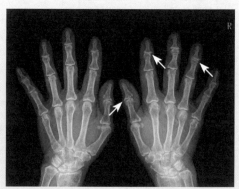

图 25-6 患者手指关节外观及 X 线表现

问题 3:该患者应如何辨证论治?

该患者腰膝酸软、乏力为肾督亏虚,腰府失养;关节隐隐作痛、屈伸不利为肝血不足,筋脉失养;形寒肢冷为肾阳虚衰所致;舌质淡白、苔薄白,脉沉细亦为肾阳虚之象。中医辨证论治如下:

中医诊断:骨痹(肝肾亏虚证)。

治法:补益肝肾,温阳通络。

方药:右归丸加减。

熟地黄 15g	山药 15g	山茱萸 10g	淫羊藿 10g
肉桂 3g	菟丝子 15g	鹿角胶 10g(烊冲)	枸杞子 15g
当归 10g	杜仲 15g	牛膝 15g	秦艽 10g
丹参 15g	鸡血藤 30g	制附子 6g(先煎)	桂枝 10g

14 剂,每日 1 剂,水煎 400ml,早晚分 2 次温服。

患者服药 14 剂后关节隐痛缓解,复诊 2 次,服中药 1 个月后,双手僵痛消失、腰膝酸软、形寒肢冷亦有改善,在原方基础上去桂枝,熟地黄加量至 20g,继服 14 剂巩固治疗,嘱定期复诊。

知识点 8

骨关节炎的辨证论治

1. 寒湿痹阻证

主症:关节冷痛、肿胀,痛处固定,遇寒加重。

次症:肢冷,重着,畏寒喜暖,小便清长,大便溏。

舌脉:舌质淡,苔白或腻,脉弦滑或沉迟。

治法:散寒除湿,温经通络。

推荐方药:乌头汤合蠲痹汤加减。

组成:制川乌(先煎)、制草乌(先煎)、蜜麻黄、黄芪、羌活、独活、防风、桑枝、姜黄、威灵仙、鸡血藤、海风藤、当归、川芎、秦艽、木香、甘草。

加减:肢体重着明显者,加薏苡仁、苍术;上肢关节痛甚者,加细辛、桂枝;下肢关节痛甚者,加牛膝、杜仲;腰痛甚者,加杜仲、桑寄生、续断、淫羊藿。

2. 湿热痹阻证

主症:关节红肿热痛。

次症:关节重着,小便黄,大便黏滞。

舌脉:舌质红,苔黄腻,脉滑数或濡数。

治法:清热除湿,宣痹通络。

推荐方药:四妙丸合当归拈痛汤加减。

组成:苍术、黄柏、牛膝、薏苡仁、羌活、防风、防己、升麻、葛根、白术、当归、苦参、黄芩、知母、茵陈、猪苓、泽泻。

加减:局部肿胀者,加草薢、海桐皮;痛处游走不定者,加威灵仙、海风藤;关节红肿发热甚者,加忍冬藤、土茯苓;痛甚者,加姜黄、延胡索。

3. 痰瘀痹阻证

主症:关节肿大变形、僵硬、刺痛。

次症:肢体沉重、麻木,屈伸不利,关节疼痛固定不移或疼痛夜甚。

舌脉:舌质紫暗或有瘀斑,苔薄白或腻,脉沉涩或沉滑。

治法:化痰祛瘀,蠲痹通络。

推荐方药:圣愈汤合小活络丹加减。

组成:黄芪、桃仁、红花、熟地黄、当归、赤芍、川芎、胆南星、醋乳香、醋没药、地龙、秦艽、羌活、甘草。

加减:疼痛不已者,加乌梢蛇、蜂房、儿茶;肢体麻木甚者,加蜈蚣、全蝎。

4. 肝肾亏虚证

主症:关节疼痛、活动受限,甚则肿大变形。

次症:腰膝酸软,痿弱乏力,眩晕、耳鸣、足跟痛,夜尿频数。

舌脉:舌质红,或舌胖质淡,苔薄白或白滑,脉沉细无力。

治法:补益肝肾,通络止痛。

推荐方药:偏肾阳虚者以右归丸加减;偏肾阴虚者以左归丸加减。

组成:熟地黄、山药、枸杞子、山茱萸、牛膝、菟丝子、鹿角胶(烊冲)、龟甲胶(烊冲)、秦艽、骨碎补、木瓜、白芍、穿山龙。

加减:骨蒸潮热、心烦盗汗者,加知母、黄柏、牡丹皮、玄参,熟地黄改生地黄;畏寒肢冷、口淡不渴者,加制附片(先煎)、肉桂、巴戟天;腰膝痛甚者,加杜仲、狗脊、独活、桑寄生。

5. 气血两虚证

主症:关节酸痛或隐痛,肢体关节痿软无力。

次症:倦怠懒言,心悸气短,面色不华,爪甲色淡,头晕,失眠。

舌脉:舌质淡白,苔薄白,脉细弱或沉细无力。

治法:益气养血,荣筋壮骨。

推荐方药:补阳还五汤合八珍汤加减。

组成:党参、黄芪、白术、茯苓、熟地黄、白芍、当归、川芎、续断、杜仲、牛膝、鸡血藤、独活、甘草。

加减:游走性疼痛者,加威灵仙、防风;头颈部疼痛者,加葛根、羌活。

📄 **知识点 9**

骨关节炎的其他治疗方法

1. 合理锻炼 在医生指导下进行直腿抬高、骑车、游泳、太极拳、八段锦等运动。

2. 针灸 包括毫针刺法、刺络拔罐法、温针灸等。一般采用循经取穴和局部取穴相结合的方法。

循经取穴:主穴取肾俞、次髎、大杼、绝骨、委中、太溪,也可取病变部位的夹脊穴加绝骨、大杼,采用平补平泻手法。

局部取穴:上肢取肩髃、曲池、外关、阳池、八邪,下肢取阳陵泉、阴陵泉、膝眼、足三里、解溪、丘墟。肝肾亏虚证、气血两虚证采用补法,寒湿痹证、痰瘀互结证采用平补平泻法,湿热痹阻证采用泻法。

3. 中药熏洗 将中药放于纱布袋中,加水1 500~2 000ml煎煮,熏洗受累关节。

4. 推拿 常用点按、揉按、拿捏、屈伸、弹拨、拔伸等手法。

5. 针刀 使用纵行疏通、横行剥离法治疗组织粘连及瘢痕;使用铲磨削平法治疗骨刺;使用切割肌纤维法治疗肌肉痉挛或挛缩等。

6. 理疗 包括热疗、冷疗、电疗、磁疗、红外线照射、水疗、蜡疗、超声波及离子导入法等。

7. 支具　发作期可以借助拐杖、助行器等,减少受累关节负重。根据膝关节内翻或外翻畸形情况,采用相应的矫形支具或鞋垫。

知识点 10

骨关节炎的预后及调护

骨关节炎早期经过及时正确的治疗,可以延缓疾病进展。晚期筋脉拘挛、关节畸形而致残。

骨关节炎患者应避免长时间跑、跳、蹲,减少或避免爬楼梯、爬山等,活动时谨防跌仆损伤;注意保暖,寒冷季节勿使用凉水;饮食均衡,加强营养;保持乐观情绪,树立战胜疾病的信心。

临证要点

1. 骨痹责之肝肾,治当筋骨并重　骨痹多由肝肾亏虚,筋骨失养所致。肝主筋,肾主骨,肝肾同源,筋骨相依,治当补益肝肾。

2. 感受外邪,急则治标　骨痹每因季节交替或居处失宜,致风寒湿热之邪入侵,诱发骨痹,当即之时,应急则治其标,以祛除风寒湿热之邪为主,辅以补肾活血通络。

经典论述

1.《素问·宣明五气》:"肝主筋……肾主骨……久视伤血,久卧伤气,久坐伤肉,久立伤骨,久行伤筋,是谓五劳所伤。"

2.《素问·经脉别论》:"春秋冬夏,四时阴阳,生病起于过用,此为常也。"

3.《素问·上古天真论》:"丈夫八岁,肾气实,发长齿更……五八,肾气衰,发堕齿槁;六八,阳气衰竭于上,面焦,发鬓颁白;七八,肝气衰,筋不能动。八八,天癸竭,精少,肾脏衰,形体皆极,则齿发去。"

4.《素问·脉要精微论》:"腰者肾之府,转摇不能,肾将惫矣。膝者筋之府,屈伸不能,行则偻附,筋将惫矣。骨者髓之府,不能久立,行则振掉,骨将惫矣。"

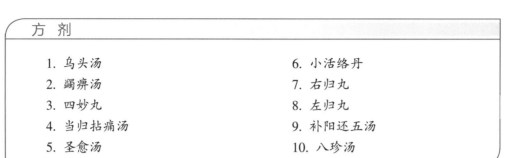

方 剂

1. 乌头汤	6. 小活络丹
2. 蠲痹汤	7. 右归丸
3. 四妙丸	8. 左归丸
4. 当归拈痛汤	9. 补阳还五汤
5. 圣愈汤	10. 八珍汤

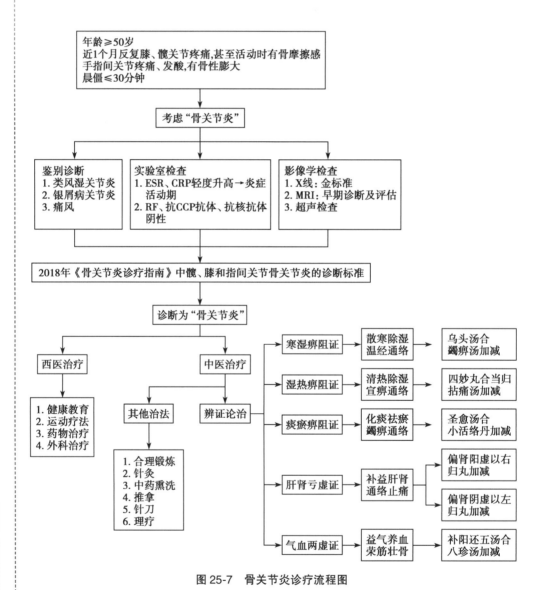

图 25-7 骨关节炎诊疗流程图

（何东仪）

扫一扫
测一测

复习思考题

1. 患者,女,72 岁,双手近指间关节、远指间关节疼痛,如何通过体格检查与辅助检查判断患者属于类风湿关节炎还是骨关节炎?

2. 骨关节炎多发于中老年人,常见于 40 岁以上人群,《素问·上古天真论》中论述:"五八,肾气衰,发堕齿槁。六八,阳气衰竭于上,面焦,发鬓颁白。七八,肝气衰,筋不能动。八八,天癸竭,精少,肾脏衰,形体皆极,则齿发去。"给我们带来什么启示?

第二十六章

骨质疏松症

培训目标

1. 掌握骨质疏松症的临床表现及诊断标准。
2. 掌握骨质疏松症的辨证论治。
3. 熟悉骨质疏松症的影像学检查。
4. 了解骨质疏松症的外治法及日常调护。

骨质疏松症(osteoporosis,OP)是一种全身代谢性骨病,特征为低骨量及骨组织中细微结构的破坏,引起骨脆性增加,并容易导致骨折。骨质疏松症以疼痛、驼背、身长缩短、骨折为临床特征。2018年中国65岁以上的老年人骨质疏松症患病率为32.0%,其中男性为10.7%,女性为51.6%。骨质疏松症属中医学"骨痿"范畴。

【病例1】

患者,女,66岁,就诊日期2015年6月10日。

主诉:腰背疼痛2年余,加重1个月。

现病史:患者于2年前无明显诱因出现腰背疼痛,卧床休息后疼痛减轻,劳累后加重,未予重视。1个月前无明显诱因疼痛加重,连及背部,驼背,行走困难。

现症:腰背疼痛,驼背,腰膝酸软,形寒肢冷,腹中冷痛,腹胀,腹泻,小便清长,夜尿频。

舌脉:舌质淡红,舌体胖大有齿痕,苔白滑,脉沉细无力。

体格检查:体温36.5℃,双肺呼吸音清,全身未触及淋巴结肿大。脊柱前倾,腰部活动受限,前屈50°,后伸20°(正常值:前屈90°,后伸30°),左右侧屈各15°(正常值:侧屈左右各30°);腰椎叩击痛(−),双侧直腿抬高试验(−)。

辅助检查:ESR 12mm/h,CRP 8mg/L,血钙2.3mmol/L,血磷1.2mmol/L,尿钙3.5mmol/24h,尿磷16mmol/24h,WBC 3.87×10⁹/L,RBC 4.69×10¹²/L,PLT 178×

$10^9/L$,PPD 试验(−)。胸部 CT 未见异常。腰椎双能 X 射线吸收法(DXA)测量骨密度 T 值=−2.8。脊柱 MRI 提示:胸腰椎多处不同程度骨质疏松(图 26-1)。

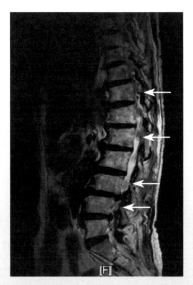

图 26-1 脊柱 MRI 示胸腰椎多处不同程度骨质疏松

问题 1:该患者以腰背疼痛为主诉,如何根据其症状特征进行诊断?

患者女性,年逾六旬,以腰背疼痛为主诉,诊断应以此为主线展开。在排除腰椎间盘病变等常见病的基础上,还应排除肿瘤、结核及其他代谢性疾病。多发性骨髓瘤可以侵犯全身造血性骨髓部位,出现广泛骨痛,若累及脊椎、肩胛骨,可有明显腰背痛,与骨质疏松症不同的是,多发性骨髓瘤可伴有发热、贫血及消瘦等全身症状,骨髓穿刺涂片可见浆细胞增多,故可排除。脊柱结核可表现为背部疼痛,休息则轻,劳累则重,伴疲劳无力,与骨质疏松症不同的是,脊柱结核有结核中毒症状,如发热、脊柱叩击痛、受累脊柱活动受限、ESR 加快、PPD 试验阳性等,X 线表现为受累椎体变窄、边缘不齐、密度不均,甚至有死骨形成,但 X 线诊断相对滞后,MRI 对脊柱结核早期诊断有重要意义,表现为椎体炎症、脓肿、椎间盘炎等。原发性甲状旁腺功能亢进症是由于甲状旁腺功能亢进,甲状旁腺激素分泌过多,刺激破骨细胞,使其活性增加,促进骨吸收,出现背痛、疲乏、畸形和病理性骨折等,可出现高血钙、低血磷、尿钙升高、尿磷升高等,X 线除骨密度降低外,主要表现为纤维囊性骨炎导致的骨骼囊性改变,腰椎 X 线表现为椎体鱼尾状,椎间隙代偿性膨大,故可排除。该患者腰背疼痛、驼背,腰椎活动受限,腰椎 DXA 测量骨密度 T 值=−2.8,符合 1994 年的骨质疏松症分类标准。

知识点 1

骨质疏松症的临床表现

1. 疼痛 腰背部疼痛,以脊柱为中心向两侧扩散。

2. 骨折 受到轻微外力就可能发生骨折,骨折的常见部位为胸椎、腰椎、股骨近端、前臂远端等。

3. 脊柱变形 骨质疏松后容易出现胸椎和腰椎的压缩变形,导致身长缩短、驼背等,多发的胸椎骨折还可导致胸廓畸形,影响心肺功能。

知识点 2

骨质疏松症的分类标准

应用 DXA 测量骨密度,是目前通用的骨质疏松症诊断方法(表 26-1)。

表 26-1 WHO 推荐的基于 DXA 测定骨密度分类标准(1994 年)

分类	T 值
正常	T 值≥-1.0
低骨量	-2.5<T 值<-1.0
骨质疏松	T 值≤-2.5
严重骨质疏松	T 值≤-2.5+脆性骨折

注:T 值=(实测值-同种族同性别正常青年人峰值骨密度)/同种族同性别正常青年人峰值骨密度的标准差。

知识点 3

骨质疏松症的鉴别诊断

1. 骨软化症 可有明显的骨痛及骨骼压痛,X 线可见骨小梁影像模糊,或假骨折,或表现为呈对称性分布的假骨折线(Looser 区,一种条状透明区)等。

2. 纤维肌痛综合征 腰背部疼痛,其特征是存在某些特定部位的压痛点,并有疲劳、晨僵、睡眠障碍及抑郁、焦虑等症状。X 线检查无特征性改变。

3. 骨关节炎 同样多发于中老年人,累及脊柱时表现为腰背疼痛,X 线可见椎间关节间隙变窄,关节软骨消失、退变。

4. 弥漫性特发性骨肥厚 多见于中老年男性,腰背部疼痛和强直,颈部进展性疼痛,脊柱 X 线可表现为脊柱韧带骨化及邻近骨皮质增生,但椎间盘保持完整。

知识点 4

骨质疏松症的防治

1. 一般治疗

（1）营养与运动：摄入足够的蛋白质，晒太阳，适度锻炼，提高身体的耐受力和平衡力，防止摔倒和骨折，运动方式根据患者的年龄和身体状况而定。

（2）补充钙剂与维生素 D：成人钙推荐摄入量为 800mg/d，50 岁以上人群推荐钙摄入量为 1 000~1 200mg/d。每日应补充维生素 D 800~1 200IU，用于预防骨质疏松症，必要时补充活性维生素 D，可促进肠钙吸收，增加肾小管对钙的重吸收，抑制甲状旁腺激素分泌。但需注意定期监测血钙、血磷，防止高钙血症及高磷血症。

2. 药物治疗

（1）抗骨吸收药

阿仑膦酸钠：每次 70mg，每周 1 次。早餐前至少 30 分钟用 200ml 温开水送服，服药后 30 分钟以上方可进食。服药后 30 分钟内保持上半身直立位，若卧床有可能引起食管刺激或溃疡性食管炎。肾脏肌酐清除率<35ml/min 者禁用。

利塞膦酸钠：每次 5mg，每日 1 次。餐前至少 30 分钟上半身直立位服用；肾脏肌酐清除率<30ml/min 者禁用。

唑来膦酸注射液：每次 5mg，每年 1 次，静脉滴注。肾脏肌酐清除率<35ml/min 者禁用；用药后部分患者出现短暂发热，可自行缓解。

鲑鱼降钙素：每次 10μg 加入注射用水中，皮下注射，每日 1 次。疗程不超过 3 个月。

地舒单抗注射液：核因子 κB 受体活化因子配体抑制剂，60mg 皮下注射，每半年 1 次。治疗前须纠正低钙血症，治疗期间定期监测血钙水平，低钙血症者禁用。

（2）促骨形成药

特立帕肽：可通过抑制成骨细胞凋亡、激活骨衬细胞和增强成骨细胞分化来介导骨代谢，每次 20μg，每日 1 次，皮下注射，肝肾功能不全者慎用。

知识点 5

骨质疏松症的病因病机

1. 禀赋不足，肾精亏虚　先天不足、年高体弱、劳欲伤肾可导致肾精亏虚，骨骼失养，骨痿不用。

2. 饮食不节，损伤脾胃　暴饮暴食、嗜食偏食、饮酒过度等均会损伤脾胃，运化失司，气血生化无源，骨髓失养，髓空骨痿。

3. 久病不愈，肝血亏耗　久病伤血或肝郁气滞，气郁化火，导致肝阴血不足，筋骨失养，骨痿不用。

4. 外伤筋骨,瘀血内生 跌打损伤、持重劳伤等可导致瘀血痹阻经络,气血停滞,筋骨失养,发为本病。

本病以肾虚为本,瘀血为标。肾主骨生髓,肾虚精髓不充,骨失所养为其基本病机,正如《素问·痿论》所言:"肾者水脏也,今水不胜火,则骨枯而髓虚,故足不任身,发为骨痿。"同时,脾主四肢肌肉,脾气亏虚,气血生化不足,骨髓失养;肝藏血主筋,肝阴亏虚,络脉失养,虚火内灼,筋骨失养,因此,本病又与肝、脾等脏腑相关(图 26-2)。

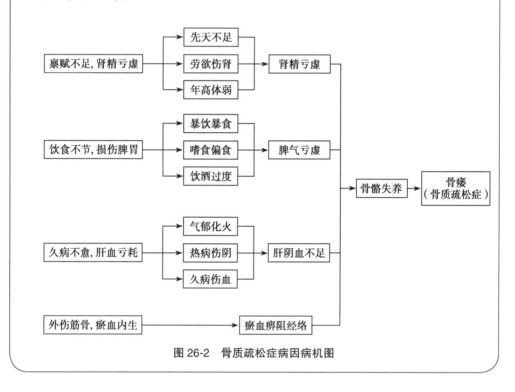

图 26-2 骨质疏松症病因病机图

问题 2:该患者应如何辨证论治?

该患者腰背疼痛、驼背、腰膝酸软、形寒肢冷为肾阳亏虚,筋骨失于温煦濡养;腹中冷痛、腹胀、腹泻、小便清长、夜尿频为脾肾阳虚,脾虚运化水谷不及,肾虚气化不利则二便失司;舌质淡红,舌体胖大有齿痕,苔白滑,脉沉细无力亦为脾肾阳虚之象。中医辨证论治如下:

中医诊断:骨痿(脾肾阳虚证)。

治法:补益脾肾,强筋壮骨。

方药:补中益气汤合金匮肾气丸加减。

黄芪 15g	人参 10g	白术 10g	当归 10g
陈皮 6g	升麻 6g	柴胡 10g	熟地黄 20g
山茱萸 10g	泽泻 10g	茯苓 10g	牡丹皮 10g
桂枝 3g	制附子 3g(先煎)	炙甘草 10g	

14剂,每日1剂,水煎400ml,早晚分2次温服。

并予口服碳酸钙D₃片,每次600mg,每日2次;阿仑膦酸钠,每次70mg,每周1次。

患者服药2周后腰背疼痛减轻,腰膝酸软、形寒肢冷仍未缓解,予原方加肉桂10g、杜仲15g、牛膝10g、巴戟天10g、淫羊藿10g。继续服药14剂后,患者腰背部疼痛明显减轻,腰膝酸软、形寒肢冷缓解,二便调。嘱定期随诊。

【病例2】

患者,女,68岁,就诊日期2021年7月25日。

主诉:多关节对称性肿痛反复发作10年,腰背酸痛1个月。

现病史:患者于10年前出现双手近指间关节、掌指关节、双腕、双膝肿痛,晨僵大于1小时,就诊于当地医院,查RF 189IU/ml,抗CCP抗体1 485RU/ml,诊断为"类风湿关节炎",予醋酸泼尼松片,每次10mg,每日1次,甲氨蝶呤片,每次10mg,每周1次。服用3个月后症状缓解,自行停药。停药后病情反复,每于疼痛时不规律服用地塞米松片,逐渐出现关节变形。1个月前,患者多关节肿痛加重,伴腰背酸痛,昼轻夜重,不可久坐,活动受限。

现症:双手近指间关节、掌指关节、双腕、双膝肿痛,晨僵大于1小时,腰部、背部疼痛,伴有腰膝酸软无力,五心烦热,头晕,耳鸣,烦热盗汗,失眠多梦,纳呆,小便频,大便秘结。

舌脉:舌质红,少苔,脉细。

体格检查:双手近指间关节、掌指关节、双腕、双膝关节肿胀,皮色、皮温正常,压痛(+),活动度降低,双手1~5指向尺侧偏斜。L₁₋₄椎体压痛(+),轻触则痛。拾物试验(+)。

辅助检查:腰椎X线提示:L₁₋₄骨质疏松,局部骨质增生(图26-3)。腰椎DXA测量骨密度T值=-4.0。血钙2.5mmol/L。

西医诊断:类风湿关节炎,骨质疏松症。

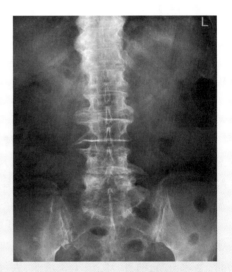

图26-3　腰椎X线示骨质疏松

问题3:该患者属于哪类骨质疏松症?

骨质疏松症分为原发性和继发性两大类。原发性骨质疏松症包括绝经后骨质疏松症、老年性骨质疏松症和特发性骨质疏松症。继发性骨质疏松症多与内分泌、免疫、消化系统疾病及糖皮质激素等药物使用相关。该患者有类风湿关节炎病史10年,长期不规律使用糖皮质激素,属于继发性骨质疏松症。

问题4:该患者应如何辨证论治?

该患者腰膝酸软无力为肝肾阴虚,腰膝失于滋养;五心烦热、失眠多梦为阴虚内热,虚热上扰;盗汗为虚火内迫营阴;头晕、耳鸣为肾阴不足,水不涵木,肝阳上亢;舌质

红、少苔,脉细亦为阴虚内热之象。中医辨证论治如下:

中医诊断:骨痿(肝肾阴虚证)。

治法:滋补肝肾,填精壮骨。

方药:六味地黄丸加减。

熟地黄 25g	山茱萸 15g	山药 15g	茯苓 12g
牡丹皮 10g	泽泻 6g	白芍 15g	牛膝 20g
杜仲 20g	骨碎补 15g	龟甲 20g(先煎)	白术 15g
菟丝子 10g	女贞子 10g		

10 剂,每日 1 剂,水煎 400ml,早晚分 2 次温服。

遵医嘱规律使用抗风湿药物。予碳酸钙 D_3 片,每次 600mg,每日 2 次;阿法骨化醇胶囊,每次 1μg,每日 1 次口服;地舒单抗注射液 60mg,每半年皮下注射 1 次。

患者服药 10 剂后腰背疼痛减轻,五心烦热未缓解,偶有潮热盗汗,予原方加知母 15g、黄柏 15g,牡丹皮加至 15g。继续服药 14 剂后,患者腰背部疼痛明显减轻,五心烦热、潮热盗汗缓解,纳寐可,二便调。嘱定期随诊。6 个月后复查腰椎 DXA 测量骨密度 T 值=-3.2。

【病例 3】

患者,女,75 岁,就诊时间 2018 年 11 月 6 日。

主诉:腰背疼痛反复发作 15 年,腰部剧烈疼痛 1 天。

现病史:患者于 15 年前无明显诱因出现腰背疼痛,间断口服中成药治疗,症状反复发作。15 年间,身长缩短 5cm。1 天前跌倒后出现腰部剧烈疼痛,翻身困难。

现症:腰部刺痛,痛处固定,痛不可触,昼轻夜重,背部隐痛,活动后加重,形体偏瘦,四肢肌肤紫暗,急躁易怒,纳可,寐差,小便清长,大便调。

舌脉:舌质暗,有瘀斑,苔白腻,脉涩。

体格检查:腰椎后凸增大,$L_{1\sim5}$ 椎体轻叩痛。

辅助检查:腰椎 MRI 示:$L_{1\sim5}$ 不同程度压缩性骨折(图 26-4)。腰椎 DXA 测量骨密度 T 值=-3.5,股骨颈 DXA 测量骨密度 T 值=-2.0。

西医诊断:骨质疏松症伴病理性骨折。

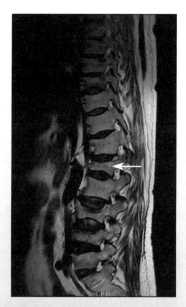

图 26-4　腰椎 MRI 示椎体压缩性骨折

问题 5:重度骨质疏松症有何临床表现?

重度骨质疏松症患者受到轻微外力就可能发生骨折,如扭转身体、持物、开窗,甚至咳嗽、打喷嚏等无外力作用时发生脆性骨折(表 26-2)。骨折的常见部位包括股骨颈、桡骨远端和椎体。椎体骨折好发于胸腰段,疼痛局限在骨折部位,活动或咳嗽时加重,可伴有肋间神经或坐骨神经痛。髋关节骨折危害最大,可以导致患者残疾,失去生活自理能力。

表 26-2　基于脆性骨折的骨质疏松症诊断标准(2017)

骨质疏松症的诊断标准(符合以下三条之一者)
• 髋部或椎体脆性骨折
• DXA 测量的中轴骨骨密度或桡骨远端 1/3 骨密度的 T 值≤-2.5
• 骨密度测量符合低骨量(-2.5<T 值<-1.0)+肱骨近端、骨盆或前臂远端脆性骨折

本例患者为老年女性,有腰背痛病史 15 年,身长缩短,跌倒后出现腰痛加剧,腰椎 MRI 提示腰椎压缩性骨折。符合 2017 年基于脆性骨折的骨质疏松症诊断标准。

问题 6:该患者应如何辨证论治?

该患者腰部刺痛、痛处固定、痛不可触为跌仆外伤所致瘀血痹阻经络,不通则痛;形体偏瘦、四肢肌肤紫暗为瘀血停滞,新血不生,不能濡养形体四肢;急躁易怒为血瘀气滞,气机不畅;舌质暗、有瘀斑、苔白腻,脉涩亦为血瘀气滞之象。中医辨证论治如下:

中医诊断:骨痿(血瘀气滞证)。

治法:活血化瘀,理气止痛。

方药:身痛逐瘀汤加减。

桃仁 15g	红花 10g	地龙 10g	当归 10g
川芎 10g	五灵脂 10g	醋没药 5g	香附 10g
秦艽 10g	续断 15g	桑寄生 15g	鸡血藤 15g
威灵仙 15g	延胡索 10g	牛膝 10g	甘草 6g

7 剂,每日 1 剂,水煎 400ml,早晚分 2 次温服。

嘱患者卧床,避免剧烈运动,保持二便通畅。予碳酸钙 D_3 片,每次 600mg,每日 2 次;阿法骨化醇胶囊,每次 1μg,每日 1 次口服;鲑鱼降钙素鼻喷剂,每日 1 次喷鼻;唑来膦酸钠,每次 5mg,每年 1 次,静脉注射。

治疗 1 周后,患者腰部疼痛减轻,背部隐痛时作时休,痛处固定,予原方加骨碎补 15g、杜仲 15g、土鳖虫 10g。继续服用 7 剂后,患者腰部疼痛明显减轻,嘱患者卧床,适当进行肌肉恢复锻炼,使用腰背部护具,避免剧烈运动,保持二便通畅,必要时骨科随诊。

知识点 6

骨质疏松症的辨证论治

1. 肾阳虚证

主症:腰背冷痛,酸软乏力。

次症:弯腰驼背,活动受限,畏寒喜暖,遇冷加重,尤以下肢为甚,小便频多。

舌脉:舌质淡,苔白,脉弱。

治法:补肾壮阳,强筋壮骨。

推荐方药:右归丸加减。

组成:熟地黄、山药、山茱萸、枸杞子、鹿角胶(烊冲)、菟丝子、杜仲、当归、肉桂、制附子(先煎)。

加减:畏寒明显者,加仙茅、肉苁蓉、淫羊藿、骨碎补。

2. 肝肾阴虚证

主症:腰膝酸痛,手足心热。

次症:下肢挛急,驼背弯腰,两目干涩,形体消瘦,眩晕耳鸣,潮热盗汗,失眠多梦。

舌脉:舌质红,少苔,脉细数。

治法:滋补肝肾,填精壮骨。

推荐方药:六味地黄汤加减。

组成:熟地黄、山茱萸、山药、泽泻、茯苓、牡丹皮、杜仲、牛膝。

加减:手足心热明显者,加知母、黄柏;腰膝酸痛明显者,加桑寄生、续断。

3. 脾肾阳虚证

主症:腰膝冷痛,食少便溏。

次症:腰膝酸软,双膝行走无力,弯腰驼背,畏寒喜暖,腹胀,面色㿠白。

舌脉:舌质淡胖,苔白滑,脉沉迟无力。

治法:补益脾肾,强筋壮骨。

推荐方药:补中益气汤合金匮肾气丸加减。

组成:黄芪、人参、升麻、柴胡、陈皮、当归、炒白术、熟地黄、山药、山茱萸、茯苓、牡丹皮、泽泻、桂枝、制附子(先煎)、牛膝、车前子(包煎)、炙甘草。

加减:便溏甚者,加炒芡实、干姜;腰膝冷痛明显者,加淫羊藿、巴戟天。

4. 肾虚血瘀证

主症:腰脊刺痛,腰膝酸软。

次症:下肢痿弱,步履艰难,耳鸣。

舌脉:舌质淡紫,苔白,脉细涩。

治法:益肾壮骨,活血化瘀。

推荐方药:补肾活血方加减。

组成:熟地黄、补骨脂、菟丝子、杜仲、枸杞子、当归、山茱萸、肉苁蓉、醋没药、独活、红花。

加减:久病关节变形、痛剧者,加全蝎、蜈蚣。

5. 脾胃虚弱证

主症:形体瘦弱,肌肉无力。

次症:食少纳呆,神疲倦怠,大便溏泄,面色萎黄。

舌脉:舌质淡,苔白,脉细弱。

治法:益气健脾,补益脾胃。

推荐方药:参苓白术散加减。

组成:人参、茯苓、白术、白扁豆、桔梗、莲子、砂仁(后下)、山药、薏苡仁、甘草。

加减:腹胀者,加枳壳、厚朴;恶心者,加半夏、陈皮。

6. 血瘀气滞证

主症:骨节刺痛,痛有定处。

次症:痛处拒按,筋肉挛缩,多有骨折史。

舌脉:舌质紫暗,有瘀点或瘀斑,脉涩或弦。

治法:活血化瘀,理气止痛。

推荐方药:身痛逐瘀汤加减。

组成:桃仁、红花、醋没药、当归、五灵脂、香附、牛膝、地龙、羌活、秦艽、川芎、甘草。

加减:骨痛以上肢为主者,加桑枝、姜黄;下肢为甚者,加独活、防己、鸡血藤。

知识点 7

骨质疏松症的非药物疗法

1. 物理疗法　人工紫外线疗法、日光浴疗法、高频电疗、水疗、微波治疗等。

2. 针灸疗法　毫针针刺、艾灸、天灸、雷火灸、埋线等。

3. 其他疗法　针刀疗法、中药熏蒸疗法、中药药浴疗法、中药外敷疗法、中药离子导入法、高压氧疗法、臭氧疗法、蜡疗等。

知识点 8

骨质疏松症的预后及调护

骨质疏松症如在早期积极治疗,预后良好。如发生剧烈疼痛或骨折,活动受限,则容易出现多种并发症,预后较差。

骨质疏松症的初级预防指具有骨质疏松危险因素,尚未确认骨质疏松症者,应防止或延缓其发展为骨质疏松症,并避免发生第一次骨折。骨质疏松症的二级预防指已有骨质疏松症,T值≤-2.5或已发生过脆性骨折,其预防和治疗的最终目的是避免发生骨折或再次骨折。

预防调护的基础措施:富含钙、低盐和适量蛋白质的均衡膳食,适当户外活动和日照,戒烟,戒酒,慎用影响骨代谢的药物,采取防止跌倒的各种措施,注意是否有增加跌倒危险的疾病和药物,加强自身和环境的保护措施(包括各种关节护具)等。

临证要点

1. 补肾为治骨痿之"纲" 肾主骨生髓，肾虚则骨枯髓减，故补肾为治骨痿之"纲"。补肾多使用血肉有情之品以益肾填精，如鹿角霜、鹿角胶、龟甲、制鳖甲等。补肾阳常用淫羊藿、巴戟天、肉苁蓉、杜仲等；滋肾阴常用熟地黄、山茱萸、女贞子、墨旱莲等。

2. 活血为治骨痿之"要" 骨痿之病机为元气不足，温煦推动乏力，血行迟缓，脉络瘀滞，故肾虚与血瘀并存，当在补肾基础上，辅以活血化瘀，如身痛逐瘀汤、血府逐瘀汤等。但不可妄用破血之剂，当以养血活血为主，如当归、鸡血藤之类。

经典论述

1.《难经·十四难》："一损损于皮毛，皮聚而毛落……五损损于骨，骨痿不能起于床。"

2.《素问·痿论》："肾气热，则腰脊不举，骨枯而髓减，发为骨痿。"

3.《灵枢·经脉》："足少阴气绝，则骨枯。"

4.《针灸大成·医案(杨氏)》："劳气所致，为噎噎，为喘促，为嗽血，为腰痛骨痿。"

5.《诸病源候论·腰背病诸候》："卒然伤损于腰而致痛也。此由损血搏于背脊所为，久不已，令人气息少少，面无颜色，损肾故也。"

6.《备急千金要方·肾脏脉论》："肾脉急甚，为骨痿癫疾……微滑为骨痿，坐不能起，目无所见，视见黑花。"

7.《活法机要·虚损证》："虚损之疾……自下而损者，一损损于肾，故骨痿不能起于床；二损损于肝，故筋缓不能自收持；三损损于脾，故饮食不能消克也。故心肺损则色弊，肝肾损则形痿，脾胃损则谷不化也。"

8.《景岳全书·痿证》："元气败伤，则精虚不能灌溉，血虚不能营养者，亦不少矣……痿由内脏不足之所致，但不任用，亦无痛楚，此血气之虚也。"

9.《张氏医通·诸痛门》："言肾经腰痛者，内伤房劳也……惟肾脏虚伤，膀胱之府安能独足。又有膏粱之人，久服热剂，醉以入房，损其真气，则肾脏热，腰脊痛，久则髓减骨枯，发为骨痿。此为本病，其有风寒湿热闪挫瘀血滞气痰积，皆为标病，而肾虚则其本也。"

10.《景岳全书·腰痛》："腰痛证……房室劳伤肾气，腰脊兼痛，久则髓减骨枯，发为骨痿。"

11.《金匮要略·中风历节病脉证并治》："咸则伤骨，骨伤则痿。"

方　剂

1. 右归丸
2. 六味地黄汤
3. 补中益气汤
4. 金匮肾气丸

5. 补肾活血方
6. 参苓白术散
7. 身痛逐瘀汤

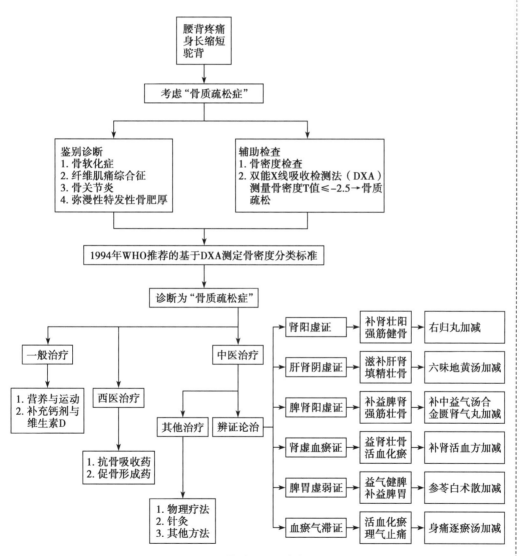

图 26-5　骨质疏松症诊疗流程图

（高明利）

复习思考题

1. 由"乙癸同源"谈谈你对骨痿中医治疗的思考。

2. 根据中医理论解释为什么骨痿好发于绝经期女性。

3. 病案分析

患者,女,73 岁。主诉:腰背疼痛反复发作 13 年,加重 1 周。现病史:患者于 13 年前无明显诱因出现腰背疼痛,卧床休息后疼痛减轻,劳累后加重,未予重视。1 周前无明显诱因疼痛加重,连及背部,驼背,行走困难。现症见腰背部刺痛、拒按,痛有定处,活动后加重,俯仰受限,昼轻夜重,筋肉挛缩,形体消瘦,纳可,寐差,小便清长,大便调,舌质紫暗,有瘀点,脉涩。

体格检查:腰椎后凸增大,$L_{1~5}$ 轻叩痛。

辅助检查:血红蛋白 105g/L;尿常规、便常规、肝肾功能均正常;血钙 2.04mmol/L。ANA(−),抗 CCP 抗体(−);免疫球蛋白、补体 C3、补体 C4、ESR、甲状旁腺激素均正常。胸部 CT 示:肺内陈旧性病变;胸腰椎数字 X 射线摄影示:$L_{1~2}$ 椎体楔形变、骨质疏松;胸腰椎 MRI 示:$T_{5~7}$ 骨质疏松,$L_{1~2}$ 椎体变扁、骨质疏松。

根据上述病例资料,试述该患者的西医诊断、中医诊断及辨证论治。

第二十七章

痛风与高尿酸血症

培训目标

1. 掌握痛风急性发作期的症状特征。
2. 掌握痛风的病因病机。
3. 掌握痛风的辨证论治。
4. 熟悉痛风患者的健康管理。
5. 了解痛风的相关实验室检查及影像学检查。

高尿酸血症(hyperuricemia)是由于嘌呤代谢异常导致尿酸生成过多和/或尿酸排泄减少引起的血尿酸升高的代谢性疾病,常与其他代谢性疾病(如高脂血症、糖尿病、心血管疾病等)伴发。痛风(gout)是由于血尿酸升高,尿酸盐结晶沉积于关节、皮下、肾脏等部位引起组织炎症及损伤的疾病,患病率为 0.15%~0.67%。随着生活方式和饮食习惯的改变,我国高尿酸血症和痛风的患病率持续上升。本病属中医学"痹证""痛风""痛痹""白虎历节风"等范畴。

【病例1】

患者,男,53岁,就诊日期2019年1月21日。

主诉:右足第1跖趾关节肿痛10小时。

现病史:患者平素嗜酒,10小时前饮酒后突然出现右足第1跖趾关节肿痛,呈撕裂样疼痛,不能站立及行走。既往类似关节肿痛症状发作过1次,因疼痛难以入眠,服双氯芬酸钠缓释片后缓解。

现症:右足第1跖趾关节肿痛,皮肤色红(图27-1,见书末彩图),疼痛剧烈,呈撕裂样,活动受限,纳可,小便调,大便黏滞。

舌脉:舌质红,苔黄腻,脉滑数。

辅助检查:UA 620.43μmol/L,ALT 37.6U/L,AST 23.0U/L,血肌酐 81.75μmol/L,血尿素氮 5.09mmol/L,ESR 79mm/h,CRP 5.6mg/L,RF<11.3IU/ml。右足第1跖趾关节彩超提示:线样高回声沉积,呈"双轨征"。

问题 1:该患者以下肢单关节肿痛为主诉,如何根据其症状特征进行诊断?

患者以右足第 1 跖趾关节肿痛为主诉,诊断应以下肢单关节肿痛为主线展开。关节肿痛首先应排除类风湿关节炎,类风湿关节炎也可出现手指或足趾小关节肿痛,但多起病缓慢,且常累及多关节,具有对称性的特点,并伴晨僵,该患者足趾单关节肿痛,起病急骤,无对称性,不伴晨僵,故可排除。其次还应考虑反应性关节炎,反应性关节炎多有感染的前驱表现,且关节炎以膝、踝等大关节为主,故可排除。骨关节炎也可见于足趾关节,但起病缓慢,关节肿胀以骨性肿大为特征,故可排除。该患者为中年男性,饮酒后急性起病,累及右足第 1 跖趾关节,关节红肿热痛,疼痛剧烈,血尿酸升高,关节彩超检查见"双轨征",按照 2015 年 ACR/EULAR 痛风分类标准,评分 14 分,可诊断为痛风(急性期)。

知识点 1

痛风的临床表现及分期

1. **急性发作期**　急性痛风多起病急骤,疼痛剧烈,在数小时内到达巅峰,呈撕裂样、刀割样、咬噬样疼痛,伴受累部位肿胀、发热、皮肤发红、关节功能受限。最常累及单侧第 1 跖趾关节,足趾、踝、膝、肘、腕等关节也是常见受累部位。最常见的诱发因素是进食高嘌呤食物或饮酒,其次是劳累、环境变化等。

2. **间歇期**　急性痛风发作缓解后进入间歇期,间歇期一般无明显症状,可出现急性发作期受累部位色素沉着、脱屑、发痒等。随着病情进展,间歇期的时间逐渐缩短,急性发作次数逐渐增加,缓解时间逐渐延长,受累关节逐渐增多,甚至出现关节肿胀畸形,进入慢性关节炎期。

3. **慢性痛风石病变期**　由于高尿酸血症长期未得到控制,尿酸盐反复沉积于人体组织,被单核细胞、巨噬细胞等包绕,纤维组织增生形成结节,称为痛风石。痛风石常出现在耳廓、足趾、踝、肘、腕等部位,导致关节持续肿痛、畸形、功能障碍。

4. **痛风肾病期**　当尿酸盐结晶沉积于肾脏时,会形成尿酸性尿路结石并导致肾脏损害,表现为肾绞痛、血尿、蛋白尿、水肿、高血压、肾衰竭等。

知识点 2

痛风及高尿酸血症的实验室检查和其他辅助检查

1. 实验室检查

(1) 血尿酸:正常饮食下,非同日、2 次空腹血尿酸男性及绝经期女性>7mg/dl(约为 420μmol/L)、非绝经期女性>6mg/dl(约为 360μmol/L)判定为高尿酸血症。体温 37℃时,血清中单钠尿酸盐的饱和溶解度为 404.5μmol/L(6.8mg/dl),血尿酸超过 420μmol/L 可使尿酸盐结晶析出,沉积于关节腔及肾脏等。

（2）关节液检查：关节液中尿酸盐结晶在偏振光显微镜下，呈负性双折光针状，阳性率约为90%，为诊断痛风的"金标准"。

2. 影像学检查

（1）超声检查：可发现关节滑膜增生、软骨及骨质破坏、痛风石及钙质沉着。尿酸盐沉积在滑膜、软骨、骨及积液中时，超声图像表现为点状强回声。当尿酸盐沉积于软骨表面时，软骨表面增厚、回声增强，在超声图像上表现为软骨面出现一条与骨皮质平行的线样强回声，称为"双轨征"，是痛风的特征性表现。此外，超声还可发现肾结石及尿路结石。

（2）X线：急性关节炎期可见关节周围软组织肿胀，痛风石病变期可见痛风石沉积，典型者可见骨质呈虫蚀样或穿凿样缺损，边缘呈尖锐的增生硬化，严重者出现脱位、骨折（图27-2）。

（3）双能CT：可直接检测出沉积在组织内的尿酸盐结晶，图像上尿酸盐结晶显示为绿色（图27-3，见书末彩图）。双能CT检查操作难度低，无穿刺感染的风险，已逐渐成为诊断痛风的主要方法。

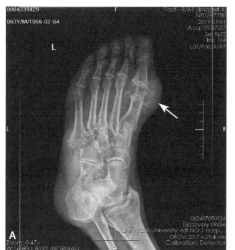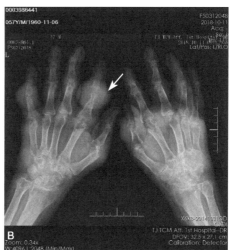

图 27-2　痛风 X 线表现
A. 足 X 线；B. 手 X 线。

左足 X 线示骨密度减低，第 1 跖趾关节、多发跗跖关节及跗骨间关节组成骨骨质破坏，伴周围软组织影增厚、密度增高。双手 X 线示骨质疏松，部分手及腕骨骨质穿凿状破坏伴软组织明显肿胀。

知识点 3

痛风的分类标准

痛风诊断标准建议参考 1997 年 ACR 分类标准，以及 2015 年 ACR/EULAR 痛风分类标准(表 27-1)。

表 27-1 2015 年 ACR/EULAR 痛风分类标准

适用标准(符合适用标准方可应用以下标准)：存在至少 1 次外周关节或滑囊的肿胀、疼痛或压痛

确定标准(金标准，无需进行分类诊断)：偏振光显微镜检证实在(曾)有症状关节或滑囊或痛风石中存在尿酸钠晶体

分类标准(符合准入标准但不符合确定标准时)：累计≥8 分可诊断痛风

(1) 受累关节分布：曾有急性症状发作的关节/滑囊部位(单或寡关节炎)
  踝关节或足部(非第 1 跖趾关节)关节受累：1 分
  第 1 跖趾关节受累：2 分

(2) 受累关节急性发作时症状：①皮肤发红(患者主诉或医生查体)；②触痛或压痛；③活动障碍
  符合上述 1 个特点：1 分
  符合上述 2 个特点：2 分
  符合上述 3 个特点：3 分

(3) 典型的急性发作：①疼痛达峰<24 小时；②症状缓解≤14 天；③发作间期完全缓解；符合上述≥2 项(无论是否抗炎治疗)
  有 1 次典型发作：1 分
  有 2 次及以上典型发作：2 分

(4) 痛风石证据：皮下灰白色结节，表面皮肤薄，血供丰富；典型部位：关节、耳廓、鹰嘴滑囊、手指、肌腱(如跟腱)
  没有痛风石：0 分
  存在痛风石：4 分

(5) 血尿酸水平：非降尿酸治疗中、距离发作>4 周时检测，可重复检测；以最高值为准
  <4mg/dl(<240μmol/L)：-4 分
  4~<6mg/dl(240~<360μmol/L)：0 分
  6~<8mg/dl(360~<480μmol/L)：2 分
  8~<10mg/dl(480~<600μmol/L)：3 分
  ≥10mg/dl(≥600μmol/L)：4 分

(6) 关节液分析：由有经验的医生对有症状关节或滑囊进行穿刺及偏振光显微镜镜检
  未做检查：0 分
  尿酸钠晶体阴性：-2 分

(7) (曾)有症状的关节或滑囊处尿酸钠晶体的影像学证据：关节超声"双轨征"，或双能 CT 显示尿酸钠晶体沉积
  无(两种方式)或未做检查：0 分
  存在(任一方式)：4 分

(8) 痛风相关关节破坏的影像学证据：手/足 X 线存在至少 1 处骨侵蚀(皮质破坏，边缘硬化或边缘突出)(必填项)
  无或未做检查：0 分
  存在：4 分

知识点 4

痛风的鉴别诊断

1. **假性痛风** 是由于焦磷酸钙双水化物结晶沉着于关节而引发的疾病,多见于老年人,可伴有高钙低镁血症及其他代谢性疾病。关节滑液检查可见焦磷酸钙结晶或磷灰石,血尿酸正常。

2. **化脓性关节炎** 急性起病,是由细菌感染引起的以关节红、肿、热、痛为主要表现的单关节炎,可伴发热。关节液检查可见大量白细胞,无尿酸盐结晶,关节液培养可明确细菌感染。

3. **类风湿关节炎** 好发于中年女性,常于上肢小关节对称性起病,伴明显晨僵,实验室检查见 RF、抗 CCP 抗体阳性,血尿酸正常。

知识点 5

痛风及高尿酸血症的常用西药

治疗痛风的药物分为抗炎止痛药和降尿酸药。痛风的不同阶段治疗原则不同,急性发作期以抗炎止痛为主,间歇期及慢性关节炎期以降尿酸为主。

1. **抗炎止痛药** 痛风急性发作期治疗的主要目标是尽快缓解关节炎症状,常用非甾体抗炎药、秋水仙碱、糖皮质激素等。

(1) 非甾体抗炎药:如依托考昔、艾瑞昔布等。

(2) 秋水仙碱:能减少白细胞或滑膜内皮细胞吞噬尿酸盐后所分泌的趋化因子,故有抗炎止痛作用。存在非甾体抗炎药禁忌证的患者,可单独使用低剂量秋水仙碱治疗,每次 0.5mg,每日 3 次,直至疼痛缓解。秋水仙碱常见不良反应包括恶心、呕吐、腹泻、腹痛等胃肠道反应,不良反应与剂量相关,出现以上症状应及时停药。

(3) 糖皮质激素:对于非甾体抗炎药和秋水仙碱不耐受的患者,可考虑予糖皮质激素。症状缓解后立即减量或停用。

2. **降尿酸药**

(1) 抑制尿酸合成药:此类药物通过抑制黄嘌呤氧化酶活性,减少尿酸合成。常用药物包括别嘌醇和非布司他。

①别嘌醇:为治疗高尿酸血症与痛风的一线用药,使用前应进行 *HLA-B5801* 基因检测,特别是慢性肾脏病(CKD)3~4 期者。CKD 1~2 期,起始剂量 100mg/d,每 2~4 周增加 100mg/d,最大剂量 600mg/d;CKD 3~4 期,起始剂量 50mg/d,每 4 周增加 50mg/d,最大剂量 200mg/d;CKD 5 期禁用。别嘌醇最主要的不良反应为过敏反应、胃肠道反应及肝肾功能异常,严重者可出现致死性剥脱性皮炎等严重过敏反应。

②非布司他:为治疗痛风的一线用药,起始剂量 20mg/d,2~4 周可增加 20mg/d,最大剂量为 80mg/d;合并心脑血管疾病的老年人应谨慎使用;CKD 4~5

期降尿酸药优先考虑非布司他,最大剂量40mg/d。不良反应少于别嘌醇,偶见转氨酶升高、腹泻等,多为一过性轻中度反应。

（2）促进尿酸排泄药(苯溴马隆):通过抑制肾小管对尿酸的重吸收而促进尿酸排泄,以降低血尿酸水平,适用于肾功能正常者。存在尿酸性肾结石或肾功能不全的患者不宜使用。每次口服25～50mg,每日1次;2～5周后根据血尿酸水平可调整剂量至75～100mg,每日1次。主要不良反应包括胃肠道反应,引起肾结石和肾绞痛,诱发关节炎急性发作,部分患者可出现发热、皮疹或肝肾功能损害。

知识点6

痛风的病因病机

1. 禀赋不足,脾肾失调　先天禀赋不足,脾虚运化失调,水谷不能化为精微物质,反化湿浊,痹阻关节经脉发为痛风。肾虚气化失司,湿聚为浊,阻滞关节,发为痛风。

2. 过食肥甘,损伤脾胃　过食肥甘厚味或醇酒,碍胃伤脾,胃失和降,脾失健运,痰浊内生,阻滞气机,发为痛风。

3. 感受外邪,经脉阻滞　居处湿冷或冒雨涉水,风寒湿热之邪乘虚而入,痹阻经脉,发为痛风。

痛风病机关键在于脾肾功能失调,脾虚则运化失常,气血津液输布障碍,导致痰湿内生;肾虚则开阖失司、气化失常,水湿停聚,湿郁化浊,日久阻滞气血运行,导致瘀血内生,痰浊瘀血互结,酿久成毒。湿为阴邪,其性趋下,故痛风发作部位多在下肢关节。湿浊郁久从热而化,与浊毒搏结,流注经络关节,故急性发作期以湿热毒蕴证为主。湿热瘀毒相互交结,缠绵难愈,致疾病反复发作,邪郁经脉,毒侵筋骨导致筋脉拘急,筋骨腐蚀,甚则顽石累累,病久邪气酝酿蓄积,深入脏腑,殃及心肾。

本病以先天禀赋不足为本,各种病理因素为标。疾病初期以湿热之实证为主,中期以痰湿、浊毒、瘀血等实证为主,病位在肢体关节;后期病性虚实夹杂,以脾肾亏虚为本,湿热、浊毒、瘀血等病理因素为标,病位在肢体关节及脏腑(图27-4)。

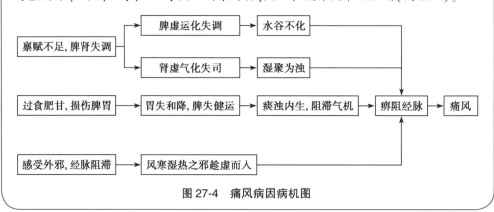

图27-4　痛风病因病机图

问题2:该患者应如何辨证论治?

该患者平素嗜酒,为湿热内蕴之体;关节肿痛发热、皮肤色红为湿热蕴结之象;起病急骤,来势凶猛,邪毒蓄积暴发之势猛烈;舌质红、苔黄腻,脉滑数亦为湿热毒蕴之象。中医辨证论治如下:

中医诊断:痛风(湿热毒蕴证)。

治法:清热解毒,化湿利浊。

方药:秦皮痛风方合四妙丸加减。

秦皮 10g	泽泻 15g	防风 10g	黄连 10g
车前子 10g(包煎)	山慈菇 10g	萆薢 10g	虎杖 10g
忍冬藤 15g	苍术 10g	黄柏 15g	牛膝 10g
薏苡仁 30g	甘草 6g		

5剂,每日1剂,水煎400ml,早晚分2次温服。

并予口服依托考昔片,每次60mg,每日1次(迅速缓解炎症)。并嘱患者戒酒,低嘌呤饮食,每日饮水量不少于2 000ml,疼痛缓解后适度运动。

【病例2】

患者,男,53岁,复诊日期2019年1月26日。

主诉:关节肿痛2天,缓解3天。

现病史:患者于5天前饮酒后突发右足第1跖趾关节红、肿、热、痛,查血尿酸620.43μmol/L,诊断为"痛风(急性期)",予中药汤剂及依托考昔治疗,服药2天后肿痛缓解,现遵医嘱复诊。

现症:关节肿痛已缓解,时有周身困重,倦怠,脘腹胀闷,纳寐尚可,小便调,大便黏滞。

舌脉:舌质红,苔白腻,脉滑。

西医诊断:痛风。

问题3:该患者处于何种疾病阶段? 为何关节疼痛已缓解仍需继续治疗?

患者此时处于痛风间歇期,需继续降尿酸治疗。将血尿酸稳定控制在达标水平(<360μmol/L),才是本病治疗的目标。

血尿酸持续升高导致尿酸盐结晶持续析出,不断沉积于关节,会导致急性关节炎反复发作。若不及时干预则会迁延不愈,关节持续疼痛,日久由于尿酸盐结晶持续沉积于关节,导致骨破坏、关节畸形,进入慢性痛风石病变期。若尿酸盐结晶沉积于泌尿系统,则出现尿路结石、肾损害,甚至肾功能不全。除此之外,尿酸持续升高还会影响患者的血压及血糖、血脂的代谢,因此,关节疼痛缓解不能作为痛风治疗的终点。药物治疗的起点及治疗目标参考《中国高尿酸血症相关疾病诊疗多学科专家共识》(表27-2)。

表 27-2　中国高尿酸血症相关疾病诊疗多学科专家共识

临床表现	药物治疗开始时机	治疗目标
(1)痛风性关节炎发作≥2 次;或(2)痛风性关节炎发作 1 次,且同时合并以下任何 1 项:年龄<40 岁、有痛风石或关节腔尿酸盐沉积证据、尿酸性肾结石或肾功能损害(≥G2 期)、高血压、糖耐量异常或糖尿病、血脂紊乱、肥胖、冠心病、卒中、心功能不全	开始治疗	SUA < 360μmol/L;出现痛风石、慢性痛风性关节炎或痛风性关节炎频繁发作者目标SUA<300μmol/L;不建议 SUA降至 180μmol/L 以下
(1)痛风性关节炎发作 1 次;或(2)无痛风发作,但出现以下任何 1 项:尿酸性肾结石或肾功能损害(≥G2 期)、高血压、糖耐量异常或糖尿病、血脂紊乱、肥胖、冠心病、卒中、心功能不全	SUA>480μmol/L	同上
无	SUA>540μmol/L	SUA<420μmol/L;不建议 SUA降至 180μmol/L 以下

注:SUA 为血清尿酸;肾功能损害(G2 期)指估算的肾小球滤过率(eGFR)60～89ml/(min·1.73m²);痛风性关节炎频繁发作指发作≥2 次/年

问题 4:该患者本次就诊应如何辨证论治?

该患者曾有痛风发作史,血尿酸 620.43μmol/L,现关节疼痛已缓解,属于痛风间歇期。周身困重、倦怠、脘腹胀闷、大便黏滞为既往饮食不节,嗜食肥甘厚味,脾胃受损,运化无力,脾虚湿困之象;舌质红、苔白腻,脉滑亦为湿浊内蕴之象。中医辨证论治如下:

中医诊断:痛风(湿浊内蕴证)。

治法:健脾和胃,祛湿化浊。

方药:平胃散合五苓散加减。

苍术 20g　　厚朴 10g　　　陈皮 10g　　土茯苓 20g

泽泻 10g　　白术 10g　　　桂枝 6g　　　茯苓 15g

秦皮 10g　　薏苡仁 30g　　萆薢 20g　　甘草 6g

7 剂,每日 1 剂,水煎 400ml,早晚分 2 次温服。

并予口服非布司他,每次 20mg,每日 1 次(减少尿酸生成),7 天后复诊,查血尿酸498.56μmol/L,予中药汤剂随症加减,非布司他每次 40mg,每日 1 次。随诊 2 个月后,查血尿酸 367.42μmol/L。嘱患者低嘌呤饮食,多饮水,限制酒精摄入,合理运动,并强调定期监测血尿酸,坚持痛风长期管理。

【病例 3】

患者,男,47 岁,就诊时间 2022 年 4 月 18 日。

主诉:关节疼痛间断发作 20 年,加重 10 天。

现病史:患者于 20 年前无明显诱因出现右踝关节肿痛,活动受限,查血尿酸650μmol/L,诊断为"痛风",予双氯芬酸钠抗炎治疗,症状缓解后予非布司他降尿酸治疗。后患者未规律就诊,间断监测血尿酸水平波动于 600～800μmol/L,平均每年痛风发作 4~6 次,逐渐出现双踝关节、双侧跖趾关节、双腕关节、双侧掌指关节及左肘关节等多关节肿痛,全身多发散在痛风石。

现症:多关节肿胀刺痛,活动受限,伴痛风石形成,唇色紫暗,胸闷头晕,晨起痰多,脘腹胀满,纳呆,寐欠安,二便调。

舌脉:舌质紫暗,苔白腻,脉弦。

体格检查:右手第 4 近指间关节,第 1、2、5 掌指关节,以及右腕关节、左手第 5 掌指关节、左肘关节、双踝关节、左足第 2 趾间关节肿胀,伴痛风石,皮色暗红(图 27-5,见书末彩图)。

辅助检查:血尿酸 815.36μmol/L,血肌酐 141.25μmol/L,尿素氮 11.5mmol/L,肾小球滤过率 50.63ml/(min·1.73m^2),ALT 18.5U/L,AST 21.3U/L,极低密度脂蛋白 1.01mmol/L,高密度脂蛋白 0.81mmol/L,总胆固醇 5.27mmol/L,甘油三酯 2.22mmol/L,乳酸脱氢酶 248.1U/L,肌酸激酶同工酶 35U/L,ESR 15mm/h,CRP 10.1mg/L,RF<10.6IU/ml,抗 CCP 抗体 7.7U/ml。尿潜血(+),尿蛋白(+)。指间关节彩超示:右手指间关节软骨表面线样高回声沉积,右手指间关节及示指屈肌腱、环指伸肌腱腱鞘多发痛风石形成,右手指间关节滑囊及滑膜增厚伴局部骨侵蚀。腕关节彩超示:右腕关节背侧多发痛风石形成。泌尿系统彩超示:双肾多发结石,双肾囊肿,前列腺增大。双手 X 线示:双手及双腕骨质增生伴骨质疏松;部分指间关节间隙变窄并部分关节面可疑低密度影。双足 X 线示:左足第 2 近节趾骨远端、中节趾骨基底骨质欠规整,考虑右足第 1 跖趾关节退变,右足外侧楔骨及第 4 跖骨基底骨质似欠规整,骨质疏松,骨质密度欠均,部分骨质可疑低密度影,双足部分关节间隙变窄(图 27-6)。

西医诊断:痛风,痛风石,痛风肾病,肾结石,高脂血症。

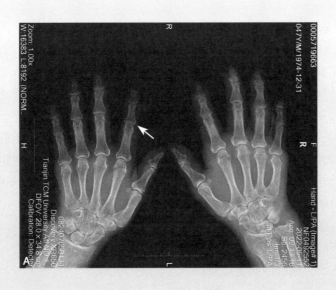

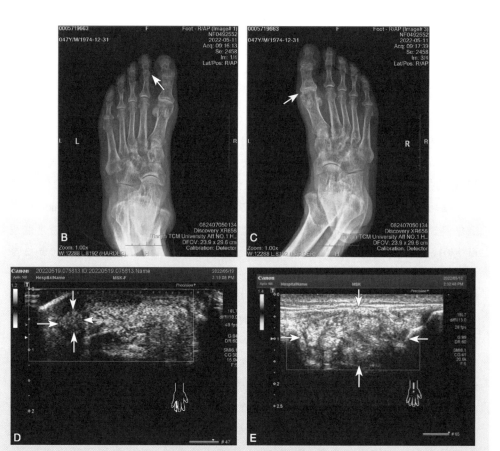

图 27-6 患者关节 X 线及彩超检查
A. 双手正位片；B. 左足正位片；C. 右足正位片；D. 指间关节彩超；E. 腕关节彩超。

问题 5：该患者处于痛风哪个阶段？应如何治疗？

该患者曾进行降尿酸治疗，但未规范随诊，血尿酸持续高水平，导致尿酸盐结晶沉积于多关节，关节炎反复发作；沉积于肾导致肾脏损伤，出现血肌酐、尿素氮升高，肾小球滤过率下降，双肾多发结石，故该患者诊断为痛风肾病期。应以降低血尿酸、保护肾脏为治疗原则。

该患者多关节刺痛肿胀为痰瘀胶结，痹阻关节，气血运行不利，不通则痛；全身多发痛风石为病久痰浊聚积，蕴于皮下；局部皮色暗红、唇色紫暗为瘀血阻遏脉道，血行不畅；胸闷头晕、晨起痰多、脘腹胀满、纳呆、寐欠安为痰浊阻遏，气机不畅，运化失司；舌质紫暗、苔白腻，脉弦亦为痰瘀痹阻之象。中医辨证论治如下：

中医诊断：痛风（痰瘀痹阻证）。

治法：化痰散结，活血通络。

方药：二陈汤合桃红四物汤加减。

半夏 10g	陈皮 10g	桃仁 10g	红花 10g
当归 15g	熟地黄 15g	川芎 10g	白芍 10g

土茯苓 30g　　山慈菇 10g　　　天南星 10g　　地龙 10g

皂角刺 10g　　甘草 6g

7剂,每日1剂,水煎400ml,早晚分2次温服。

并予口服非布司他片,每次20mg,每日1次。嘱患者低嘌呤饮食,多饮水,合理运动。

治疗2周后复查,血尿酸696.52μmol/L,血肌酐136.28μmol/L,血尿素氮10.41mmol/L,肾小球滤过率52.87ml/(min·1.73m²),尿潜血(−),尿蛋白(+),提示肾功能稍有好转,血尿酸有下降但尚未达标。继予原方随症加减,非布司他片每次40mg,每日1次。服药2个月后,血尿酸降至390.45μmol/L,嘱患者定期复查,规律就诊。

知识点 7

痛风及高尿酸血症的辨证论治

1. 湿浊内蕴证　多见于高尿酸血症期或痛风间歇期。

主症:肢体困重,形体肥胖。

次症:嗜食肥甘,脘腹胀满,口腻不渴,大便黏滞。

舌脉:舌质红或淡红,苔白腻,脉滑。

治法:健脾和胃,祛湿化浊。

推荐方药:平胃散合五苓散加减。

组成:苍术、厚朴、陈皮、猪苓、白术、泽泻、桂枝、土茯苓、甘草。

加减:脘腹胀闷甚者,加木香、砂仁(后下);水肿者,加萆薢、车前子(包煎)。

2. 湿热毒蕴证　多见于痛风急性发作期。

主症:关节红肿热痛,关节痛剧,疼痛频繁发作。

次症:发热,烦躁不安,口苦、口臭,大便黏滞不爽或臭秽。

舌脉:舌质红,苔黄腻或黄厚,脉弦滑或滑数。

治法:清热解毒,利湿化浊。

推荐方药:四妙丸合秦皮痛风方加减。

组成:黄柏、苍术、牛膝、薏苡仁、秦皮、泽泻、防风、黄连、车前子(包煎)、山慈菇、萆薢、虎杖、忍冬藤、甘草。

加减:发热者,加金银花、知母;口渴者,加天花粉、生地黄、麦冬;关节痛甚者,加延胡索、醋没药。

3. 寒湿痹阻证　常见于慢性痛风石病变期。

主症:关节冷痛,得寒痛剧,得热痛减,关节拘急、重着。

次症:畏寒肢冷,喜温喜暖,口淡不渴。

舌脉:舌质淡,苔白或腻,脉弦或紧。

治法:温经散寒,祛湿通络。

推荐方药:薏苡仁汤加减。

组成:薏苡仁、当归、川芎、桂枝、独活、防风、苍术、制川乌(先煎)、炙麻黄、牛膝、草薢、生姜、甘草。

加减:关节肿痛甚者,加防己、土茯苓;皮下结节或痛风石者,加天南星、金钱草;关节冷痛甚者,加制附子(先煎)、细辛。

4. 脾虚湿热证 多见于慢性痛风石病变期。

主症:关节肿痛缠绵难愈,身重烦热。

次症:身重体倦,脘腹胀满,大便黏滞或溏稀。

舌脉:舌淡胖,或有齿痕,苔白腻或黄腻,脉沉或滑。

治法:益气健脾,清热利湿。

推荐方药:升阳益胃汤合宣痹汤加减。

组成:黄芪、党参、白术、山药、防风、防己、羌活、独活、茯苓、泽泻、苍术、车前子(包煎)、薏苡仁、陈皮、茵陈、黄柏。

加减:关节肿痛明显者,加穿山龙、土茯苓;发热者,加金银花、秦皮。

5. 痰瘀痹阻证 多见于慢性痛风石病变期或痛风肾病期。

主症:关节肿胀刺痛,反复发作。

次症:关节屈伸不利,关节畸形,皮下局部硬结或皮色暗红。

舌脉:舌质紫暗,苔白腻,脉弦或弦滑。

治法:化痰散结,活血通络。

推荐方药:二陈汤合桃红四物汤加减。

组成:半夏、橘红、茯苓、桃仁、红花、当归、熟地黄、川芎、白芍、地龙、甘草。

加减:皮下硬结明显者,加天南星、白芥子;关节疼痛甚者,加醋乳香、醋没药、全蝎、蜈蚣;关节肿胀甚者,加防己、滑石。

6. 脾肾亏虚证 多见于痛风肾病期。

主症:关节酸痛反复发作,关节屈伸不利、僵硬或畸形。

次症:神疲乏力,面色少华,腰膝酸软,肢体困重。

舌脉:舌质淡,苔白,脉沉细。

治法:补肾助阳,健脾化湿。

推荐方药:肾气丸合四君子汤加减。

组成:桂枝、制附子(先煎)、熟地黄、山茱萸、山药、茯苓、牡丹皮、泽泻、党参、白术、甘草。

加减:气短者,加黄芪;腰膝酸痛甚者,加补骨脂、肉苁蓉、骨碎补、续断;脘腹满闷、纳呆者,加半夏、陈皮。

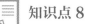

知识点 8

痛风和高尿酸血症的其他治疗方法

1. 针刺

主穴:足三里、阴陵泉、太冲、曲池、丰隆等。

局部配穴:累及第 1 跖趾关节取太冲、太白、大都、隐白等;累及踝关节取昆仑、丘墟、商丘、太溪等;累及膝关节取膝眼、血海、梁丘、委中等;累及肘关节取曲池、尺泽、手三里等;累及腕关节取阳池、外关、阳溪、腕骨等;累及手指关节取三间、八邪、合谷等。

2. 中药外治 痛风急性发作期、慢性关节炎期患者,在无痛风石破溃的情况下可选择中药外敷、中药离子导入、中药泡洗、中药熏蒸等。偏湿热痹阻者,选用清热除湿、宣痹通络之品;偏痰瘀痹阻者,选用活血行瘀、化痰通络之品。

知识点 9

痛风的预后及调护

痛风患者若在疾病早期及时诊断,坚持规范治疗及生活管理,预后良好,不会造成关节畸形及脏器损害,一般不影响正常工作、生活。慢性关节炎患者坚持降尿酸治疗,痛风石可缩小或消失,关节症状及功能可改善,可减少痛风肾病的发生。有家族史、初次发病年龄小、血尿酸持续升高、痛风频繁发作导致重要脏器并发症者预后不良。

本病患者的生活方式管理应放在治疗的首位。首先要控制饮食,减少高嘌呤食物的摄入,戒烟禁酒,减少富含果糖的水果及饮料的摄入,多进食新鲜蔬菜,每日饮水 2 000~3 000ml。其次应进行体重管理,急性发作期关节红肿疼痛、屈伸不利者,应卧床休息。疼痛缓解后应进行适当的体育锻炼,建议从低强度的有氧运动开始,循序渐进,保持关节功能,每周进行 3~5 次,选择保持最大心率 64%~76% 的中低强度运动,如慢跑、瑜伽、太极拳、八段锦等,可有效降低血尿酸水平,减少痛风发作。

临证要点

1. 健脾益肾为治本之要 痛风的病机核心在于脾肾功能失调,故健脾益肾为治本之要。健脾当用黄芪、薏苡仁、白术、茯苓、党参等;补肾阳当用制附子、肉桂等;滋肾阴当用熟地黄、山茱萸等。

2. 利湿泄浊、化瘀解毒为治标之需 痛风发作期以邪实为主,痰湿、浊毒、瘀血阻滞为标。治标当以清热解毒、利湿化浊为法,常用苍术、泽泻、薏苡仁、车前子、黄连、黄柏等清热利湿,秦皮、土茯苓、山慈菇等解毒化浊,丹参、茜草等活血化瘀。

经典论述

1.《格致余论·痛风论》："彼痛风者,大率因血受热已自沸腾,其后或涉冷水,或立湿地,或扇取凉,或卧当风,寒凉外搏,热血得寒,污浊凝涩,所以作痛。"

2.《丹溪心法·痛风》："四肢百节走痛是也,他方谓之白虎历节风证,大率有痰、风热、风湿、血虚。"

3.《张氏医通·痿痹门》："痛风而痛有常处,其痛上赤肿灼热,或浑身壮热,此欲成风毒……肥人肢节痛,多是风湿痰饮流注。"

4.《张氏医通·痿痹门》："石顽曰:按痛风一证,《灵枢》谓之贼风,《素问》谓之痹,《金匮》名曰历节,后世更名白虎历节,多由风寒湿气,乘虚袭于经络,气血凝滞所致。"

5.《医学入门·杂病分类》："痛风历节分怯勇,形怯瘦者,多内因血虚有火。形肥勇者,多外因风湿生痰。以其循历遍身,曰历节风。甚如虎咬,曰白虎风。痛必夜甚者,血行于阴也。"

方　剂

1. 四妙丸
2. 平胃散
3. 五苓散
4. 济生肾气丸
5. 参苓白术散
6. 桂枝附子汤
7. 桂枝芍药知母汤
8. 二陈汤
9. 桃红四物汤
10. 升阳益胃汤
11. 宣痹汤
12. 四君子汤
13. 肾气丸

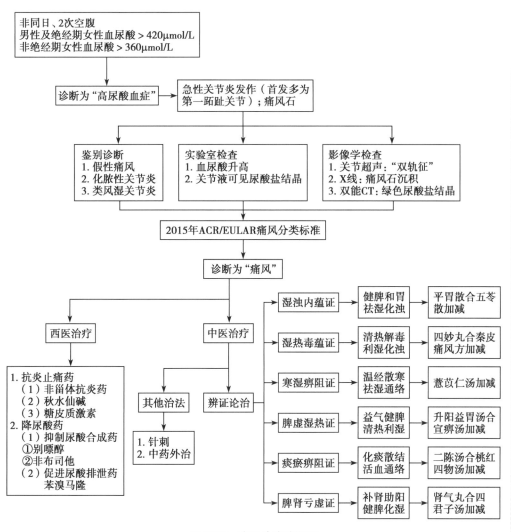

痛风微课
ER-27-1

扫一扫
测一测
扫一扫 测一测

图 27-7 痛风诊疗流程图

（刘　维）

 复习思考题

1. 简述痛风患者的生活方式管理。

2. 病案分析

患者,男,71 岁。主诉:左足第 1 跖趾关节反复肿痛 27 年,加重伴双下肢水肿半年。现病史:患者于 27 年前无明显诱因出现左足第 1 跖趾关节肿痛,诊断为"痛风",予口服秋水仙碱、别嘌醇,症状缓解后停药。后每次复发服用秋水仙碱、双氯芬酸钠缓释片。近半年发作频繁,伴双下肢水肿。现症见双下肢水肿,倦怠、乏力,左足第 1 跖趾关节肿大,右足趾麻木,双膝关节疼痛,双手近指间关节多发痛风石,纳可,便溏,舌质淡,苔白腻,脉沉细。

辅助检查：血尿酸 671.20μmol/L，血尿素氮 11.45mmol/L，血肌酐 151.7μmol/L，直接胆红素 6.90μmol/L，乳酸脱氢酶 225.1U/L，肌酸激酶同工酶 47.0U/L，甘油三酯 1.58mmol/L，肌酸激酶 448U/L，ESR 3.0mm/h，CRP<3.02mg/L，RF<9.500IU/ml，尿潜血 10cell/μL，尿蛋白 0.72g/L，尿 pH 5.5。关节彩超提示：右腕部拇长屈肌腱腱体内及腱周痛风石形成，双手多指近指间关节痛风石形成。

根据上述病例资料，试述该患者的西医诊断、中医诊断及辨证论治。

第二十八章

纤维肌痛综合征

1. 掌握纤维肌痛综合征的主要临床表现。
2. 掌握纤维肌痛综合征的诊断标准。
3. 熟悉纤维肌痛综合征的病因病机。
4. 熟悉纤维肌痛综合征的辨证论治。
5. 了解纤维肌痛综合征的中医综合治疗方案。

纤维肌痛综合征(fibromyalgia syndrome,FMS)是以全身弥漫性疼痛为主要特征的疾病,常伴有其他症状,如疲劳、晨僵、睡眠障碍、抑郁、焦虑等躯体不适及精神症状。本病全球患病率高达 5%,我国尚缺乏大样本的流行病学资料。本病任何年龄均可发病,好发于 40 岁以上人群,女性多于男性,男女患病比例为 1:(2~7)。本病属中医学"痹证""筋痹"范畴。

【病例 1】

患者,女,58 岁,就诊日期 2017 年 12 月 11 日。

主诉:周身肌肉疼痛不适 3 年,加重 1 个月。

现病史:患者于 3 年前无明显诱因出现周身疼痛,1 个月前症状加重,查 ANA(-),RF 10IU/ml,ESR 12mm/h,CRP 0.5mg/L,CK 100U/L,补体 C3 0.95g/L,补体 C4 0.3g/L,均未见异常,予非甾体抗炎药治疗,无明显效果。

现症:周身肌肉酸痛,左侧肢体尤甚,无关节肿胀,畏寒,遇风寒症状加重,疲乏,头晕,入睡困难、多梦,情绪低落,易忧郁悲伤,纳可,小便调,大便黏,2 日一行。

舌脉:舌质暗,苔白腻,脉沉细弦。

体格检查:纤维肌痛综合征的 9 对压痛点均为阳性。

病情评估:弥漫疼痛指数 18 分,症状严重性量表总分 9 分。

问题1:该患者以周身肌肉疼痛不适为主诉,如何根据其症状特征进行诊断?

患者女性,年近六旬,以周身肌肉疼痛不适为主诉,其诊断应以此为主线展开。首先应与多发性肌炎相鉴别,多发性肌炎可有肌痛或肌压痛,但以对称性四肢近端无力为特征,并有肌酶升高,肌电图异常,故可排除。凡持续3个月以上的疼痛均属于慢性疼痛,该患者疼痛症状持续3年,故应围绕慢性肌肉疼痛相关疾病进行诊断。风湿性多肌痛也有肌肉疼痛症状,但以颈、肩胛带及骨盆带肌为主,并伴发热、ESR加快等全身炎症反应,故可排除。肌筋膜疼痛综合征是由肌筋膜痛性激发点受刺激引起的肌肉疼痛,疼痛范围局限,常伴有远距离牵涉痛,故可排除。慢性疲劳综合征可有全身肌肉酸痛及疲乏,常伴有低热、咽痛、易感冒等表现,故可排除。纤维肌痛综合征具有全身广泛肌肉关节疼痛及对称分布的压痛点,并伴有疲劳、晨僵、失眠、抑郁、焦虑等症状,严重者伴认知功能下降和躯体功能下降。该患者全身性疼痛持续3个月以上(9对压痛点均为阳性),伴疲乏、睡眠障碍、头痛、情绪障碍等,符合1990年ACR纤维肌痛综合征分类标准和ACR 2016年修订的纤维肌痛综合征诊断标准。

知识点 1

纤维肌痛综合征疼痛症状的问诊技巧

ER-28-1

纤维肌痛综合征的临床表现

1. **疼痛** 患者主诉为疼痛,一般很难准确定位,常遍布全身各处,以颈部、肩部、脊柱和髋部最常见,常见酸痛、胀痛、刺痛、钝痛等,并且疼痛具有弥漫性(≥11/18个压痛点或≥4/5个疼痛区域)和慢性(持续3个月以上)的特点,休息常不能缓解,受冷刺激或不适当的活动和锻炼可使症状加重。

2. **失眠** 常表现为入睡困难、多梦、易醒、早醒。

3. **乏力/疲劳** 易疲劳,清晨醒后也有明显疲倦感。

4. **抑郁** 情绪低落,过度关注病情,甚至呈严重的焦虑、抑郁状态。

5. **认知障碍** 注意力难以集中、记忆力下降、语言流利程度下降、找词困难、工作效率下降、执行力减弱等。

6. **其他** 临床上部分患者还出现偏头痛、麻木、头晕等症状。

知识点 2

纤维肌痛综合征的查体——9对压痛点的检查方法

由于1990年ACR分类标准中的9对压痛点是本病唯一的阳性体征,按压力度及检查者对患者按压反应的理解均可影响检查结果,所以掌握9对压痛点的检查反应和阳性判断方法非常重要。首先,应注意按压力度,控制按压力约为4kg/cm²,也就是使检查者拇指指甲变白的力度,按压时应维持恒定压力几秒钟,之后再行判断。年少、体弱、肌肉欠发达患者,按压力度应适当减小。其次,应明确压痛点阳性反应的判断标准,最可靠的压痛点计数方法是询问患者按压时是否疼痛,只有回答"是"才可判断为"阳性"。

9 对(18 个)压痛点的部位是:①两侧枕骨下肌肉附着点处;②两侧斜方肌上缘中点;③两侧第 5~7 颈椎横突间隙的前面;④两侧肩胛冈上方近内侧缘的起始部;⑤两侧肱骨外上髁远端 2cm 处;⑥两侧第 2 肋骨与肋软骨交界处的外上缘;⑦两侧臀部外上象限、臀肌前皱襞处;⑧两侧大转子后方;⑨两侧膝内侧脂肪垫关节皱褶线的内侧(图 28-1)。

纤维肌痛综合征的特征是 18 个压痛点中至少有 11 个压痛点出现明显的疼痛,并有广泛性疼痛史。

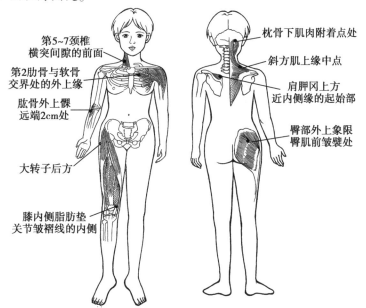

第5~7颈椎横突间隙的前面

第2肋骨与软骨交界处的外上缘

肱骨外上髁远端2cm处

大转子后方

膝内侧脂肪垫关节皱褶线的内侧

枕骨下肌肉附着点处

斜方肌上缘中点

肩胛冈上方近内侧缘的起始部

臀部外上象限臀肌前皱襞处

图 28-1　纤维肌痛综合征 9 对压痛点示意图

纤维肌痛综合征压痛点检查

ER-28-2

知识点 3

纤维肌痛综合征的实验室检查

1. 炎症标志物　ESR、CRP 正常或轻度升高。

2. 肌酶谱　肌酸激酶、醛缩酶、乳酸脱氢酶等正常。

3. 甲状腺功能　正常。

4. 抗核抗体　大多数纤维肌痛综合征患者 ANA 阴性,也有一部分患者会出现 ANA 低滴度阳性。

5. 其他特异性抗体　包括 RF、抗 CCP 抗体、ANCA 及炎性肌病自身抗体等均为阴性。

知识点 4

纤维肌痛综合征疾病诊断相关量表(用于诊断及评估病情)

1. 弥漫疼痛指数(表 28-1)

表 28-1　弥漫疼痛指数

在□中标记出过去 1 周中出现疼痛的部位

(每个部位计 1 分,评分 0~19)

区域 1:左上部位		区域 3:左下部位		区域 5:中轴部位	
左下颌	□	左髋部(臀区,大转子)	□	颈部	□
左肩胛带区	□			背部	□
左上臂	□	左大腿	□	腰部	□
左前臂	□	左小腿	□	胸部	□
区域 2:右上部位		区域 4:右下部位		腹部	□
右下颌	□	右髋部(臀区,大转子)	□		
右肩胛带区	□				
右上臂	□	右大腿	□		
右前臂	□	右小腿	□		

2. 症状严重性量表(表 28-2)

表 28-2　症状严重性量表

分为两部分,每个部分各 3 个症状,第一部分每个症状评分 0~3 分,第二部分每个症状评分 0~1 分(总分 0~12)。

(1) 请勾选以下症状在过去 1 周中的严重程度(0~9 分):

计分标准　0 分:没有;1 分:轻度,轻微的、间歇出现;2 分:中度,明显的、经常出现和/或中等程度;3 分: 重度,连续出现,影响生活。

计分:	0 分	1 分	2 分	3 分
A. 疲劳	□	□	□	□
B. 认知症状	□	□	□	□
C. 睡醒后仍觉得疲乏	□	□	□	□

(2) 在过去 6 个月里你是否受以下症状困扰(0~3 分):

计分标准　0 分:没有;1 分:有。

	0 分	1 分
A. 头痛	□	□
B. 下腹疼痛或绞痛	□	□
C. 抑郁	□	□

知识点 5

纤维肌痛综合征的分类标准

1. 1990 年 ACR 关于纤维肌痛综合征的分类标准

（1）持续 3 个月以上的全身性疼痛：即分布于躯体两侧、腰的上下部及中轴（颈椎、前胸、胸椎或下背部）等部位的广泛性疼痛。

（2）18 个已确定的压痛点中至少 11 个存在压痛。检查者右手拇指以恒定压力按压压痛点部位，相当于 4kg/cm^2 的压力，持续几秒钟。各压痛点检查方式一致，同时需使用相同方法按压前额中部、前臂中部、手指中节指骨、膝关节内外侧等部位，排除"伪痛"。

同时满足以上两个条件者，可诊断为纤维肌痛综合征。如继发于各种风湿病（如骨关节炎、类风湿关节炎、系统性红斑狼疮等）及非风湿病（如甲状腺功能减退、恶性肿瘤）等，诊断为继发性纤维肌痛综合征，否则诊断为原发性纤维肌痛综合征。

2. ACR 2016 年修订版纤维肌痛综合征的诊断标准（表 28-3）

表 28-3　ACR 2016 年修订版纤维肌痛综合征诊断标准

项目	说明
标准	如满足以下 3 条标准即可诊断： （1）弥漫疼痛指数（widespread pain index，WPI）≥7 及症状严重程度（symptom severity，SS）评分≥5，或 WPI 为 4~6 且 SS 评分≥9 （2）全身性疼痛，5 个区域内至少 4 个出现疼痛，其中颌部、胸部、腹部的疼痛不包括在全身疼痛范围内 （3）症状在相同水平持续 3 个月以上 纤维肌痛综合征的诊断与其他疾病的诊断无关，不排除其他临床重要疾病的存在
标准解释	（1）WPI：患者在过去 1 周内出现疼痛的部位数量，每个部位得 1 分，最高 19 分。这些区域及部位包括：左上区域：左颌部*，左肩胛带区，左上臂，左前臂；右上区域：右颌部*，右肩胛带区，右上臂，右前臂；左下区域：左髋部（臀区，大转子），左大腿，左小腿；右下区域：右髋部（臀区，大转子），右大腿，右小腿；中轴区域：颈部，背部，腰部，胸部*，腹部* （2）SS 评分：包括三大症状评分（疲劳，睡醒后仍觉困乏，认知症状）和简化的躯体症状评分两部分，总得分最高 12 分

注：* 不包括在全身疼痛范围内。

知识点 6

纤维肌痛综合征的鉴别诊断（表 28-4）

表 28-4 纤维肌痛综合征的鉴别诊断

	性别 (女:男)	疼痛	睡眠障碍	疲劳	认知损害	滑膜炎	ESR、CRP	糖皮质激素治疗效果
纤维肌痛综合征	(2~7):1	弥漫性	常见	常见	常见	无	正常	无效
慢性疲劳综合征	2.4:1	可见	可见	常见	存在	无	正常	无效
肌筋膜疼痛综合征	2:1	局部疼痛	不常见	不常见	无	无	正常	局部治疗疗效好
多发性肌炎	2:1	四肢近端肌肉无力、疼痛为主	不常见	很常见	无	可存在	升高	疗效好
风湿性多肌痛	2:1	肢带肌为主	不常见	不常见	无	可存在	升高	疗效好
强直性脊柱炎	1:(2~3)	腰骶疼痛为主	无	常见	无	可存在	升高	局部治疗疗效好

知识点 7

纤维肌痛综合征的治疗方法

　　本病一旦确诊,应首先进行患者宣教,告知该病无内脏、器官受损,不会致残或致命,使其精神放松。伴有情绪障碍的患者,应采取心理治疗;伴有严重失能的患者,应采取多元化康复治疗,推荐的锻炼方式为有氧运动和力量训练;伴有严重疼痛或睡眠障碍的患者,应采取药物治疗,推荐使用的药物有阿米替林(低剂量服用)、抗惊厥药普瑞巴林、血清去甲肾上腺素再摄取抑制剂度洛西汀和米那普仑,以及弱阿片类药物曲马多(表 28-5)。

表 28-5 纤维肌痛综合征常用西药的选择

药物 \ 核心症状	疼痛	睡眠障碍	疲乏	抑郁/焦虑	躯体功能障碍	认知障碍
普瑞巴林	++	+	+	–	–	@
度洛西丁	++	+	–	+	+	+
米那普仑	++	–	+	+	+	+
阿米替林(低剂量)	++	++	+	–	–	–
曲马多	+	–	@	@	@	@
环苯扎林	–	+	–	@	@	@

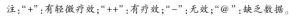

注:"+":有轻微疗效;"++":有疗效;"–":无效;"@":缺乏数据。

知识点 8

纤维肌痛综合征的病因病机

1. 外邪侵袭　久居寒湿阴冷之处,风寒湿邪侵入肌肤腠理,留滞于经筋,发为寒湿痹病;风寒湿痹日久不愈,郁而化热,或感受湿热之邪,发成湿热痹病。

2. 情志所伤　情志不舒,肝气郁滞,气滞则血瘀,筋脉气血瘀阻而致筋痹;或肝郁乘脾,肝脾两虚,血不荣筋而致筋痹。

本病初期多以肝气郁结为主要病机,气滞则血瘀,气血不和,不能荣养肌肤,不荣则痛。久而不愈则气血不足,营卫失调,风寒湿热之邪乘虚而入,内外合邪,疼痛深重。肝气郁结、瘀血阻络是本病的重要病机。情志失调是本病发生的内在因素,风寒湿热之邪是本病发生的外在诱发因素。基本病理特点是筋脉痹阻,经筋失养。

肝与五脏关系密切,母病及子,血不养心、心神不宁则失眠;木旺乘脾,则脾之运化呆滞,湿浊痰饮内生;木旺侮金,肺失宣发,可导致水津运化输布失常,阻滞筋脉,发为筋痹;肝阴不足,损及肾阴,髓窍失养则见认知障碍等(图28-2)。

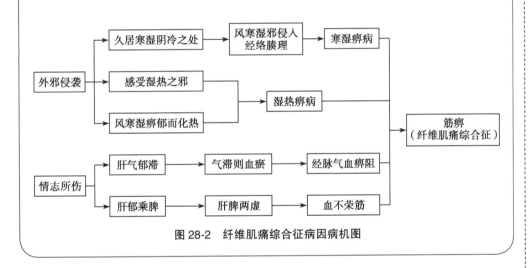

图 28-2　纤维肌痛综合征病因病机图

问题2:该患者应如何辨证论治?

该患者周身酸痛、畏寒、遇风寒症状加重为寒湿之邪痹阻筋脉;舌质暗、苔白腻,脉沉细弦亦为寒湿痹阻之象。中医辨证论治如下:

中医诊断:筋痹(寒湿痹阻证)。

治法:散寒除湿,解肌通络。

方药:蠲痹汤加减。

羌活 10g	制附子 10g(先煎)	防风 12g	秦艽 15g
桂枝 12g	当归 10g	川芎 10g	黄芪 12g
威灵仙 15g	首乌藤 15g	鸡血藤 15g	甘草 6g

14剂,每日1剂,水煎400ml,早晚分2次温服。

患者服药14剂后周身疼痛略有好转,原方随症加减继服。复诊3次,服中药3个月后,弥漫疼痛指数6分,症状严重性量表总分3分。嘱避风寒,调情志,定期随诊。

【病例2】

患者,女,63岁,就诊日期2018年12月5日。

主诉:周身疼痛不适、易疲劳30余年,加重2个月。

现病史:患者于30余年前生产后出现周身肌肉疼痛、易疲劳,间断服用中药治疗,症状时轻时重。2个月前因上述症状加重,于外院就诊,查ANA(-),RF 20IU/ml,ESR 9mm/h,CRP 1mg/L,CK 106U/L,补体C3 0.1g/L,补体C4 0.2g/L,诊断为"纤维肌痛综合征",予口服加巴喷丁治疗,服药后恶心、呕吐,遂停药。现为求进一步治疗就诊。

现症:周身肌肉疼痛,呈牵扯、撕裂样,周身紧束不适感,晨起较重,每于劳累后加重,乏力,午后尤甚,难以入睡、辗转反侧。平素性情偏急躁,易焦虑,纳食可,二便调。

舌脉:舌体偏瘦,质暗,苔薄白,脉细弦。

体格检查:纤维肌痛综合征的9对压痛点中有12个为阳性。

病情评估:弥漫疼痛指数13分,症状严重性量表总分8分。

西医诊断:纤维肌痛综合征。

问题3:该患者此时该如何辨证治疗?

该患者为老年女性,病程长达30余年。周身肌肉牵扯、撕裂样疼痛为肝肾亏虚,筋脉失养;晨起周身紧束不适感为肝郁气滞,枢机不利;入睡困难为阴血不足,心失所养;劳累后疼痛加重、乏力为劳累更耗阴血。舌体偏瘦、质暗,苔薄白,脉细弦亦为肝肾不足、肝郁气滞之象。中医辨证论治如下:

中医诊断:筋痹(肝肾不足、肝郁气滞证)。

治法:补益肝肾,理气止痛。

方药:左归丸合逍遥散加减。

熟地黄15g	龟甲15g(先煎)	菟丝子10g	枸杞子10g
牛膝15g	山药10g	山茱萸10g	炒白芍15g
当归15g	茯苓15g	柴胡10g	合欢皮10g
炒酸枣仁15g	延胡索10g	甘草6g	生姜1片

14剂,每日1剂,水煎400ml,早晚分2次温服。

患者服药14剂后疼痛及周身紧束不适感稍见好转,加黄精10g以增健脾益肾之功。继服中药3个月后,弥漫疼痛指数7分,症状严重性量表总分5分,遂嘱中药减半。继续服用3个月后,弥漫疼痛指数4分,症状严重性量表总分3分,调情志,定期随诊。

知识点 9

纤维肌痛综合征的辨证论治

1. 寒湿痹阻证

主症:肌肉疼痛或酸痛,四肢僵硬、无力,遇寒肢端发凉疼痛。

次症:面浮肢肿,或伴见疲乏,小便利或不利,大便稀溏或黏滞。

舌脉:舌质淡,或有齿痕,苔白腻,脉沉细或濡缓。

治法:散寒除湿,解肌通络。

推荐方药:蠲痹汤加减。

组成:制附子(先煎)、当归、黄芪、肉桂、羌活、防风、桂枝、炙甘草、生姜、大枣。

加减:疼痛固定、拘急冷痛者,加麻黄、细辛、制川乌(先煎);关节肿胀重着者,加防己、萆薢;痛无定处者,加海风藤、荆芥。

2. 肝郁气滞证

主症:肌肉疼痛或胀痛,焦虑易怒,胸胁胀闷,寐差多梦,每因抑郁恼怒或情绪紧张之时加重。

次症:疲乏无力,善太息,或呃逆嗳气,或便溏,或疼痛夜甚,胸胁刺痛,痛经,月经不调,色紫暗有块。

舌脉:舌质暗淡,苔白或腻,脉弦细。

治法:养血柔肝,疏肝理气。

推荐方药:逍遥散或柴胡桂枝汤加减。

组成:柴胡、桂枝、人参、当归、白芍、白术、茯苓、半夏、黄芩、防风、延胡索、威灵仙、大枣、生姜、甘草。

加减:疼痛明显、痛有定处者,加桃仁、红花、醋乳香、醋没药;胁肋掣痛、口干口苦、烦躁易怒者,加栀子、牡丹皮、夏枯草;月经量少者,加益母草、枸杞子;胁肋隐痛不休者,加佛手、郁金。

3. 痰热内扰证

主症:肌肉疼痛或灼痛,头重身困,失眠多梦,口苦心烦。

次症:胸脘痞闷,食欲减退,渴喜冷饮,腹胀或便溏,性情急躁,或惊悸不安。

舌脉:舌质红,苔黄腻,脉弦滑或弦滑数。

治法:清热化痰,宁心安神。

推荐方药:温胆汤加减。

组成:半夏、竹茹、枳实、陈皮、生姜、茯苓、甘草。

加减:胸胁苦满疼痛、口苦、目赤、偏头痛或气窜作痛者,加柴胡、黄芩;夜寐不安者,加龙骨(先煎)、牡蛎(先煎)、合欢花、首乌藤;心烦不安或烦热汗出者,加牡丹皮、栀子、知母、黄柏;嗳腐吞酸、脘腹胀痛者,加神曲、莱菔子。

4. 脾阳亏虚证

主症:肌肉疼痛、乏力,纳呆嗳气或腹痛腹泻,四肢怠惰,畏寒肢冷。

次症:肢体麻木,或面色萎黄,或面色㿠白,身体消瘦,失眠健忘,或月经不调。

舌脉:舌质淡,苔白,脉沉或弱。

治法:益气健脾,祛湿强筋。

推荐方药:升阳益胃汤加减。

组成:人参、黄芪、半夏、独活、防风、白芍、羌活、陈皮、茯苓、柴胡、泽泻、白术、黄连、炙甘草。

加减:腰膝酸软者,加续断、狗脊;关节疼痛明显者,加千年健、骨碎补。

5. 肝肾不足证

主症:肌肉疼痛、无力,四肢怠惰,筋缩。

次症:手足不遂,畏寒肢冷,或肢体麻木,或面色㿠白,或面色萎黄,形体消瘦,失眠健忘,妇女月经量少。

舌脉:舌质淡,苔白,脉沉或弱。

治法:补益肝肾,养肝柔筋。

推荐方药:偏于阳虚者,治以右归丸加减;偏于阴虚者,治以左归丸加减。

组成:右归丸加减:熟地黄、山药、山茱萸、杜仲、菟丝子、鹿角胶(烊冲)、当归、制附子(先煎)、肉桂。左归丸加减:熟地黄、龟甲(先煎)、鹿角胶(烊冲)、枸杞子、牛膝、山药、山茱萸、菟丝子、白芍。

加减:神疲倦怠、气短自汗者,加黄芪、白术;烦热盗汗者,加知母、黄柏、地骨皮、牡丹皮;口干咽燥者,加沙参、麦冬、玉竹、五味子。

知识点 10

纤维肌痛综合征的其他治疗方法

1. 中医养生锻炼法　包括八段锦、太极拳、易筋经、五禽戏等,通过和缓的动作、呼吸吐纳、心理调节,以疏通经络、调和脏腑,使自身气机协调,达到形神合一、阴阳平衡的目的。

2. 中医外治法　常用的方法有穴位贴敷、中药药浴(熏洗)和中药离子导入。

3. 针灸治疗　结合病性及疼痛部位辨证选穴。局部选用阿是穴,同时结合病性取穴,如风气盛者,加合谷、血海、风池、膈俞;寒盛者,加合谷、足三里、关元、腰阳关;湿盛者,加足三里、阴陵泉、丰隆;热盛者,加大椎、曲池、委中、阴陵泉。针刺方法:寒湿偏重者,以针为主,针灸并用;痰热偏盛者,则应浅刺、疾刺或刺络放血。

八段锦
ER-28-3

知识点 11

纤维肌痛综合征的预后及调护

本病预后良好,一般不影响脏腑功能,但"筋痹不已,复感于邪,内舍于肝",一旦发为肝痹,则影响脏腑功能,疾病缠绵不愈。若出现严重抑郁状态,需高度警惕并积极进行抗抑郁治疗。

在生活起居方面,患者应避免久居寒冷潮湿之地,饮食营养均衡,合理运动,睡眠充足,保持乐观情绪,减少心理压力,树立战胜疾病的信心。

临证要点

1. 注重疏利少阳 本病属"痹证"和"郁证"相兼之病。肝郁气滞,气机阻遏,少阳三焦枢机不利为病机关键,故治疗需注重疏利少阳。本病外不在皮毛,内不及骨节,病位位于分肉之中,正是半表半里之位。肝气郁滞,气血运行不畅,导致气滞、血瘀,阻滞经络关节,令肌肉关节疼痛不已。少阳枢机不利,郁而化热,热扰心神,则心烦失眠,焦虑抑郁。当以和为治,和即调和,调和肝脾、安和五脏等,如小柴胡汤、柴胡龙牡汤、逍遥散之类。

2. 重视健脾益气 脾主四肢肌肉,正如《素问·太阴阳明论》所言:"脾病……筋骨肌肉,无气以生,故不用焉。"脾气健运,则肌肉丰盛,营卫充实,腠理固密,则邪气不能入,脾旺不受邪也。

修订版纤维
肌痛影响
问卷
ER-28-4

经典论述

1.《素问·痹论》:"风寒湿三气杂至,合而为痹也……以春遇此者为筋痹……"

2.《诸病源候论·虚劳筋挛候》:"肝藏血而候筋,虚劳损血,不能荣养于筋,致使筋气极虚;又为寒邪所侵,故筋挛也。"

3.《四圣心源·厥阴风木》:"风木者,五脏之贼,百病之长。凡病之起,无不因于木气之郁。"

方 剂

1. 蠲痹汤
2. 逍遥散
3. 柴胡桂枝汤
4. 温胆汤
5. 升阳益胃汤
6. 右归丸
7. 左归丸

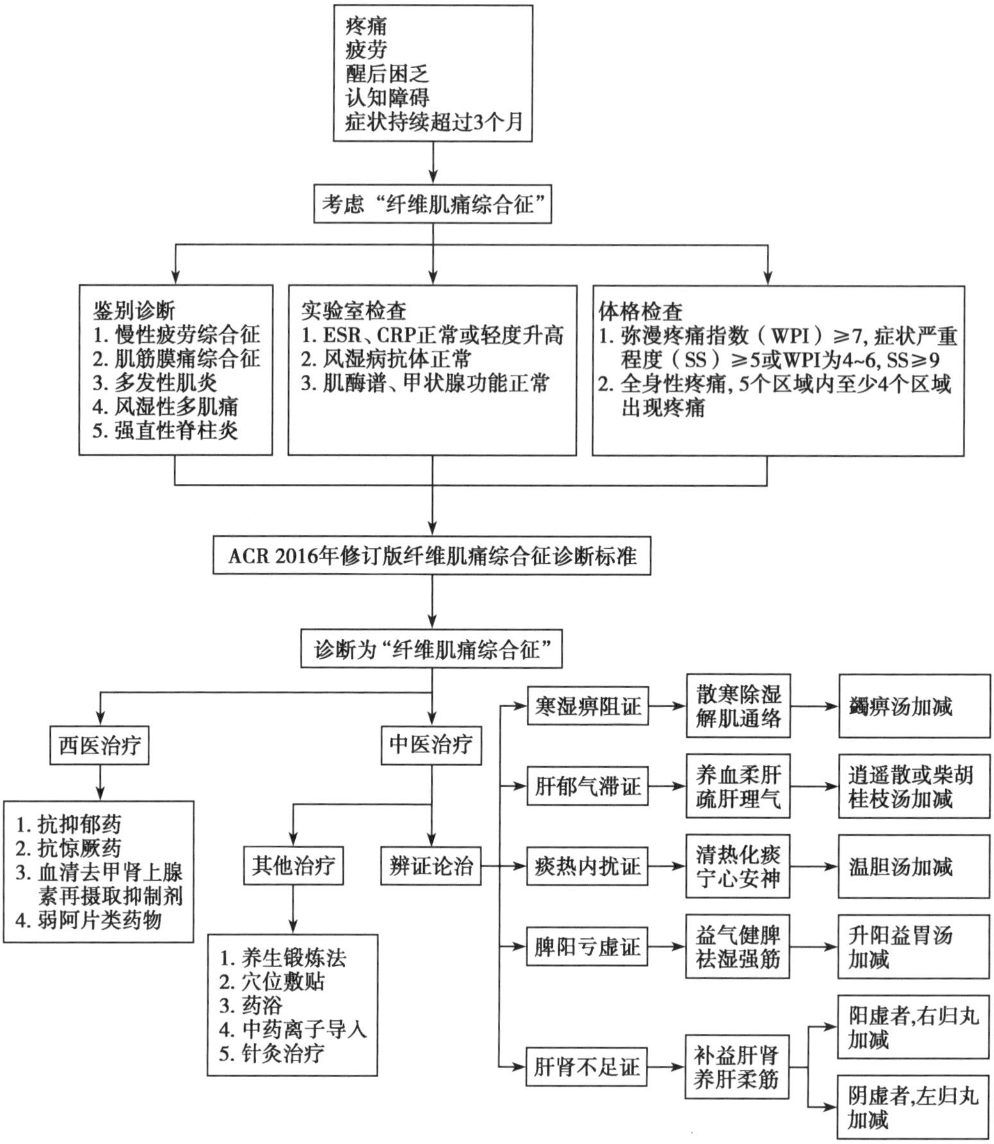

疼痛
疲劳
醒后困乏
认知障碍
症状持续超过3个月

↓

考虑"纤维肌痛综合征"

鉴别诊断
1. 慢性疲劳综合征
2. 肌筋膜痛综合征
3. 多发性肌炎
4. 风湿性多肌痛
5. 强直性脊柱炎

实验室检查
1. ESR、CRP正常或轻度升高
2. 风湿病抗体正常
3. 肌酶谱、甲状腺功能正常

体格检查
1. 弥漫疼痛指数（WPI）≥7,症状严重程度（SS）≥5或WPI为4~6, SS≥9
2. 全身性疼痛,5个区域内至少4个区域出现疼痛

↓

ACR 2016年修订版纤维肌痛综合征诊断标准

↓

诊断为"纤维肌痛综合征"

西医治疗
1. 抗抑郁药
2. 抗惊厥药
3. 血清去甲肾上腺素再摄取抑制剂
4. 弱阿片类药物

中医治疗

其他治疗
1. 养生锻炼法
2. 穴位敷贴
3. 药浴
4. 中药离子导入
5. 针灸治疗

辨证论治

寒湿痹阻证 → 散寒除湿解肌通络 → 蠲痹汤加减

肝郁气滞证 → 养血柔肝疏肝理气 → 逍遥散或柴胡桂枝汤加减

痰热内扰证 → 清热化痰宁心安神 → 温胆汤加减

脾阳亏虚证 → 益气健脾祛湿强筋 → 升阳益胃汤加减

肝肾不足证 → 补益肝肾养肝柔筋 → 阳虚者,右归丸加减 / 阴虚者,左归丸加减

图 28-3 纤维肌痛综合征诊疗流程图

（焦 娟）

扫一扫
测一测

? 复习思考题

1. 中医非药物治疗筋痹有哪些方式？

2. 病案分析

患者,女,54 岁。主诉:周身胀痛、倦怠 15 年。现病史:患者于 15 年前受凉后出现周身肌肉胀痛,伴乏力,未经系统诊治。现症见肌肉疼痛,双手指间关节肿痛,双肘关节肿胀伴灼痛,头重身困,失眠多梦,口苦心烦,胸脘痞闷,食欲减退,渴喜冷饮,腹胀,便溏,惊悸不安,舌红,苔黄腻,脉弦滑数。

体格检查:纤维肌痛综合征 9 对压痛点有 12 个呈压痛阳性。

辅助检查:ESR 13mm/h,CRP<3.13mg/L,RF(−),ASO(−),抗核抗体谱(−),抗 CCP 抗体(−)。双手正侧位 X 线提示:双手及双腕骨质结构完整,关节间隙显示清晰。

根据上述病例资料,试述该患者的西医诊断、中医诊断及辨证论治。

第二十九章

自身免疫性肝病

 培训目标

1. 掌握自身免疫性肝炎和原发性胆汁性胆管炎的诊断要点。
2. 掌握自身免疫性肝病的辨证论治。
3. 熟悉自身免疫性肝病的鉴别诊断。

自身免疫性肝病(autoimmune liver disease)是以肝胆系统为相对特异性免疫病理损伤器官的一类自身免疫病,主要包括自身免疫性肝炎(autoimmune hepatitis,AIH)、原发性胆汁性胆管炎(primary biliary cholangitis,PBC)和原发性硬化性胆管炎(primary sclerosing cholangitis,PSC)。自身免疫性肝炎是针对肝细胞的自身免疫反应所介导的肝脏实质炎症。原发性胆汁性胆管炎是由于肝内小叶间胆管肉芽肿炎症导致胆汁淤积形成纤维化。原发性硬化性胆管炎是慢性胆汁淤积性疾病,特征为肝内外胆管进行性炎症和纤维化,进而导致多灶性胆管狭窄。本章重点讨论 AIH 与 PBC。本病属中医学"胁痛""黄疸""臌胀""癥积"等范畴。

【病例1】

患者,女,36岁,就诊日期2019年4月18日。

主诉:乏力、食欲减退7个月,黄疸2个月。

现病史:患者于7个月前无明显诱因出现全身乏力,食欲减退、厌油腻。2个月前皮肤轻度黄染,伴瘙痒。

现症:乏力,食欲减退,口干,皮肤黄染,轻度瘙痒,右胁胀痛,胃脘部灼热,呃逆,寐欠安,多梦易醒,小便色黄,大便黏腻。

舌脉:舌质红,苔黄稍腻,脉弦滑。

既往史:否认艾滋病、梅毒、结核等传染病病史。

个人史:否认疫区接触史,否认烟酒史,否认长期用药史,否认输血史,否认冶游史。

体格检查:神志清楚,全身皮肤及巩膜轻度黄染,双肺呼吸音清,未闻及干湿啰音。心率 74 次/min,律齐,未闻及杂音。肝脾肋下未及,肾区无叩击痛,肠鸣音正常。

辅助检查:ALT 375U/L,AST 302U/L,ALP 90U/L,GGT 30U/L,TBIL 50.2μmol/L,DBIL 13.7μmol/L,IBIL 27.5μmol/L,球蛋白 56g/L,IgG 18g/L,补体 C3 1.2g/L,补体 C4 0.45g/L。甲、乙、丙、戊型肝炎病毒学指标(-)。ANA(+)1:320,抗平滑肌抗体(抗 SMA 抗体)(+)1:80,抗线粒体抗体(AMA)(-),抗肝肾微粒体-1 抗体(抗 LKM-1 抗体)(-)。腹部超声示:肝、胆、脾、胰未见明显异常。肝脏病理检查:界面性肝炎,汇管区显示大量单核细胞浸润,向周围肝实质侵入,肝细胞玫瑰花环样改变。

问题 1:该患者以乏力、食欲减退、黄疸为主诉,如何根据其症状特征进行诊断?

患者为中年女性,以乏力、食欲减退、黄疸为主诉就诊,诊断应以此为主线展开。该患者 ALT、AST 升高,首先应考虑肝炎,常见病毒性肝炎、药物性肝损伤、酒精性肝病及自身免疫性肝病。病毒性肝炎需明确病因和临床类型,可通过流行病学、病原学检查进行诊断,该患者甲、乙、丙、戊型肝炎病毒学指标均为阴性,故可排除。药物性肝损伤可通过用药史及停用药物后的恢复情况进行诊断,该患者近期无药物使用史,故可排除。酒精性肝病通常有长期饮酒史,或近 2 周内有大量饮酒史(折合酒精量>80g/d),故可排除。排除以上疾病后,应考虑自身免疫性肝病。自身免疫性肝病包括 AIH、PBC、PSC。PBC 常表现为乏力、皮肤瘙痒、黄疸,实验室检查可见 ALP 和 GGT 升高,AMA(+),肝脏病理检查示肉芽肿性胆管炎,汇管区淋巴细胞聚集、小叶间胆管破坏,细小胆管增生,可伴有纤维化,该患者 ALT、AST 明显升高,但 ALP 和 GGT 未见升高,AMA(-),肝脏病理学检查不符合 PBC 特点,故可排除。PSC 表现以 ALP 和 GGT 升高为主,超声应有肝脏肿大、结构紊乱、胆管壁增厚等表现,肝脏病理学检查示胆管周围"洋葱皮样"纤维化征象,该患者 ALP 和 GGT 未见升高,超声未见明显异常,肝脏病理学检查不符合 PSC 特征,故可排除。该患者 ANA(+)1:320,抗 SMA 抗体(+)1:80,IgG 18g/L(正常参考值:7~16g/L),肝脏病理检查示界面性肝炎,汇管区显示大量单核细胞浸润,向周围肝实质侵入,肝细胞玫瑰花环样改变,为典型的 AIH 表现,按照 2008 年国际自身免疫性肝炎小组等提出的 AIH 简化诊断标准,评分为 8 分,可诊断为自身免疫性肝炎。

知识点 1

自身免疫性肝炎的临床表现及实验室检查和其他辅助检查

自身免疫性肝炎大多起病隐匿,临床症状不典型,常见乏力、恶心、呕吐、上腹部疼痛、关节痛、肌痛,实验室检查可见血清转氨酶(AST、ALT)明显升高,ALP 和 GGT 正常或轻度升高,免疫球蛋白升高,ANA 阳性,抗 SMA 抗体阳性,抗 LKM-1 抗体阳性,AMA 阴性,肝脏病理学表现为界面性肝炎,汇管区淋巴细胞浆细胞浸润,肝细胞玫瑰花环样改变及穿入现象,胆管损坏不明显(图 29-1,见书末彩图)。

自身免疫性
肝病抗体的
内涵及临床
意义

ER-29-1

知识点 2

自身免疫性肝炎的诊断标准

目前临床常用的是国际自身免疫性肝炎小组等在 2008 年提出的 AIH 简化诊断标准(表 29-1)。

表 29-1 自身免疫性肝炎的简化诊断标准

变量	标准	分值
ANA 或抗 SMA 抗体	≥1:40	1
ANA 或抗 SMA 抗体	≥1:80	2
抗 LKM-1 抗体	≥1:40	2
抗可溶性肝抗原抗体	阳性	2
IgG	>正常值上限	1
	≥1.1 倍正常值上限	2
肝组织学	符合 AIH	1
	典型 AIH	2
排除病毒性肝炎	是	2

注:确诊:≥7分,疑诊:≥6分。多项自身抗体同时出现时最多得2分;界面性肝炎、汇管区和小叶内淋巴-浆细胞浸润、肝细胞玫瑰花环样改变及穿入现象被认为是特征性肝组织学改变,4 项中具备 3 项为典型表现。

 知识点 3

自身免疫性肝炎的常用西药

单用泼尼松或泼尼松联合硫唑嘌呤治疗:泼尼松初始剂量常为 30mg/d,4 周内逐渐减量至 10mg/d;硫唑嘌呤为 50mg/d。硫唑嘌呤禁忌证:白细胞或血小板减少(白细胞计数$<2.5×10^9$/L 或血小板计数$<50×10^9$/L) ,对本品过敏者禁用。

问题 2:该患者应如何辨证论治?

该患者乏力、食欲不振、呃逆为湿热阻遏,气机不利;口干、胃脘部灼热为脾胃运化失常,湿浊内生,蕴而化热;胁肋胀痛为湿热邪气阻遏肝胆;黄疸、瘙痒为肝胆疏泄失常,胆汁泛溢;寐欠安、多梦易醒为湿热上扰,胃气失和;小便色黄为湿热蕴结;大便黏腻为湿热互结,壅滞气机,传导失常;舌质红、苔黄稍腻,脉弦滑亦为肝胆湿热之象。中医辨证论治如下:

中医诊断:黄疸(肝胆湿热证)。

治法:疏肝利胆,清热退黄。

方药:龙胆泻肝汤合茵陈蒿汤加减。

龙胆草 15g	黄芩 10g	栀子 10g	泽泻 15g
当归 20g	生地黄 15g	车前子 10g(包煎)	柴胡 15g

茵陈 15g　　　　大黄 6g(后下)　　　金钱草 15g　　　　垂盆草 15g

7 剂,每日 1 剂,水煎 400ml,早晚分 2 次温服。

患者服药 7 剂后黄疸减轻,二诊去茵陈蒿汤,拟方龙胆泻肝汤合参苓白术散加减,以清利肝胆、益气健脾,继服中药 7 剂。三诊时诸症缓解,复查肝功能 ALT 30U/L,AST 28U/L,ALP 76U/L,GGT 43U/L,予竹叶石膏汤 3 剂,以清解余热,嘱患者定期复诊。

【病例 2】

患者,女,77 岁,就诊日期 2021 年 8 月 11 日。

主诉:发现肝功能异常 2 个月,伴乏力、皮肤黄染 1 个月。

现病史:患者于 2 个月前体检时发现肝功能异常,GGT 76.6U/L,ALP 155.2U/L。1 个月前无明显诱因出现周身乏力,四肢倦怠,皮肤黄染。

现症:周身乏力,四肢倦怠,皮肤轻度黄染,胸胁胀痛,善太息,焦虑急躁,偶见皮肤瘙痒,食少纳呆,脘腹胀满,夜寐安,小便可,大便溏。

舌脉:舌质淡红,舌边有齿痕,苔白,脉弦。

体格检查:皮肤轻度黄染,肝脏、脾脏未触及,移动性浊音(-)。

辅助检查:ALT 52.5U/L,AST 32.7U/L,GGT 311.4U/L,ALP 334.1U/L,TBIL 51.3μmol/L,DBIL 32.7μmol/L,IgG 16.9g/L,AMA(+),ANA(+)1∶200,抗 Ro-52 抗体(+++),AMA-M_2(+++),抗 SMA 抗体(-),抗 LKM-1 抗体(-),抗 LC-1 抗体(-),抗 SLA/LP 抗体(-),乙肝、丙肝病毒学指标(-)。腹部超声示:肝、胆、脾、胰未见明显异常。

西医诊断:原发性胆汁性胆管炎。

问题 3:该患者以肝功能异常、乏力、皮肤黄染为主诉,如何根据其症状特征进行诊断?

该患者为老年女性,以肝功能异常、乏力、皮肤黄染为主诉就诊,诊断应以此为主线展开。首先应与病毒性肝炎相鉴别,病毒性肝炎常见 ALT、AST 明显升高,该患者 ALT、AST 正常,乙肝、丙肝病毒学指标均为阴性,故可排除。其次应与肝癌相鉴别,肝癌可见乏力、食欲减退、肝区疼痛、进行性消瘦,但超声可见肝脏占位性病变,该患者腹部彩超未见明显异常,故可排除。还需与 PSC 相鉴别,PSC 也可有乏力、食欲下降、ALP 升高,但超声应有肝脏肿大、结构紊乱、胆管壁增厚等表现,故可排除。还需与 AIH 相鉴别,AIH 常表现为 ALT、AST 升高,ALP、GGT 正常或轻度升高,抗 SMA 抗体(+),故可排除。该患者 ALP、GGT 明显升高,AMA-M_2(+++),腹部彩超提示肝、胆、脾、胰未见明显异常,可排除肝外或肝内大胆管梗阻,按照 2021 年中华医学会肝病学分会 PBC 指南诊断标准,可诊断为原发性胆汁性胆管炎。

知识点 4

原发性胆汁性胆管炎的临床表现及实验室检查和其他辅助检查

　　原发性胆汁性胆管炎临床表现为乏力、皮肤瘙痒、黄疸,晚期可见门静脉高压,实验室检查可见 ALP 和 GGT 升高,AMA 高滴度阳性($>1:40$),AMA-M$_2$ 亚型对 PBC 的诊断具有较高特异性。超声显示无肝外胆道及肝内大胆管梗阻征象。肝脏病理学检查示肉芽肿性胆管炎,汇管区淋巴细胞聚集、小叶间胆管破坏,细小胆管增生,可伴有纤维化。

知识点 5

原发性胆汁性胆管炎的诊断标准

　　参考 2021 年中华医学会肝病学分会原发性胆汁性胆管炎诊断标准,满足以下 3 条标准中的 2 条即可诊断:

　　(1) 存在胆汁淤积的生物化学证据(主要是 ALP 和 GGT 升高),且影像学检查排除了肝外或肝内大胆管梗阻。

　　(2) AMAs/AMA-M$_2$ 阳性,或其他 PBC 特异性自身抗体(抗 gp210 抗体、抗sp100 抗体)阳性。

　　(3) 组织学上有非化脓性破坏性胆管炎和小胆管破坏的证据(图 29-2,见书末彩图)。

知识点 6

原发性胆汁性胆管炎的常用西药

　　熊去氧胆酸是治疗本病的首选药物,可改善胆汁淤积的血生化指标,延缓疾病进程,用量为 $13\sim15$mg/(kg·d)。糖皮质激素与免疫抑制剂对本病治疗效果不确定。

　　问题 4:该患者应如何辨证论治?

　　该患者周身乏力、四肢倦怠为年老脏腑虚衰,脾虚化源不足,无以充养肢体;胸胁胀痛、善太息为肝失疏泄,经气郁滞;皮肤黄染为胆汁泛溢所致;焦虑急躁为肝气郁结,气郁化火;皮肤瘙痒为肝郁气滞,气血运行不畅,肌肤失养;食少纳呆、脘腹胀满为肝气横逆犯脾,脾气虚弱,不能运化水谷所致;大便溏为脾虚失运,气滞湿阻;舌质淡红、舌边有齿痕、苔白、脉弦亦为肝郁脾虚之象。中医辨证论治如下:

中医诊断:黄疸(肝郁脾虚证)。

治法:疏肝解郁,健脾理气。

方药:柴胡疏肝散加味。

| 柴胡 15g | 香附 10g | 枳壳 10g | 川芎 15g |

白芍 15g	陈皮 10g	黄芪 10g	白术 15g
炒薏苡仁 20g	垂盆草 10g	地肤子 10g	甘草 10g

7 剂,每日 1 剂,水煎 400ml,早晚分 2 次温服。

并予口服熊去氧胆酸胶囊,每次 250mg,每日 2 次。

患者服药 1 周后乏力、胸胁胀痛、皮肤瘙痒较前改善,予原方去地肤子,加郁金 10g、茯苓 15g。继续服用 14 剂后诸症改善,复查肝功能示 ALT 15.9U/L,AST 23.1U/L,ALP 133.0U/L,GGT 62U/L,TBIL 13.3μmol/L,DBIL 7.5μmol/L,嘱患者定期随诊。

知识点 7

自身免疫性肝病的鉴别诊断

自身免疫性肝炎、原发性胆汁性胆管炎、原发性硬化性胆管炎临床表现各有特点,血清转氨酶及自身抗体表现差异较大,通过临床表现、实验室检查等可以鉴别。

1. 自身免疫性肝炎(AIH)　大多起病隐匿,临床症状不典型,常见乏力、恶心、呕吐、上腹部疼痛、关节痛、肌痛,实验室检查以 AST、ALT 升高为主,ANA 阳性,抗 SMA 抗体阳性,肝脏病理学检查以界面性肝炎、淋巴-浆细胞浸润、肝细胞呈玫瑰花环样改变、穿入现象、小叶中央坏死等为主。

2. 原发性胆汁性胆管炎(PBC)　临床表现为乏力、皮肤瘙痒、黄疸等,实验室检查以 ALP 升高为主,AMA 阳性,ANA 阳性,免疫球蛋白升高,病理特点为进行性、非化脓性、破坏性肝内小胆管炎。

3. 原发性硬化性胆管炎(PSC)　实验室检查以 ALP 和 GGT 升高为主,影像学检查胆管成像是最重要的初始诊断步骤,典型的胆管造影征象有局限性胆管狭窄和胆管囊状扩张,呈串珠样改变;肝脏病理特点为胆管周围"洋葱皮样"纤维化征象。

4. 感染中毒性肝炎　如流行性出血热、伤寒、钩端螺旋体病等,有相应的传染源接触史,依据原发病的临床特点和实验室检查相鉴别。

5. 代谢性肝病　为遗传性疾病,多数患者发病年龄小,有特征性改变。如肝豆状核变性,有血清铜及铜蓝蛋白降低,眼角膜边缘可发现角膜色素环。α_1-抗胰蛋白酶缺乏多发生于新生儿,常有肺气肿,通过检测 α_1-抗胰蛋白酶可诊断。

6. 胆汁淤积性黄疸　胆汁淤积可分为肝内性和肝外性。肝内性胆汁淤积分为肝内阻塞性胆汁淤积和肝内胆汁淤积,阻塞性胆汁淤积常见于肝内泥沙样结石、寄生虫,肝内胆汁淤积常见于病毒性肝炎、药物性胆汁淤积;肝外性胆汁淤积主要由于肝外胆管病变引起,主要考虑结石、肿瘤、蛔虫、管道狭窄等。

知识点 8

自身免疫性肝病的病因病机

1. 感受外邪　感受湿热外邪或感受寒湿之邪郁久化热,熏蒸于肝胆,肝失疏泄,气机郁滞而发病。

2. 饮食所伤　饮食不节,损伤脾胃,运化失职,湿邪内生,阻滞中焦而发病。

3. 情志所伤　肝气不舒,气滞血瘀,阻碍气机而发病。

4. 久病体虚　病程日久,耗气伤阴,导致脾肾阳虚或肝肾阴虚,发为本病。

感受外邪或情志所伤致使肝气不舒,络脉失和,则发为胁痛;外邪郁久化热,熏蒸肝胆,或饮食不节,损伤脾胃,内生湿邪,阻滞中焦,肝胆疏泄不利,胆汁泛溢,则发为黄疸;久病体虚,肝脾肾受损,气血津液输布失常,气血郁滞、水湿内停于腹中则发为臌胀;日久气滞血瘀,湿蕴化浊,瘀血与湿浊搏结不散则发为癥积(图 29-3)。

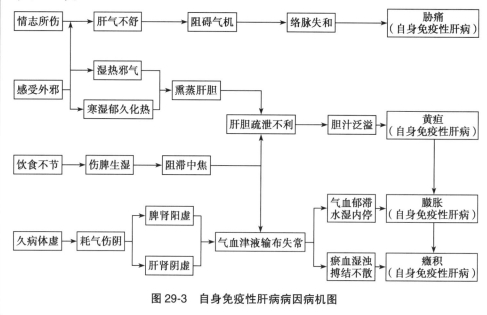

图 29-3　自身免疫性肝病病因病机图

知识点 9

自身免疫性肝病的辨证论治

1. 血虚风燥证

主症:皮肤瘙痒夜甚,或遇风加重,面色萎黄,体倦乏力。

次症:口眼干燥,视物模糊,大便干结。

舌脉:舌质淡红有裂纹,少苔或无苔,脉虚细数。

治法:养血润燥,疏风止痒。

推荐方药:四物消风饮加减。

组成:生地黄、当归、川芎、赤芍、荆芥、防风、蝉蜕、白鲜皮、薄荷(后下)、柴胡、独活。

加减:皮肤干枯者,加制何首乌、熟地黄;倦怠气短者,加黄芪、太子参;心悸失眠者,加酸枣仁、龙眼肉;瘙痒难耐者,加地肤子、浮萍。

2. 肝郁脾虚证

主症:情绪焦虑或精神抑郁,胸胁痞满,食少纳呆,脘腹胀闷。

次症:气短,乏力,四肢倦怠,肠鸣矢气,便溏不爽或溏结不调。

舌脉:舌质淡或有齿痕,苔白,脉弦。

治法:疏肝解郁,健脾理气。

推荐方药:柴胡疏肝散加味。

组成:柴胡、川芎、白芍、香附、枳壳、陈皮、白术、茯苓、甘草。

加减:情绪抑郁较甚者,加郁金、川楝子;神疲食少者,加黄芪、党参、白扁豆;久泻不止者,加乌梅、诃子。

3. 肝胆湿热证

主症:胁肋灼热胀痛,或胁下有痞块,按之疼痛,目黄,身黄,小便黄,色鲜明如橘子色,肢体困重。

次症:发热,口苦,纳呆,恶心呕吐,腹胀,大便黏滞不爽。

舌脉:舌质红,苔黄腻,脉弦数或弦滑。

治法:疏肝利胆,清热退黄。

推荐方药:龙胆泻肝汤合茵陈蒿汤加减。

组成:龙胆草、栀子、当归、柴胡、生地黄、黄芩、泽泻、车前子(包煎)、茵陈、大黄(后下)、甘草。

加减:胁肋灼热甚者,加大青叶、虎杖;水肿者,加猪苓、白术;黄疸甚者,加金钱草、垂盆草。

4. 瘀血阻络证

主症:腹大坚满,按之不陷而硬,胁腹刺痛拒按。

次症:面色晦暗,肌肤甲错,但欲漱水不欲咽,大便色黑。

舌脉:舌质紫暗或有瘀斑,苔薄白,脉细涩。

治法:活血化瘀,行气利水。

推荐方药:调营饮加减。

组成:莪术、川芎、当归、延胡索、赤芍、瞿麦、大黄(后下)、槟榔、茯苓、桑白皮、丹参。

加减:大便色黑者,加三七、侧柏叶;癥块明显者,加水蛭、土鳖虫;腹胀如鼓者,加厚朴、大腹皮。

5. 肝肾阴虚证

主症:胁肋疼痛隐隐,喜按,劳累尤甚,周身乏力。

次症:头晕耳鸣,两目干涩,口燥咽干,失眠多梦,潮热或五心烦热,腰膝酸软,女子经少或经闭。

舌脉:舌红少津,或有裂纹,少苔,脉细数无力。

治法:养血柔肝,滋阴补肾。

推荐方药:一贯煎加减。

组成:生地黄、当归、枸杞子、沙参、麦冬、川楝子、牡丹皮、五味子、女贞子、酸枣仁。

加减:胁痛甚者,加青皮、延胡索;乏力明显者,加制鳖甲(先煎)、黄芪;鼻衄、齿衄者,加茜草、藕节。

6. 脾肾阳虚证

主症:腹大胀满,形如蛙腹,撑胀不甚,神疲乏力,面色苍黄。

次症:畏寒肢冷,浮肿,胸闷纳呆,小便不利,便溏。

舌脉:舌质淡红,舌体胖,边有齿痕,苔厚腻,脉沉弱。

治法:温补脾肾,行气利水。

推荐方药:济生肾气丸加减。

组成:制附子(先煎)、桂枝、熟地黄、山茱萸、山药、牡丹皮、茯苓、泽泻、牛膝、车前子(包煎)。

加减:纳呆腹满甚者,加陈皮、厚朴、木香;畏寒肢冷甚者,加淫羊藿、巴戟天、仙茅;腹筋暴露者,加桃仁、赤芍、三棱、莪术。

 知识点 10

自身免疫性肝病的其他治疗方法

1. 针刺

主穴:膈俞、肝俞、日月、阳陵泉、丰隆。

配穴:瘙痒明显者取风市、血海;乏力明显者加脾俞、气海;纳呆明显者取足三里、中脘;胁痛明显者取胆俞、行间。

2. 中药熏洗 黄柏10g、苦参10g、蛇床子10g、茵陈10g煎煮后熏洗。

知识点 11

自身免疫性肝病的预后及调护

1. 预后 自身免疫性肝炎若慢性起病,经治疗肝功能迅速恢复者,预后较好;若急性起病,暴发性进展或肝硬化者,预后较差,死亡率高。原发性胆汁性胆管炎无症状者生存时间较长,影响预后的因素包括年龄、血清总胆红素水平、肝脏合成功能及组织学分期等。

2. 调护　绝对禁酒,包括含酒精的食品及饮料;饮食营养均衡,多食新鲜水果、绿叶蔬菜、富含维生素及蛋白质的食物,忌油腻、辛辣及不易消化的食物,避免暴饮暴食;适度运动;保持健康乐观的心态;养成良好的作息规律。

临证要点

1. 从肝论治是核心　本病病位在肝,病机涵盖肝气郁结、肝郁化火、肝经湿热、肝络失养等。治疗应以治肝为核心,如疏肝解郁的柴胡疏肝散、清热泻肝的龙胆泻肝汤、清热化湿的茵陈蒿汤、滋阴柔肝的滋水清肝饮等。

2. 治肝不唯肝,善治肾与脾　肝肾同源,肝血依赖于肾精的滋养。肝经郁热,需滋肾水以清肝热;肝血不足,需补肾精以养肝血。肝木旺盛,乘克脾土,脾失健运,气血生化乏源,故应健脾实土,助气血生发,以养五脏。

经典论述

1.《素问·灵兰秘典论》:"肝者,将军之官,谋虑出焉。"

2.《素问·六节脏象论》:"肝者,罢极之本,魂之居也。"

3.《素问·至真要大论》:"诸风掉眩,皆属于肝。"

4.《金匮要略·脏腑经络先后病脉证》:"见肝之病,知肝传脾,当先实脾。"

5.《伤寒论·辨阳明病脉证并治法》:"阳明病······此为瘀热在里,身必发黄,茵陈蒿汤主之。"

6.《内经知要·病能》:"土病不能治水也,水闭则湿热壅而为疸。"

7.《临证指南医案·疸》:"病以湿得之······阳黄之作,湿从火化,瘀热在里,胆热液泄······熏蒸遏郁,侵于肺则身目俱黄。"

方　剂

1. 四物消风饮
2. 龙胆泻肝汤
3. 茵陈蒿汤
4. 调营饮

5. 柴胡疏肝散
6. 一贯煎
7. 济生肾气丸
8. 滋水清肝饮

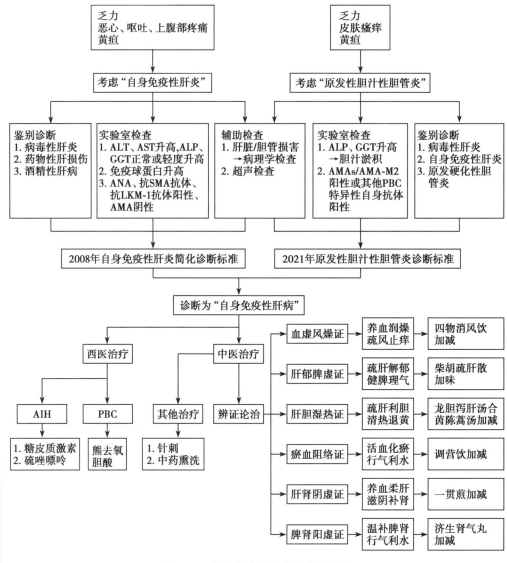

图29-4　自身免疫性肝病诊疗流程图

（彭江云）

复习思考题

1. 自身免疫性肝病主要分为哪几类？自身免疫性肝炎的诊断要点是什么？

2. 病案分析

患者,女,80岁。主诉:乏力1年,皮肤黄染伴瘙痒2周。现病史:患者于1年前无明显诱因出现乏力,2周前无明显诱因出现皮肤黄染,伴皮肤瘙痒,夜间加重。现症见皮肤黄染,伴瘙痒,遇风加重,乏力体倦,视物模糊,小便可,大便干燥,舌质淡红有裂纹,苔薄黄,脉细。无烟酒嗜好。

体格检查:全身皮肤轻度黄染,巩膜黄染,腹平坦柔软,全腹未及明显压痛及反跳痛,麦氏点压痛(-),墨菲征(-),肝脏、脾脏未触及。

辅助检查:GGT 280U/L,ALP 340U/L,ALT 17U/L,AST 25U/L,TBIL 135.4μmol/L,DBIL 106.6μmol/L,ANA(+)1:320,AMA-M$_2$(+),乙肝、丙肝病毒学指标(-)。

根据上述病例资料,试述该患者的西医诊断、中医诊断及辨证论治。

第三十章

风 湿 热

1. 掌握风湿热的病因及诊断标准。
2. 掌握风湿热的实验室检查及影像学检查。
3. 掌握风湿热的辨证论治。
4. 熟悉风湿热的主要症状及体征。
5. 了解风湿热的预防及日常调护。

风湿热(rheumatic fever,RF)是咽喉部感染 A 组乙型溶血性链球菌后引起的全身结缔组织炎症,主要累及关节、心脏、皮肤和皮下组织,临床表现以关节炎和心脏炎为主。本病急性发作时表现为关节炎、发热、环形红斑,慢性期表现为风湿性心脏病或舞蹈病等。

本病多发于冬春阴雨季节,寒冷和潮湿是重要的诱因。发病年龄以 5～15 岁的儿童和青少年为最常见。20 世纪中期,世界各国风湿热发病率明显下降,近年来风湿热的临床表现发生了变异,隐匿发病及不典型病例增多。本病属中医"痹证""风湿热痹"范畴,以心脏炎症状为主者,则属"心悸""怔忡""心痹"等病证范畴。

【病例1】

患者,男,16 岁,就诊日期 2018 年 12 月 26 日。

主诉:发热、咽痛 2 周,伴多关节疼痛 1 周。

现病史:患者于 2 周前感受风寒后出现发热、咽痛、多汗,时有咳嗽。1 周前无明显诱因出现双肩、双上臂及双膝关节游走性疼痛,双膝关节红肿热痛。

现症:发热,咽痛,时有咳嗽,双肩、双上臂及双膝关节游走性疼痛,双膝关节红肿热痛,口渴,纳可,寐欠安,小便黄,大便黏滞。

舌脉:舌质红,苔黄厚腻,脉滑数。

体格检查:体温 36.7～38.3℃,脉搏 56 次/min,呼吸 20 次/min,血压 126/78mmHg,扁桃体Ⅱ°肿大,稍充血,肺部听诊无明显异常,心律齐,腹部无压痛及反跳痛,双肘、双膝关节压痛。

辅助检查:ESR 30mm/h,CRP 14.4mg/L,RF 13.6IU/ml,ASO 455.7IU/ml,血尿常规无明显异常。胸部 CT 平扫示:心肺未见异常。

笔记

问题1：该患者以发热、咽痛、多关节疼痛为主诉,如何根据其症状特征进行诊断?

患者为青少年,以发热、咽痛、多关节疼痛为主诉,诊断应以此为主线展开。该患者以大关节疼痛为主,故应与反应性关节炎相鉴别,反应性关节炎主要累及膝、踝等下肢大关节,疼痛剧烈,常在肠道或尿路感染1个月后出现关节炎,故可排除。该患者具有发热、咽痛的前驱症状,双肩、膝等多关节游走性疼痛,双膝关节红肿热痛,ASO 455.7IU/ml,ESR 30mm/h,CRP 14.4mg/L,按照1992年修订的Jones诊断标准,可诊断为风湿热。

知识点 1

风湿热的临床表现

1. 前驱症状　在典型表现出现前1~6周有链球菌感染引起的咽喉炎或扁桃体炎,表现为发热、咽痛、咳嗽、颌下淋巴结肿大等。

2. 典型表现

（1）关节炎:关节炎的特征是游走性、多发性大关节炎(膝、踝、腕、肘、肩关节),局部可有红、肿、热、痛,关节肿痛时发时止,阴雨天加重,但不会发生关节侵蚀与变形。

（2）心脏炎:活动后心悸、气短、心前区不适,严重者可出现充血性心力衰竭。听诊可闻及心尖区高调、收缩期吹风样杂音或短促低调舒张中期杂音(二尖瓣炎),或在心底部闻及舒张中期柔和吹风样杂音(主动脉瓣炎)。

（3）环形红斑:淡红色环状红斑,中央苍白,时隐时现。

（4）皮下结节:无痛性小硬结,多位于关节伸侧的皮下组织。

（5）舞蹈病:多发生于4~7岁儿童,不自主的动作,面部表现为挤眉眨眼、努嘴伸舌、摇头转颈,肢体表现为不自主的舞蹈样动作。

3. 活动期症状　多汗、鼻出血、腹痛等。

知识点 2

风湿热的实验室检查和其他辅助检查

1. 链球菌感染指标　ASO阳性,多出现在感染后2周左右。抗DNA酶B阳性也可协助诊断。ASO阳性只能证实近期内有A组乙型溶血性链球菌感染,不能提示是否因其诱发了自身免疫反应。

2. 急性炎症指标及免疫学检查　ESR、CRP、TNF-α、IL-2升高,IgG、IgM、C3升高。

3. 心电图及超声检查　心电图检查有助于发现窦性心动过速、P-R间期延长和各种心律失常。超声心动图可发现早期、轻症心脏炎及亚临床心脏炎,对瓣膜病变及心包积液较敏感。

知识点 3

风湿热的诊断标准(表30-1)

表30-1　美国心脏协会1992年修订的Jones诊断标准

主要表现	次要表现	有前驱的链球菌感染证据
1. 心脏炎	1. 关节痛[a]	1. 咽拭子培养阳性
2. 多关节炎	2. 发热	2. ASO升高

心电图示房室传导阻滞
ER-30-1

二尖瓣及主动脉瓣关闭不全的听诊录音
ER-30-2

环形红斑
ER-30-3

发热分级与常见分型
ER-30-4

超声心动示二尖瓣狭窄
ER-30-5

笔记

续表

主要表现	次要表现	有前驱的链球菌感染证据
3. 舞蹈病 4. 环形红斑 5. 皮下结节	3. 急性反应物（ESR、CRP）升高 4. 心电图[b]：P-R 间期延长	3. 其他链球菌抗体（抗 DNA 酶B、抗透明质酸酶）升高

注：[a] 如关节炎已列为主要表现，则关节痛不能作为 1 项次要表现；[b] 如心脏炎已列为主要表现，则心电图不能作为 1 项次要表现。如有前驱的链球菌感染证据，并有 2 项主要表现或 1 项主要表现加 2 项次要表现者，高度提示可能为急性风湿热。但对以下 3 种情况，又找不到风湿病病因者，可不必严格遵循上述诊断标准，即：以舞蹈病为唯一临床表现者；隐匿发病或缓慢发生的心脏炎；有风湿热病史或现患风湿性心脏病，当再感染 A 组链球菌时，有风湿热复发高度危险者。

知识点 4

风湿热的鉴别诊断

1. 类风湿关节炎　两者均有关节炎的表现，但类风湿关节炎以对称性小关节受累为主要特征，并有侵蚀性改变，RF 阳性；风湿热常累及大关节，无侵蚀性改变，ASO 阳性。

2. 反应性关节炎　两者均累及大关节，反应性关节炎有肠道或尿路感染史，而风湿热有链球菌感染史，常伴有环形红斑、皮下结节或心脏炎等。

3. 结核感染过敏性关节炎　有结核感染史，结核菌素试验阳性，非甾体抗炎药疗效不佳，抗结核治疗有效。

知识点 5

风湿热的常用西药

1. 清除链球菌感染灶　首选苄星青霉素，成人每次 60 万~120 万 U，小儿每次 30 万~60 万 U，肌内注射，2~4 周 1 次。

2. 缓解急性期症状　阿司匹林因胃肠道反应明显，已被萘普生等非甾体抗炎药替代。萘普生用法用量为 2 岁以上儿童 10~20mg/（kg·d），每 12 小时 1 次，最大剂量 1 000mg/d；成人每次 250~500mg，每日 2 次。对非甾体抗炎药不耐受者，可使用小剂量糖皮质激素。

知识点 6

风湿热的病因病机

1. 禀赋不足，感受外邪　先天禀赋不足，卫外不固，风寒湿邪侵袭，留于经络关节，发为痹证。

2. 反复感邪，病邪深入　正气不足，反复感邪，病邪深入，伤津耗液，壅遏气血，发为痹证。

3. 邪热羁留，气阴两虚　邪热内伏，羁留不去，邪正相争，正不胜邪，正气大衰，气阴两虚。

本病初期由正气不足，卫外不固，外邪从口鼻入咽，流注经络关节，气血运行痹阻，发为痹证。日久反复感邪，邪气留恋，伤及营阴。后期邪气羁留，化生痰浊瘀血，痹阻于心脉，发为心痹（图 30-1）。

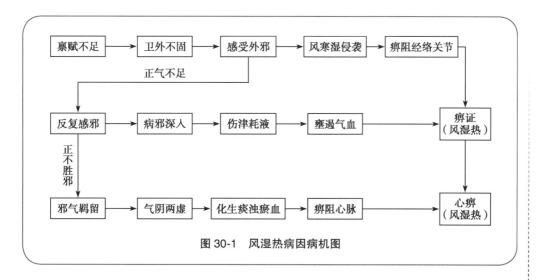

图 30-1 风湿热病因病机图

问题 2：该患者应如何辨证论治？

该患者发热、咽痛为感受寒邪，郁而化热所致；咳嗽为风热袭肺，肺气不利；多汗为邪热蒸腾，迫津外泄；四肢关节游走性疼痛为风湿热邪痹阻经络关节，气血不通；口渴、小便黄为热邪伤津所致；寐欠安为热扰心神所致；大便黏滞为湿热蕴结，肠道气机阻滞；舌质红、苔黄厚腻，脉滑数亦为风湿热痹之象。中医辨证论治如下：

中医诊断：痹证（风湿热痹证）。

治法：祛风除湿，清热通络。

方药：宣痹汤加减。

防己 10g	连翘 10g	薏苡仁 30g	法半夏 10g
赤小豆 30g	秦艽 10g	忍冬藤 20g	生牡蛎 10g（先煎）
海桐皮 10g	牛膝 10g	玄参 10g	生龙骨 10g（先煎）
防风 15g	甘草 10g		

7 剂，每日 1 剂，水煎 400ml，早晚分 2 次温服。

同时肌内注射苄星青霉素，每次 120 万 U，每 2 周 1 次。

治疗 1 周后，患者发热渐轻，关节疼痛好转，原方随症加减继服。4 周后复查，ESR 13mm/h，CRP 7.2mg/L，ASO 18IU/ml，诸症缓解。持续给予抗生素二级预防，嘱定期复诊。

【病例 2】

患者，女，68 岁，就诊日期 2022 年 5 月 10 日。

主诉：发热、关节肿痛间作 51 年，伴心悸、胸闷 50 年，加重 1 个月。

现病史：患者于 51 年前感受风寒后出现发热、咽痛，2 周后出现双膝关节肿痛，于乡村医院肌内注射青霉素，症状缓解。后发热、咽痛、关节肿痛反复发作，冬季发作频繁。1 年后出现心悸、胸闷，诊断为"心肌炎"，予中药汤剂、泼尼松每日 30mg 治疗，症状减轻，后泼尼松用量逐渐减至每日 15mg。30 年前，患者因发热、咳嗽、双上肢环形红斑诊断为"风湿热"，口服青霉素 2 周后症状消失。21 年前出

名医验案
ER-30-6

现胸闷、憋气,活动后加重,严重时心悸、喘息不能平卧,考虑"风湿性心脏病、心力衰竭(心功能Ⅳ级)",行二尖瓣置换术、三尖瓣修补术,术后口服华法林(每次7.5mg,每日1次)、地高辛(每次0.25g,每日1次)、戊四硝酯(每次10mg,每日3次)、盐酸曲美他嗪(每次20mg,每日3次)。1个月前无明显诱因出现心悸、胸闷、气短,伴双膝关节疼痛。

现症:心悸,胸闷,气短,无心前区疼痛,双膝关节疼痛,活动受限,疲乏无力,潮热盗汗,纳呆,寐安,大便干。

舌脉:舌质暗红,苔少,脉细涩。

辅助检查:心电图提示:心房纤颤(图30-2)。超声心动提示:风湿性心脏病,二尖瓣置换术后,主动脉瓣轻度狭窄合并关闭不全,左房增大,右室增大,肺动脉高压(轻度),室间隔运动幅度减低,心律失常(房颤),三尖瓣中度反流(图30-3~图30-6,图30-4、图30-5见书末彩图)。

西医诊断:风湿性心脏病,心力衰竭(心功能Ⅳ级)。

天津中医药大学附属第一医院心电图报告单

病人ID:11111111 姓名: P-R间期:-- ms 诊断:1、心房颤动
住院号: 性别:女 QRS时间:84 ms 2、异常 ECG
床位号: 年龄:68岁 QT/QTC:400/476 ms
科室:手动检查 心率:85 bpm P-R-T:--/95/77 度
  SV1/RV5:0/0 mV RV5+SV1:0mV

检查时间:2022-05-10 14:16:32 检查医生:

I II III AVR AVL AVF II V5 V6

25 mm/s 10 mm/mv 报告审核医生: 报告审核时间:2022-05-10 14:17:13

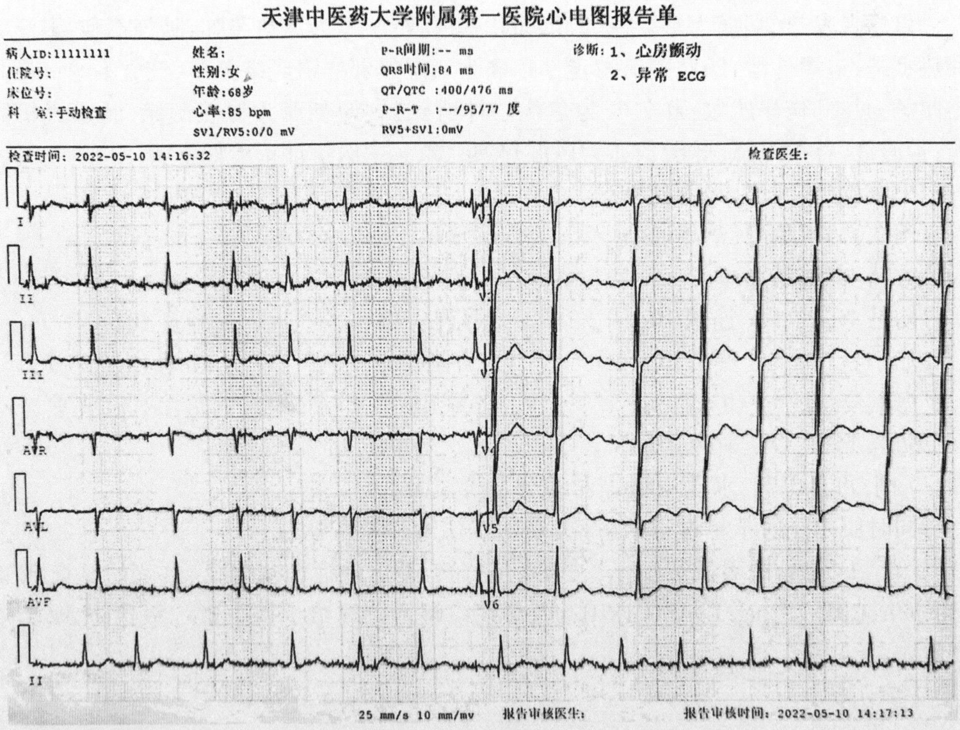

图30-2 心电图示心房颤动

天津中医药大学第一附属医院超声报告检查单

姓名 ▇▇▇　　　性别　女　　年龄　68岁　　检查项目　#心脏彩色多普勒(门诊)　　　　床号

　　告知：超声检查受诸多因素影响：如患者自身因素（肥胖、气体干扰、准备欠佳、配合差、病变位置特殊、疾病所处不同阶段等），设备因素（仪器型号及性能不同，其图像质量有差异），检查者因素（超声结论依据国内外公认的影像特征，对图像的判读不同检查者之间可能存在差异）等。此报告是影像检查结果，请以病理诊断或临床最后诊断为准，与本检查相关的医疗活动应解上述因素并与临床医生沟通。

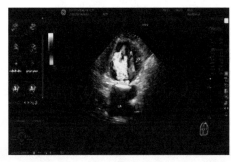 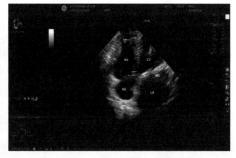

主动脉：	28	mm	左房前后径：	54	mm	右房左右径：	35	mm	右室前后径：	22	mm
左室：	47	mm	室间隔：7.6	lm 幅度：5.6	mm	后壁：7.9		mm	幅度：	10	mm
心率：	94	bpm	EF： 64	%	肺压： 42	mmHg	二尖瓣TDI e/a：				
二尖瓣E/A： 257		cm/s	三尖瓣： 54/		cm/s	主动脉瓣 271		cm/s	肺动脉瓣： 91		cm/s

检查所见：
二尖瓣位人工瓣架位置正常，瓣叶开放正常，瓣周未见异常回声，多普勒检测舒张期跨瓣血流速度257 cm/s，未见病理性反流信号，主动脉窦内径正常，主动脉瓣叶增厚，回声增强，开放受限，平均跨瓣压差14mmHg，主肺动脉内径正常。左房增大，右室增大，余房室内径正常。左室壁厚度正常，室间隔运动幅度减低。

超声提示：
风心病，二尖瓣置换术后
主动脉瓣轻度狭窄合并关闭不全
左房增大
右室增大，肺动脉高压（轻度）
室间隔运动幅度减低
心律失常（房颤）
三尖瓣中度反流

报告医师： ▇▇▇　　　审核医师：　　　　　　　　报告日期： 2022年05月10日 14:32:15

注意：本报告经医师签章后方为有效，且仅供医生参考，不作任何证明之用。

图 30-3　超声心动报告

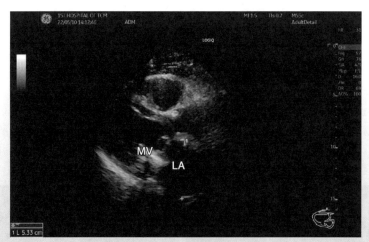

图30-6　超声心动左心室长轴图示左房大、右室大

问题3：该患者以心悸、胸闷为主诉，如何根据其症状特征进行诊断？

患者为老年女性，以心悸、胸闷为主诉，诊断应以此为主线展开。首先应排除稳定型心绞痛，稳定型心绞痛发作时有胸闷、憋气、胸骨后或心前区疼痛，常放射至左肩、左臂内侧，持续数分钟，舌下含服硝酸甘油可缓解，心电图可见 ST 段压低，冠脉造影可见狭窄病变血管，故可排除。其次应与慢性肺源性心脏病相鉴别，慢性肺源性心脏病常伴有咳嗽、气促、呼吸困难等表现，有长期的支气管、肺病史，心电图可见肺型 P 波，超声可见肺动脉高压、右心室肥厚征象，故可排除。该患者有风湿热病史，心悸、胸闷间断发作，活动后加重，严重时心悸、喘息不能平卧，心电图提示心房纤颤，超声心动提示风湿性心脏病、二尖瓣置换术后、主动脉瓣轻度狭窄合并关闭不全、左房增大、右室增大、肺动脉高压（轻度）、室间隔运动幅度减低、心律失常（房颤）、三尖瓣中度反流，故诊断为风湿性心脏病、心力衰竭（心功能Ⅳ级）。

问题4：该患者应如何辨证论治？

该患者久病体虚，耗气伤阴，心悸、胸闷、气短为心气不足、鼓动无力，阴血亏耗、心失所养；疲乏无力为元气不足所致；潮热盗汗为阴液亏虚，不能制阳，蒸津外泄；纳呆为脾胃气虚，运化无权；双膝关节疼痛、活动受限为气血亏虚，筋骨失于荣养；大便干为气阴不足，肠失濡润，推动无力；舌质暗红、苔少，脉细涩亦为气阴两虚之象。中医辨证论治如下：

中医诊断：心痹（气阴两虚证）。

治法：气阴双补，养心活血。

方药：生脉散合炙甘草汤加减。

党参 10g	麦冬 15g	五味子 6g（打碎）	炙甘草 10g
生地黄 10g	大枣 10g	阿胶珠 10g（烊冲）	陈皮 6g
茯苓 10g	丹参 10g	川芎 10g	

7 剂，每日 1 剂，水煎 400ml，早晚分 2 次温服。

患者服药 7 剂后心悸、胸闷减轻，仍疲乏无力，予原方加红景天 10g，继服 14 剂，嘱定期复诊。

知识点 7

风湿热的辨证论治

1. 风热袭表证

主症:发热,恶风,咽喉肿痛。

次症:肌肉关节不舒,口干,口渴。

舌脉:舌质红,苔薄黄,脉浮数。

治法:辛凉透表,清热解毒。

推荐方药:银翘散加减。

组成:金银花、连翘、薄荷(后下)、荆芥、淡豆豉、炒牛蒡子、桔梗、竹叶、芦根、板蓝根、甘草。

加减:咽喉肿痛重者,加射干、玄参;发热重者,加生石膏(先煎)、知母;关节红肿疼痛明显者,加忍冬藤、防己。

2. 风湿热痹证

主症:关节红肿热痛,呈游走性,皮肤环形红斑。

次症:发热恶风,口渴,烦闷不安,小便黄赤,大便黏滞。

舌脉:舌质红,苔黄厚腻,脉滑数。

治法:祛风除湿,清热通络。

推荐方药:白虎桂枝汤加味或宣痹汤加减。

组成:生石膏(先煎)、知母、桂枝、粳米、忍冬藤、连翘、黄柏、海桐皮、威灵仙、桑枝、甘草。

加减:高热者,加水牛角(先煎)、羚羊角粉(冲服);关节肿痛甚者,加秦艽、防风。

3. 营热心痹证

主症:发热,昼轻夜重,心悸。

次症:心前区不适,闷痛或灼痛,盗汗。

舌脉:舌质红,苔黄,脉细数或疾。

治法:清营透热,救心开痹。

推荐方药:清营汤加减。

组成:水牛角(先煎)、生地黄、玄参、竹叶、麦冬、丹参、黄连、金银花、连翘、西洋参。

加减:高热、神昏谵语者,加冰片、苏合香;红斑加重者,加紫草、茜草;咽痛者,加射干、马勃。

4. 阴虚热痹证

主症:低热,心悸,烦躁,关节灼热。

次症:挤眉,伸舌,眨眼,摇头,转颈,口渴,大便干。

舌脉:舌质红,苔少,脉细数。

治法:育阴清热,息风定惊。

推荐方药:一贯煎加减。

组成:生地黄、北沙参、麦冬、当归、白芍、知母、龟甲(先煎)、丝瓜络、地骨皮、钩藤、地龙、天麻。

加减:神疲乏力者,加西洋参、黄精;心烦不寐者,加酸枣仁、生龙骨(先煎)、生牡蛎(先煎);大便干者,加火麻仁、郁李仁。

5. 气阴两虚证

主症:心悸气短,疲乏无力,两颧潮红。

次症:心前区不适,胸闷,五心烦热,潮热盗汗。

舌脉:舌质淡红,苔薄白或少苔,脉细涩或结或代。

治法:气阴双补,养心活血。

推荐方药:生脉散合炙甘草汤加减。

组成:人参、麦冬、五味子、炙甘草、生地黄、桂枝、阿胶、大枣、生姜、丹参、川芎。

加减:乏力明显者,加黄芪、红景天;口干者,加石斛、玉竹;胸闷憋气者,加三七粉(冲服)、降香;喘息欲脱者,予独参汤。

寒湿痹的
用药经验
ER-30-7

知识点 8

风湿热的针灸治疗

1. 发热取穴　大椎、曲池、合谷、外关。

2. 咽痛取穴　尺泽、鱼际、少商。

3. 心悸取穴　神门、通里、内关、心俞、厥阴俞。

4. 关节疼痛取穴　上肢关节:肩髃、肩髎、曲池、尺泽、曲泽、天井;下肢关节:环跳、阳陵泉、风市、伏兔、委中、承山、昆仑、照海。

知识点 9

风湿热的预后及调护

1. 预后　风湿热单纯累及关节者,预后较好;若反复发作,出现风湿性心脏病导致心力衰竭者,预后不佳。

2. 调护　适度锻炼,预防感冒;避免久居潮湿阴冷环境;保持心情舒畅;饮食宜清淡;累及心脏者,需在急性症状消失和 ESR 恢复正常后,继续卧床休息 3~4 周后方可逐渐恢复活动。

临证要点

1. **病初在表之时,防止内传** 本病多由正气不足,风寒湿热之邪乘虚而入,阻滞经络关节,不通则痛,发为风湿热痹。病初外邪袭表,上焦受之,热毒炽盛,上攻咽喉,出现发热、咽喉肿痛、口干渴等表证,当急治其标,以防内传,治疗当以疏风清热、凉血解毒为主,兼顾祛湿通络,方选银翘散,可加重楼、大青叶等以加强清热解毒、散结消肿之功,绝热毒之根源,使已病防传,驱邪外出。

2. **病在经络之时,防传脏腑** 本病之始皆因正虚邪侵,若禀赋不足,正气失充,外邪或从咽喉,或从腠理,乘虚而入,痹阻经络,一旦失治误治,渐侵筋脉、关节、肌肉,导致正消邪长,正虚邪恋,久则流窜经络,深入血脉,内陷于心,发为心痹。此时应据虚实采用清热解毒或益气养阴之法辨治。

3. **反复感邪是导致心痹的关键** 本病的发展,一般由表入里,由肢体痹传变为脏腑痹,其传变关键为反复感邪。《素问·痹论》云:"脉痹不已,复感于邪,内舍于心。"表明体虚素弱之人外感时邪,风热毒邪上攻,久则深入营血,传变于心。因此,平素应注重调护正气,加强锻炼,提高抗邪能力,避免重复感邪,发生传变。

经典论述

1.《素问·痹论》:"痹······其入脏者死,其留连筋骨间者疼久,其留皮肤间者易已。"

2.《金匮要略·痉湿暍病脉证》:"病者一身尽疼,发热,日晡所剧者,名风湿。此病伤于汗出当风,或久伤取冷所致也。"

3.《素问·痹论》:"心痹者,脉不通,烦则心下鼓,暴上气而喘,嗌干善噫,厥气上则恐。"

4.《诸病源候论·心痹候》:"思虑烦多则损心,心虚故邪乘之。邪积而不去,则时害饮食,心里愊愊如满,蕴蕴而痛,是谓之心痹。诊其脉,沉而弦者,心痹之候也。"

方 剂

1. 银翘散
2. 白虎桂枝汤
3. 宣痹汤
4. 清营汤
5. 一贯煎
6. 生脉散
7. 炙甘草汤
8. 独参汤

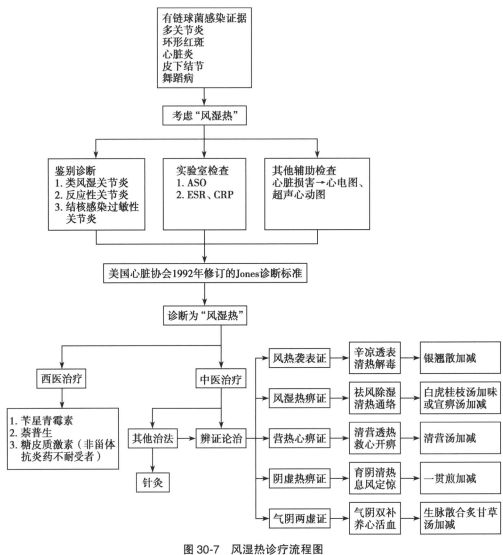

图 30-7 风湿热诊疗流程图

（彭江云 刘维）

扫一扫
测一测

复习思考题

1. 试述风湿热与反应性关节炎的鉴别要点。

2. 病案分析

患者,男,18岁。主诉:反复发热1年,心悸1周。现病史:患者于1年前感受风寒后出现发热、咽痛,2周后出现双膝关节疼痛,服用酚氨咖敏片后症状有所减轻。后发热、咽痛反复发作,感受寒冷后易发作,伴双肩、双膝关节肿痛,自服酚氨咖敏片后症状缓解。1周前因受寒出现发热、咽痛、心悸。现症见发热,昼轻夜重,咽痛,心悸,活动后加重,心前区不适,纳可,寐欠安,小便黄,大便调,舌质红,苔黄,脉细数。

体格检查:咽部充血,扁桃体Ⅱ°肿大,心律不齐,心底部可闻及舒张中期柔和吹风样杂音。

辅助检查:ESR 36mm/h,CRP 17.2mg/L,RF 10.0IU/ml,ASO 194.8IU/ml,CK-MB 16.1U/L。心电图提示:窦性心动过缓,一度房室传导阻滞。超声心动提示:左室扩大,二尖瓣、三尖瓣少量反流,主动脉瓣少量反流。

根据上述病例资料,试述该患者的西医诊断、中医诊断及辨证论治。

方 剂 汇 编

一　画

一贯煎(《续名医类案》):北沙参、麦冬、当归、生地黄、枸杞子、川楝子

二　画

二陈汤(《太平惠民和剂局方》):法半夏、橘红、白茯苓、炙甘草、生姜、乌梅

八正散(《太平惠民和剂局方》):车前子、瞿麦、萹蓄、滑石、栀子、甘草、木通、大黄、灯心草

八珍汤(《瑞竹堂经验方》):人参、白术、茯苓、甘草、当归、白芍、川芎、熟地黄、生姜、大枣

三　画

三拗汤(《太平惠民和剂局方》):麻黄、杏仁、甘草、生姜

三痹汤(《校注妇人良方》):川续断、杜仲、防风、桂心、细辛、人参、白茯苓、当归、白芍、甘草、秦艽、生地黄、川芎、川独活、黄芪、川牛膝

小活络丹(《太平惠民和剂局方》):制川乌、制草乌、地龙、制南星、乳香、没药

四　画

王氏连朴饮(《霍乱论》):厚朴、黄连、石菖蒲、半夏、淡豆豉、栀子、芦根

天麻钩藤饮(《中医内科杂病证治新义》):天麻、钩藤、石决明、山栀子、黄芩、桑寄生、怀牛膝、首乌藤、益母草、杜仲、朱茯神

五苓散(《伤寒论》):猪苓、泽泻、白术、茯苓、桂枝

止痉散(《流行性乙型脑炎中医治疗法》):全蝎、蜈蚣

止嗽散(《医学心悟》):桔梗、荆芥、紫菀、百部、白前、甘草、陈皮

升阳益胃汤(《内外伤辨惑论》):人参、黄芪、半夏、防风、白芍、羌活、独活、陈皮、茯苓、柴胡、泽泻、白术、黄连、炙甘草

丹参饮(《时方歌括》):丹参、檀香、砂仁

乌头汤(《金匮要略》):制川乌、麻黄、芍药、黄芪、炙甘草、蜂蜜

六君子汤(《医学正传》):人参、白术、茯苓、炙甘草、陈皮、半夏

六味地黄汤(《小儿药证直诀》):熟地黄、山药、山茱萸、牡丹皮、泽泻、茯苓

双合散(汤)(《杂病源流犀烛》):陈皮、半夏、茯苓、桃仁、红花、当归、川芎、熟地黄、白芍、白芥子、竹沥、姜汁、甘草

五　　画

玉液汤(《医学衷中参西录》)：山药、黄芪、知母、葛根、五味子、天花粉、鸡内金

玉女煎(《景岳全书》)：石膏、熟地黄、麦冬、知母、牛膝

玉屏风散(《世医得效方》)：黄芪、白术、防风

左归丸(《景岳全书》)：熟地黄、山药、山茱萸、枸杞子、菟丝子、鹿角胶、龟甲胶、川牛膝

右归丸(《景岳全书》)：熟地黄、山药、山茱萸、枸杞子、菟丝子、鹿角胶、当归、杜仲、肉桂、制附子

龙胆泻肝汤(《医方集解》)：龙胆草、黄芩、栀子、泽泻、木通、车前子、当归、生地黄、柴胡、甘草

平胃散(《太平惠民和剂局方》)：苍术、厚朴、陈皮、甘草、生姜、大枣

归脾汤(《正体类要》)：白术、当归、白茯苓、黄芪(炒)、远志、龙眼肉、酸枣仁(炒)、人参、木香、炙甘草

归脾汤(《校注妇人良方》)：人参、炒白术、黄芪、茯神、龙眼肉、当归、远志、炒酸枣仁、木香、炙甘草、生姜、大枣

四君子汤(《太平惠民和剂局方》)：人参、白术、茯苓、炙甘草

四妙丸(散)(《成方便读》)：苍术、黄柏、牛膝、薏苡仁

四物汤(《太平惠民和剂局方》)：当归、川芎、白芍、熟地黄

四物消风饮(《外科证治全书》)：生地黄、当归、赤芍、荆芥、薄荷、蝉蜕、柴胡、川芎、黄芩、生甘草

四逆散(《伤寒论》)：柴胡、枳实、芍药、炙甘草

生脉散(《医学启源》)：人参、麦冬、五味子

白虎加桂枝汤(《金匮要略》)：知母、生石膏、甘草、粳米、桂枝

圣愈汤(《兰室秘藏》)：熟地黄、生地黄、当归、白芍、川芎、人参、黄芪

仙方活命饮(《校注妇人良方》)：白芷、贝母、防风、赤芍、当归尾、甘草、皂角刺、穿山甲、天花粉、乳香、没药、金银花、陈皮

六　　画

托里消毒饮(《校注妇人良方》)：人参、黄芪、当归、川芎、赤芍、白术、茯苓、金银花、白芷、甘草

地榆散(《太平圣惠方》)：地榆、黄连、牛角屑、茜根、黄芩、栀子仁

当归拈痛汤(《医学启源》)：当归、茵陈、黄芩、葛根、苍术、白术、知母、防风、羌活、升麻、甘草、人参(一方无人参)、猪苓、泽泻、苦参

当归四逆汤(《伤寒论》)：当归、白芍、甘草、大枣、通草、细辛、桂枝

血府逐瘀汤(《医林改错》)：桃仁、红花、当归、生地黄、牛膝、川芎、桔梗、赤芍、枳壳、甘草、柴胡

导痰汤(《校注妇人良方》)：半夏、陈皮、茯苓、枳实、制南星、生姜、甘草

防己黄芪汤(《金匮要略》)：防己、黄芪、甘草、白术、生姜、大枣

竹叶石膏汤(《伤寒论》)：竹叶、石膏、半夏、麦冬、人参、炙甘草、粳米

阳和汤(《外科证治全生集》):熟地黄、白芥子、炮姜炭、麻黄、生甘草、肉桂、鹿角胶

七　画

苇茎汤(《备急千金要方》):苇茎、冬瓜子、薏苡仁、桃仁

抑阳酒连散(《原机启微》):蔓荆子、前胡、羌活、白芷、甘草、黄芩(酒制)、栀子、寒水石、黄连(酒制)、防己、生地黄、独活、黄柏、防风、知母

身痛逐瘀汤(《医林改错》):桃仁、红花、当归、五灵脂、制香附、秦艽、羌活、牛膝、炙地龙、炙甘草、川芎、没药

羌活胜湿汤(《内外伤辨惑论》):羌活、独活、防风、藁本、炙甘草、川芎、蔓荆子

羌活胜湿汤(《脾胃论》):羌活、独活、藁本、防风、甘草、蔓荆子、川芎

沙参麦冬汤(《温病条辨》):沙参、麦冬、玉竹、天花粉、生扁豆、冬桑叶、甘草

补中益气汤(《脾胃论》):黄芪、白术、陈皮、升麻、柴胡、人参、炙甘草、当归身

补阳还五汤(《医林改错》):黄芪、当归尾、赤芍、地龙、川芎、红花、桃仁

补肾活血方(《伤科大成》):熟地黄、补骨脂、菟丝子、杜仲、枸杞子、当归、山茱萸、肉苁蓉、没药、独活、红花

补肾强督祛寒汤(《常见风湿病及相关骨科疾病中西医结合诊治》):熟地黄、淫羊藿、金毛狗脊、制附片、鹿角胶(或片或霜)、杜仲、骨碎补、补骨脂、羌独活、桂枝、川续断、赤白芍、知母、土鳖虫、防风、川怀牛膝

补肾强督清化汤(《常见风湿病及相关骨科疾病中西医结合诊治》):狗脊、苍术、炒黄柏、牛膝、薏苡仁、忍冬藤、桑枝、络石藤、白蔻仁、藿香、防风、防己、萆薢、泽泻、桑寄生、土鳖虫

补肺汤(《永类钤方》):人参、黄芪、熟地黄、五味子、紫菀、桑白皮

附子理中丸(《太平惠民和剂局方》):人参、白术、干姜、炙甘草、制附子

八　画

青蒿鳖甲汤(《温病条辨》):青蒿、鳖甲、生地黄、知母、牡丹皮

肾气丸(《金匮要略》):桂枝、附子、熟地黄、山茱萸、山药、茯苓、牡丹皮、泽泻

知柏地黄丸(《医方考》):知母、黄柏、熟地黄、山茱萸、山药、泽泻、牡丹皮、茯苓

炙甘草汤(《伤寒论》):甘草、生姜、桂枝、人参、生地黄、阿胶、麦冬、麻子仁、大枣

参苓白术散(《太平惠民和剂局方》):白扁豆、白术、茯苓、甘草、桔梗、莲子、人参、砂仁、山药、薏苡仁

参蛤散(《济生方》):人参、蛤蚧

苓桂术甘汤(《金匮要略》):茯苓、桂枝、白术、炙甘草

定痫丸(《医学心悟》):明天麻、川贝母、半夏、茯苓、茯神、胆南星、石菖蒲、全蝎、僵蚕、真琥珀、陈皮、远志、丹参、麦冬、辰砂

九　画

茵陈蒿汤(《伤寒论》):茵陈、栀子、大黄

独活寄生汤(《备急千金要方》):党参、茯苓、甘草、地黄、川芎、当归、白芍、独活、秦艽、

防风、杜仲、牛膝、桑寄生、细辛、桂心

独参汤(《景岳全书》)：人参

济生肾气丸(《济生方》)：熟地黄、山茱萸(制)、牡丹皮、山药、茯苓、泽泻、肉桂、附子(制)、牛膝、车前子

宣痹汤(《温病条辨》)：防己、杏仁、滑石、连翘、山栀子、薏苡仁、半夏、晚蚕沙、赤小豆

养阴清肺汤(《重楼玉钥》)：生地黄、麦冬、玄参、生甘草、贝母、丹皮、薄荷、白芍

十　画

桃红四物汤(《医宗金鉴》)：桃仁、红花、熟地黄、当归、川芎、白芍

柴胡桂枝汤(《伤寒论》)：人参、柴胡、桂枝、黄芩、半夏、芍药、甘草、大枣、生姜

柴胡疏肝散(《医学统旨》)：陈皮、柴胡、川芎、香附、枳壳、芍药、甘草

柴葛解肌汤(《万病回春》)：柴胡、葛根、甘草、黄芩、羌活、白芷、芍药、桔梗、生石膏

逍遥散(《太平惠民和剂局方》)：柴胡、当归、生白芍、白术、茯苓、薄荷、炮姜、甘草

消风散(《外科正宗》)：当归、生地黄、防风、蝉蜕、知母、苦参、胡麻、荆芥、苍术、牛蒡子、石膏、甘草、木通

桂枝附子汤(《金匮要略》)：桂枝、炮附子、生姜、炙甘草、大枣

桂枝芍药知母汤(《金匮要略》)：桂枝、麻黄、白术、附子、芍药、知母、防风、生姜、甘草

真武汤(《伤寒论》)：茯苓、芍药、白术、生姜、附子

调营饮(《证治准绳》)：莪术、川芎、当归、延胡索、赤芍、瞿麦、大黄、槟榔、陈皮、大腹皮、葶苈子、赤茯苓、桑白皮、细辛、肉桂、炙甘草、姜、枣、白芷

十 一 画

黄芪桂枝五物汤(《金匮要略》)：黄芪、桂枝、芍药、生姜、大枣

银翘散(《温病条辨》)：连翘、金银花、桔梗、薄荷、竹叶、甘草、荆芥穗、淡豆豉、牛蒡子

麻杏石甘汤(《伤寒论》)：麻黄、杏仁、生石膏、甘草

麻黄附子细辛汤(《伤寒论》)：麻黄、细辛、炮附子

清金化痰汤《医学统旨》：黄芩、山栀子、桔梗、麦冬、桑皮、贝母、知母、瓜蒌仁、橘红、茯苓、甘草

清热地黄汤(《医略六书》)：生地黄、黄连、白芍、荆芥、知母、黄柏、当归、牡丹皮、地榆

清营汤(《温病条辨》)：犀角、生地黄、玄参、竹叶心、麦冬、丹参、黄连、金银花、连翘

清瘟败毒饮(《疫疹一得》)：生石膏、犀角、生地黄、栀子、黄芩、连翘、知母、牡丹皮、黄连、赤芍、玄参、竹叶、桔梗、甘草

十 二 画

温胆汤(《备急千金要方》)：半夏、竹茹、枳实、橘皮、茯苓、甘草、大枣、生姜

犀角地黄汤(《外台秘要》)：犀角、生地黄、芍药、牡丹皮

普济消毒饮(《东垣试效方》)：黄芩、黄连、陈皮、玄参、柴胡、桔梗、连翘、板蓝根、马勃、牛蒡子、薄荷、僵蚕、升麻、甘草

葛根芩连汤(《伤寒论》)：葛根、炙甘草、黄芩、黄连

滋水清肝饮(《医宗己任编》):地黄、山药、山茱萸、茯苓、泽泻、丹皮、栀子、柴胡、当归、白芍、炒酸枣仁

十三画及以上

新制柴连汤(《眼科纂要》):柴胡、黄芩、蔓荆子、栀子、龙胆、荆芥、木通、黄连、赤芍、防风、甘草

增液汤(《温病条辨》):玄参、生地黄、麦冬

薏苡仁汤(《奇效良方》):薏苡仁、当归、芍药、麻黄、肉桂、甘草、苍术

藿香正气散(《太平惠民和剂局方》):藿香、白术、陈皮、桔梗、炙甘草、厚朴、半夏曲、白芷、紫苏、茯苓、大腹皮

蠲痹汤(《医学心悟》):羌活、独活、肉桂、秦艽、海风藤、桑枝、当归、川芎、乳香、木香、甘草

主要参考文献

［1］国家药典委员会.中华人民共和国药典［M］.北京:中国医药科技出版社,2020.

［2］黄峻,黄祖瑚.临床药物手册［M］.5 版.上海:上海科学技术出版社,2015.

［3］国家药典委员会.中华人民共和国药典临床用药须知［M］.北京:中国医药科技出版社,2015.

［4］宋民宪,杨明.新编国家中成药［M］.3 版.北京:人民卫生出版社,2020.

［5］薛斌,刘维.针刺治疗强直性脊柱炎临床疗效评价分析［J］.中华中医药杂志,2016,31(6):2328-2330.

［6］徐小丽,卢新刚,张霆,等.针刺对老年膝骨关节炎患者炎症因子表达的影响［J］.老年医学与保健,2017,23(5):389-391,395.

［7］金舒纯,茅建春,孙鼎,等.风痛膏穴位敷贴对强直性脊柱炎肾虚督寒证患者经络状态的影响［J］.北京中医药大学学报,2021,44(6):550-555.

［8］Atalay SG,Durmus A,Gezginaslan Ö. The effect of acupuncture and physiotherapy on patients with knee osteoarthritis:A randomized controlled study［J］. Pain Physician,2021,24(3):E269.

［9］卓彩琴,周卫国,吴文胜,等.雷公藤合麦味地黄汤配合中药外用治疗干燥综合征疗效观察［J］.山西中医,2018,34(9):13-15,18.

［10］田秋红,刘维,吴沅皞,等.针灸联合中药熏蒸治疗类风湿关节炎的 Meta 分析［J］.辽宁中医杂志,2021,48(2):164-172.

［11］李璇,汪俊杰.中药熏洗联合阳和汤治疗强直性脊柱炎的临床疗效及对免疫功能影响的研究［J］.世界中西医结合杂志,2020,15(6):1140-1143,1147.

［12］刘美燕,刘维,杨会军.中药外治法治疗强直性脊柱炎的用药分析［J］.中国实验方剂学杂志,2016,22(3):201-205.

［13］陈晓云,苏励,茅建春,等.通督活络操治疗强直性脊柱炎的机理探讨［J］.国际中医中药杂志,2008(2):147-148,158.

［14］中华医学会.临床诊疗指南·风湿病分册［M］.北京:人民卫生出版社,2005.

［15］马剑达,戴洌.美国风湿病学会发布 2020 年类风湿关节炎药物治疗指南(草案)［J］.中华风湿病学杂志,2021,25(4):286-288.

［16］张奉春,栗占国.内科学·风湿免疫科分册［M］.北京:人民卫生出版社,2015.

［17］刘维.中西医结合风湿免疫病学［M］.武汉:华中科技大学出版社,2009.

［18］曾小峰,朱松林,谭爱春,等.我国类风湿关节炎疾病负担和生存质量研究的系统评价［J］.中国循证医学杂志,2013,13(3):300-307.

［19］中华医学会风湿病学分会.系统性红斑狼疮诊断及治疗指南［J］.中华风湿病学杂志,2010,14(5):342-346.

［20］范永升.系统性红斑狼疮的中医临床探索与实践［J］.浙江中医药大学学报,2019,43(10):1030-1035.

［21］范瑞强,赖梅生,张文娟,等.系统性红斑狼疮诊疗指南［J］.中国中医药现代远程教育,2011,9(11):146-148.

［22］卞华,温成平,范永升.解毒祛瘀滋阴法治疗系统性红斑狼疮的机理浅探［J］.中华中医药学刊,2004,22(9):1715-1716.

［23］黄继勇.范永升治疗系统性红斑狼疮七法［J］.中医杂志,2008,49(4):311-312.

［24］路志正,焦树德.实用中医风湿病学［M］.北京:人民卫生出版社,1996.

［25］刘维.中医风湿病学临床研究［M］.北京:人民卫生出版社,2019.

［26］ 王承德,沈丕安,胡荫奇.实用中医风湿病学[M].2 版.北京:人民卫生出版社,2009.

［27］ 中华医学会风湿病学分会.系统性硬化病诊断及治疗指南[J].中华风湿病学杂志,2011,15(4):256-259.

［28］ 陈灏珠,林果为,王吉耀.实用内科学[M].14 版.北京:人民卫生出版社,2013.

［29］ 彭江云,李兆福,汤小虎.中医风湿病学[M].北京:科学出版社,2018.

［30］ 刘湘源.图表式临床风湿病学[M].北京:中国医药科技出版社,2013.

［31］ 彭江云,吴洋.吴生元辨治痹证的经验[J].安徽中医临床杂志,2000,12(1):10-11.

［32］ Furst DE,Fernandes AW,Iorga SR,et al. Epidemiology of systemic sclerosis in a large US managed care population[J]. J Rheumatol,2012,39(4):784-786.

［33］ 中华医学会风湿病学分会.混合性结缔组织病诊断及治疗指南[J].中华风湿病学杂志,2011,15(1):42-45.

［34］ 阎小萍,张烜,翁习生.常见风湿病及相关骨科疾病中西医结合诊治[M].北京:人民卫生出版社,2015.

［35］ Gary S. Firestein,Ralph C. Budd,Edward D. Harris,Jr.,等.凯利风湿病学[M].8 版.栗占国,唐福林,主译.北京:北京大学医学出版社,2011.

［36］ Furst DE,Amato AA,Iorga ŞR,et al. Epidemiology of adult idiopathic inflammatory myopathies in a U. S. managed care plan[J]. Muscle Nerve,2012,45(5):676-683.

［37］ 胡荫奇,唐先平.简明中西医结合风湿病学[M].北京:科学技术文献出版社,2009.

［38］ 王义军,唐先平.胡荫奇治疗风湿病临证精要[M].北京:人民卫生出版社,2016.

［39］ 朱小霞,李芹,王悦,等.成人斯蒂尔病诊疗规范[J].中华内科杂志,2022,61(4):370-376.

［40］ Kalyoncu U,Solmaz D,Emmungil H,et al. Response rate of initial conventional treatments,disease course,and related factors of patients with adult-onset Still's disease:Data from a large multicenter cohort[J]. J Autoimmun,2016,69(3):59-63.

［41］ Maria AT,Le Quellec A,Jorgensen C,et al. Adult onset Still's disease (AOSD) in the era of biologic therapies:dichotomous view for cytokine and clinical expressions[J]. J Autoimmun Rev,2014,13(11):1149-1159.

［42］ 中华医学会风湿病学分会.强直性脊柱炎诊断及治疗指南[J].中华风湿病学杂志,2010,14(8):557-559.

［43］ 阎小萍.强直性脊柱炎[M].北京:中国医药科技出版社,2004.

［44］ 中华医学会风湿病学分会.银屑病关节炎诊断及治疗指南[J].中华风湿病学杂志,2010,14(9):631-633.

［45］ 阎小萍.常见风湿病诊治手册[M].北京:中国医药科技出版社,2011.

［46］ 中华医学会风湿病学分会.反应性关节炎诊断及治疗指南[J].中华风湿病学杂志,2010,14(10):702-704.

［47］ Stavropoulos PG,Soura E,Kanelleas A,et al. Reactive Arthritis[J]. J Eur Acad Dermatol Venereol,2015,29(3):415-424.

［48］ Ralls PW. Takayasu arteritis[J]. Ultrasound Q,2010,26(3):133-134.

［49］ 房定亚,张颖,杨怡坤,等.房定亚风湿病专方专药要略[M].北京:北京科学技术出版社,2018.

［50］ 李泽光.风湿病辨治思路与方法[M].北京:科学出版社,2018.

［51］ Maz M,Chung SA,Abril A,et al. 2021 American College of Rheumatology/vasculitis foundation guideline for the management of giant cell arteritis and takayasu arteritis[J]. Arthritis Rheumatol,2021,73(8):1349-1365.

［52］ Kerr GS,Hallahan CW,Giordano J,et al. Takayasu arteritis[J]. Ann Intern Med,1994,120(11):919-929.

［53］ 葛均波,徐永健,王辰.内科学[M].9 版.北京:人民卫生出版社,2018.

［54］ 薛博瑜,吴伟.中医内科学[M].3 版.北京:人民卫生出版社,2016.

［55］ 郑文洁,张娜,朱小春,等.白塞综合征诊疗规范[J].中华内科杂志,2021,60(10):860-867.

［56］ 王千秋,刘全忠,徐金华,等.梅毒、淋病和生殖道沙眼衣原体感染诊疗指南(2020 年)[J].中华皮肤科杂志,2020,53(3):168-179.

［57］ 中华医学会骨科学分会关节外科学组.骨关节炎诊疗指南(2018 年版)[J].中华骨科杂志,2018,38

(12):705-715.

[58] 薛庆云,王坤正,裴福兴,等.中国 40 岁以上人群原发性骨关节炎患病状况调查[J].中华骨科杂志, 2015,35(12):1206-1212.

[59] 中华医学会骨质疏松和骨矿盐疾病分会.中国骨质疏松症流行病学调查及"健康骨骼"专项行动结果 发布[J].中华骨质疏松和骨矿盐疾病杂志,2019,12(4):317-318.

[60] 马远征,王以朋,刘强,等.中国老年骨质疏松症诊疗指南(2018)[J].中国骨质疏松杂志,2018,24 (12):1541-1567.

[61] 肖建德.实用骨质疏松学[M].北京:科学出版社,2004.

[62] KANIS JA. Assessment of fracture risk and its application to screening for postmenopausal osteoporosis:Synopsis of a WHO report[J]. Osteoporosis Int,1994,4(6):368-381.

[63] 谢鸣,周然.方剂学[M].2 版.北京:人民卫生出版社,2012.

[64] 丁立英.加味地黄颗粒治疗原发性骨质疏松肝肾阴虚型 62 例临床研究[J].内蒙古中医药,2017,36 (12):23-24.

[65] 中华医学会骨质疏松和骨矿盐疾病分会.原发性骨质疏松症诊疗指南(2017)[J].中华骨质疏松和骨 矿盐疾病杂志,2017,10(5):413-443.

[66] 许早荣,郑爱红.身痛逐瘀汤加减治疗慢性腰痛的体会[J].中国民间疗法,2018,26(4):30-31.

[67] 葛继荣,刘柏龄,孙树椿,等.中医药防治原发性骨质疏松症专家共识(2015)[J].中国骨质疏松杂志, 2015,21(9):1023-1028.

[68] 中华医学会内分泌学分会.中国高尿酸血症与痛风诊疗指南(2019)[J].中华内分泌代谢杂志,2020, 36(1):1-13.

[69] 姜泉,韩曼,唐晓颇,等.痛风和高尿酸血症病证结合诊疗指南[J].中医杂志,2021,62(14): 1276-1288.

[70] 焦娟,贾园,吴庆军,等.解读 2017 年欧洲抗风湿病联盟纤维肌痛治疗管理建议[J].中华风湿病学杂 志,2018,22(1):67-70.

[71] White KP,Harth M. Classification,epidemiology,and natural history of fibromyalgia[J]. Curr Pain Headache Rep,2001,5(4):320.

[72] Lin L,Xiao Z,Lin S,et al. A rural population survey of soft tissue rheumatic pain in Shantou[J]. China Shanxi Med J,2007,36(15):678-680.

[73] Zeng SY,Gong Y,Zhang YP,et al. Changes in the prevalence of rheumatic diseases in Shantou,China,in the past three decades:A COPCORD Study[J]. PLoS ONE,2015,10(9):e0138492.

[74] Zang CZ,Li X,Dong H,et al. Epidemiological study of rheumatic diseases in Taiyuan area[J]. Chin Remd Clin (Chinese),2007,7(8):597-602.

[75] 中华医学会风湿病学分会.自身免疫性肝病诊断和治疗指南[J].中华风湿病学杂志,2011,15(8): 556-558.

[76] 中华医学会肝病学分会.自身免疫性肝炎诊断和治疗指南(2021)[J].中华内科杂志,2021,60(12): 1038-1049.

[77] 中华医学会肝病学分会.原发性胆汁性胆管炎的诊断和治疗指南(2021)[J].中华内科杂志,2021,60 (12):1024-1037.

[78] 中华医学会风湿病学分会.风湿热诊断和治疗指南[J].中华风湿病学杂志,2011,15(7):483-486.

[79] 吴生元,彭江云.中医痹病学[M].昆明:云南科学技术出版社,2014.

[80] Gewitz MH,Baltimore RS,Tani LY,et al. Revision of the jones criteria for the diagnosis of acute rheumatic fever in the era of doppler echocardiography:A scientific statement from the american heart association[J]. Circulation,2015,131(20):1806.

[81] Dajani AS,Ayoub E,Bierman FZ,et al. Guidelines for the diagnosis of rheumatic fever:jones criteria,1992 update[J]. JAMA,1992,268(15):2069-2073.

中英文名词索引

复习思考题答案要点与模拟试卷

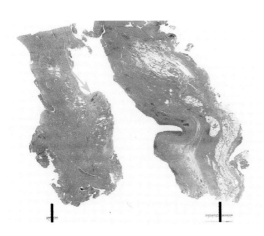

图2-1　HE染色:纤维滑膜组织增生伴有血管增生

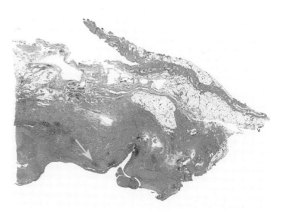

图2-2　HE染色:增生的纤维组织及肉芽组织伴玻璃样变性,少量慢性炎症细胞浸润,符合慢性滑膜炎的病理表现

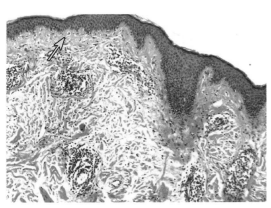

图2-3　急性皮肤红斑狼疮(蝶形红斑)

皮肤界面可见基底细胞层明显空泡化,炎症浸润程度较低。

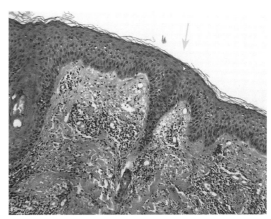

图2-4　亚急性皮肤红斑狼疮

皮肤界面伴有微细的血管周围和皮肤附件周围淋巴细胞浸润。

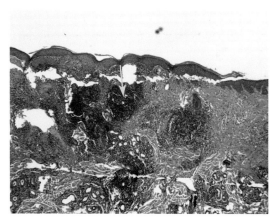

图 2-5 盘状红斑狼疮

血管周围和皮肤附件周围淋巴细胞炎症和角化过度。

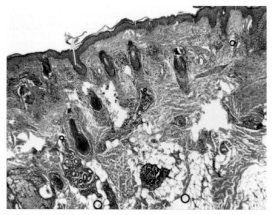

图 2-6 狼疮性脂膜炎

小叶脂膜炎,淋巴细胞浸润明显,胶原束间黏液沉积。

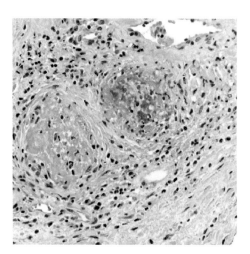

图 2-7 狼疮血管炎

狼疮皮肤可见皮下血管血栓形成。

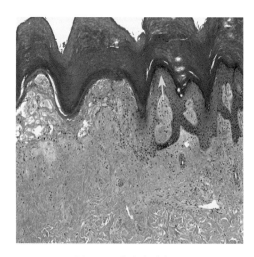

图 2-8 狼疮皮肤坏死

皮上部水肿,血管扩张,周围有炎症细胞浸润的坏死性血管炎(小动脉或微动脉)。

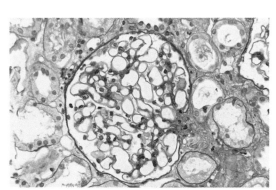

图 2-9　Ⅰ型轻微病变性狼疮肾炎
光镜下,肾小球无明显增生,基底膜无增厚。

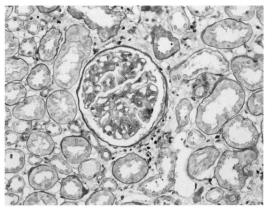

图 2-10　Ⅱ型系膜增生性狼疮肾炎
光镜下,轻度系膜细胞增生及系膜基质增多,
伴系膜区沉积物,无上皮下沉积物,少量中性
粒细胞浸润。

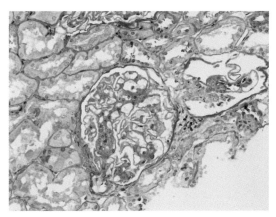

图 2-11　Ⅲ型局灶性狼疮肾炎
光镜下,局灶性、节段性中度细胞增生及系膜
基质增宽,部分血管袢开放不良,毛细血管腔
可见中性粒细胞浸润。

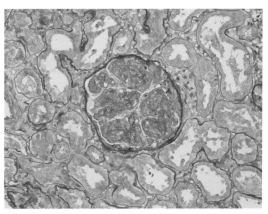

图 2-12　Ⅳ型弥漫性狼疮肾炎
光镜下,肾小球弥漫性、中度系膜细胞增生及
系膜增宽,内皮细胞弥漫性、重度增生,中性粒
细胞浸润,未见核固缩、核碎裂、微血栓。

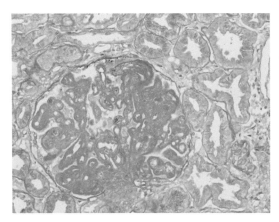

图 2-13　V型膜性狼疮肾炎
光镜下,肾小球局灶性、节段性、轻度系膜细胞增生及系膜基质增宽,内皮细胞弥漫性、中度增生,未见中性粒细胞浸润、核碎裂及微血栓,部分毛细血管开放不良,壁层上皮细胞未见增生。

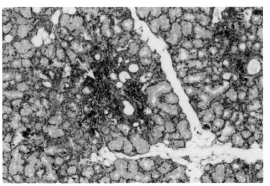

图 2-14　HE 染色:唇腺灶性淋巴细胞浸润（×20 倍）

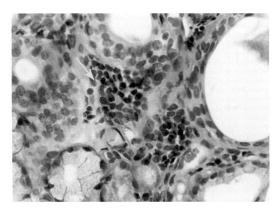

图 2-15　HE 染色:唇腺灶性淋巴细胞浸润（×100 倍）

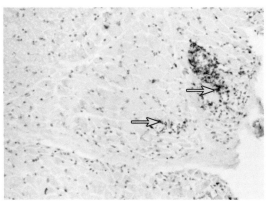

图 2-16　CD3+ T 细胞浸润于肌组织,是特发性炎性肌病较常见的病理特点

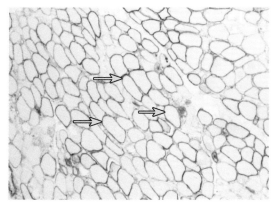

图 2-17　MHC Ⅰ类分子在肌细胞膜上广泛表达,是特发性炎性肌病的共同特征

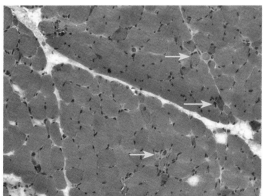

图 2-18　肌细胞变性坏死,常见于多发性肌炎/免疫介导的坏死性肌病

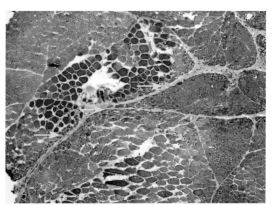

图 2-19　肌束萎缩,是皮肌炎的特征性表现

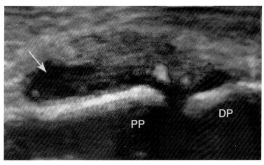

图 13-8　超声示滑膜增生的血流信号

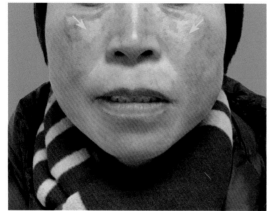

图 14-1 蝶形红斑

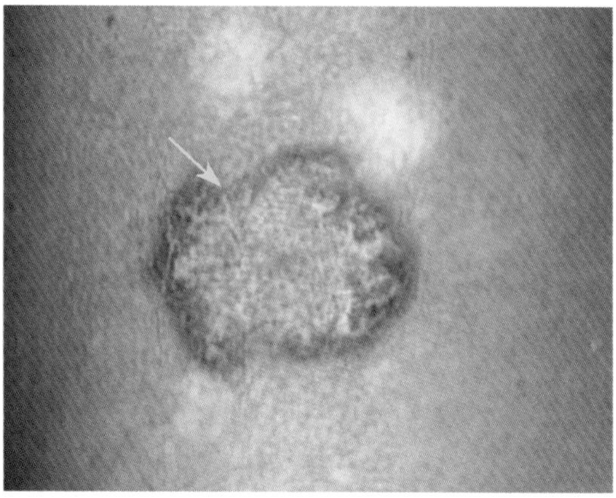

图 14-2 盘状红斑

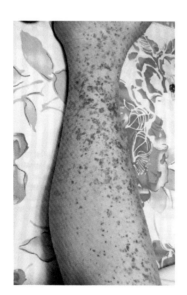

图 15-4 紫癜样皮疹

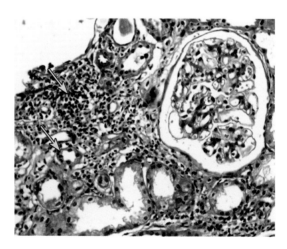

图 15-5 肾间质损害

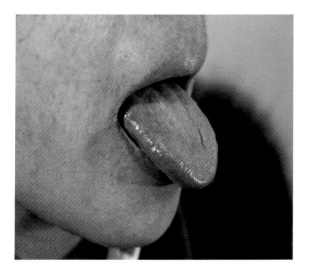

图 15-7　舌象

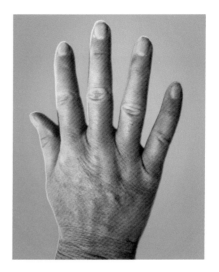

图 16-1　皮肤硬化

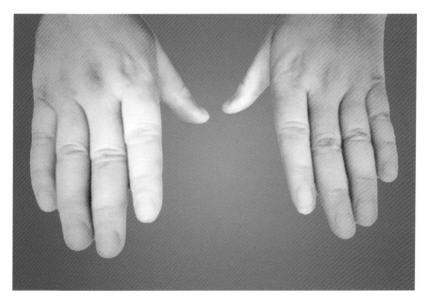

图 16-2　雷诺现象

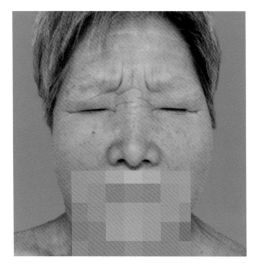

图 17-1　眶周水肿

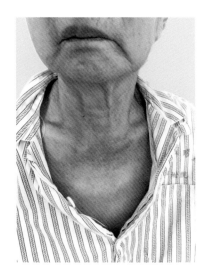

图 17-2　"V"领征

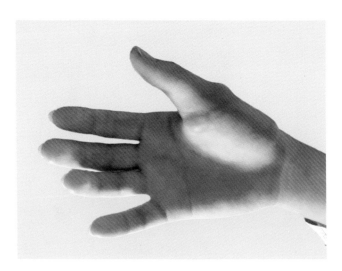

图 17-4　钙质沉着

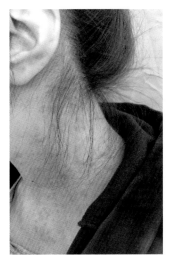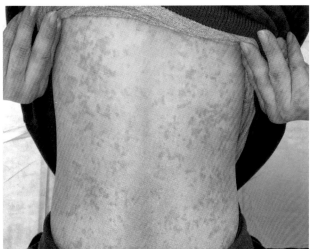

图 18-1　躯干部皮疹

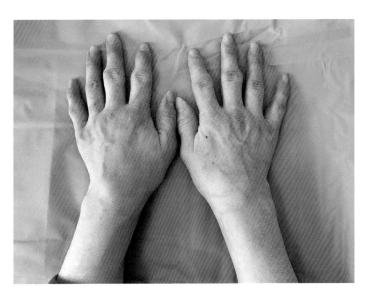

图 18-2　关节肿胀

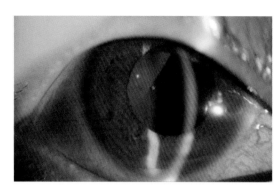
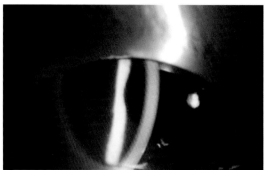

图 19-13　急性虹膜睫状体炎前房积脓

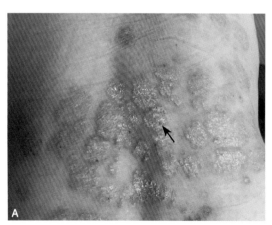
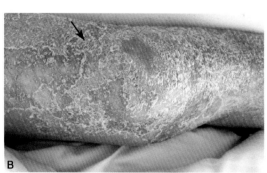

图 20-1　银屑病关节炎皮损
A. 脓疱型银屑病皮损;B. 红皮型银屑病皮损。

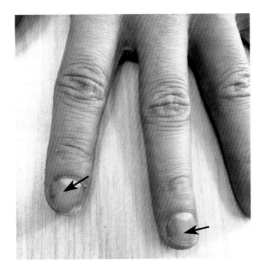

图 20-2　银屑病关节炎指甲病变

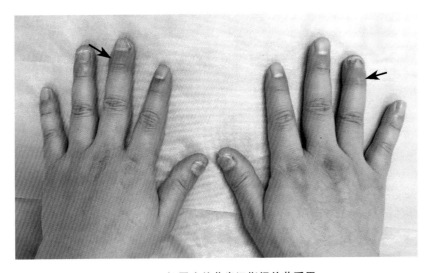

图 20-3　银屑病关节炎远指间关节受累

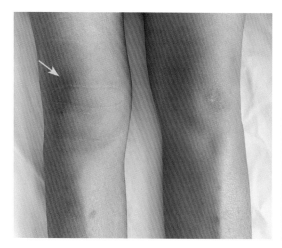

图 21-1　反应性关节炎

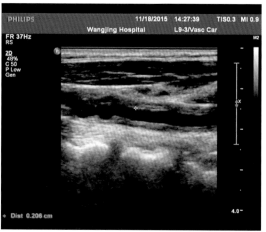

图 22-1　颈总动脉二维超声

血管壁正常结构消失,管壁弥漫性、均匀性或不均匀性增厚,管腔不同程度狭窄,纵切面呈"通心粉"样改变。

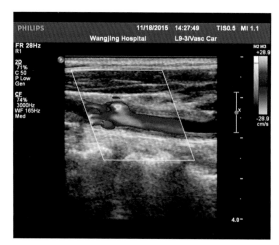

图 22-2　颈总动脉彩色多普勒血流成像

病变部位血流束明显变细,部分边缘不规则,呈"虫蚀样"充盈缺损。

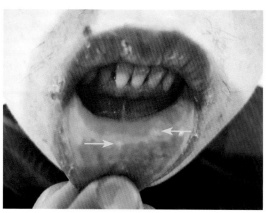

图 24-1　口腔溃疡

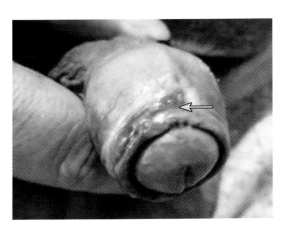

图 24-2　生殖器溃疡

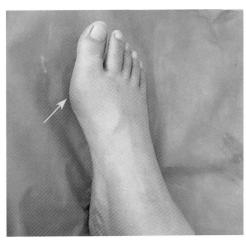

图 27-1　患者右足第 1 跖趾关节

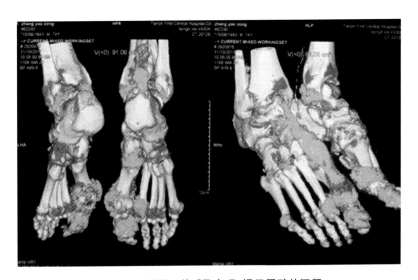

图 27-3　痛风双能 CT 表现,提示尿酸盐沉积

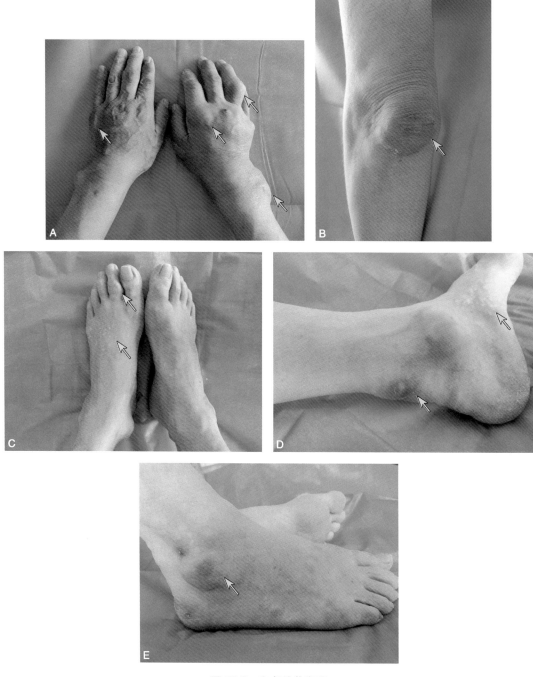

图 27-5 患者关节表现
A. 双手;B. 左肘;C. 双足;D. 左踝;E. 右踝。

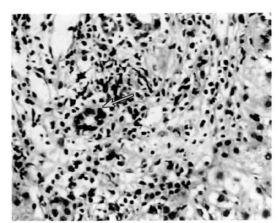

图 29-1 自身免疫性肝炎肝脏病理图

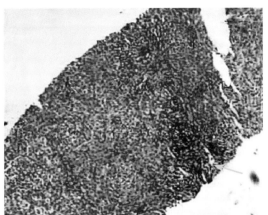

图 29-2 原发性胆汁性胆管炎

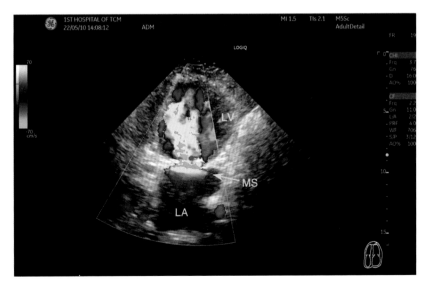

图 30-4 超声心动血流图示二尖瓣狭窄

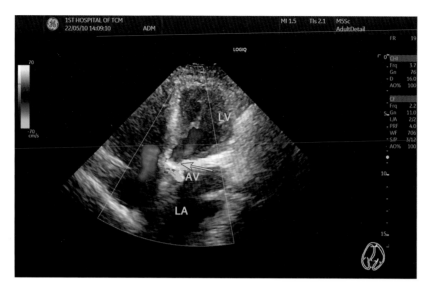

图 30-5　超声心动示主动脉瓣狭窄合并关闭不全